眠りの科学とその応用
―睡眠のセンシング技術と良質な睡眠に向けての研究開発―

Sleep and Sleep Science:
―An Approach to Sleep Improvement and Sleep-Monitoring Technology―

《普及版／Popular Edition》

監修 本多和樹

シーエムシー出版

はじめに

　我々は一生の約3分の1にあたる時間を眠りに費やしている。生体内時計による規則正しい睡眠と覚醒の日周リズムで，夜間に集中して眠りが起こり，朝になると目覚め，活動する。しかし，この眠りのルールが何らかの原因で阻害されると，正常に昼間の覚醒維持が出来なくなる睡眠問題が生じてくる。睡眠は単に脳が活動を停止しているのではなく，記憶の整理，脳の修復，ホルモン分泌，免疫力回復など積極的に機能している。ヒトは動物の中で最も大脳が発達しており，高次の脳機能を発揮するが，脳の機能回復に睡眠が重要な役割を持っている。

　現代は不眠社会とも言われ，睡眠や睡眠障害が大きな社会的関心事となっている。日本人の5人に1人が睡眠に関する悩みを抱えていることが厚生労働省の睡眠調査報告で明らかにされている。夜型若者の増加，交代制勤務，社会的ストレスや老化による不眠で睡眠不足に悩む国民はますます増加しつつある。また，睡眠不足社会が抱える深刻な問題に，居眠りによる産業事故や交通事故による膨大な経済的損失がある。2005年版の睡眠障害国際分類(ICSD-2)では睡眠障害を92の診断名に分類しているが，特に，日中に強い眠気に襲われる睡眠時無呼吸症は事故との関連から，その新規治療法の開発が期待されている。今や日本も本格的な睡眠障害の克服に向けての取り組みが必要な時期にきており，睡眠障害に対する早期診断技術や治療法の改善が求められているのである。

　日本学術会議においても2002年，合同研究連絡委員会(精神医学，生理学，呼吸器学，環境保健学，行動科学)の審議結果として報告書「睡眠学の創設と研究推進の提言」がまとめられ，その後2004年度の科学研究費の細目に睡眠学が採択された。大学においては睡眠学講座が新設されるようになり，睡眠の重要性が認識されるようになってきている。

　本書では，このような現状をふまえ，現代社会における睡眠の諸問題，睡眠のモニタリング技術，睡眠環境，機能性食品を用いた睡眠改善への取り組み，睡眠改善薬の開発，睡眠時無呼吸症の治療法について，各分野の第一線で活躍されている研究者に紹介していただいた。臨床現場における睡眠障害の治療には，睡眠薬や覚醒を促進する薬剤が利用されるが，より副作用が少ない薬剤の新規開発が求められている。また，良質の睡眠を確保するための試みとして，機能性食品を効率良く摂取することや，睡眠の環境および習慣の改善を目的とした研究もある。一方，生体情報のセンシング技術の応用から，脳の覚醒レベルを瞬時に検出し，高精度に居眠り運転を警告できるシステムの開発にも期待が寄せられている。さらに，将来のユビキタス計測においては，睡眠や覚醒状態をいつでも，どこでも，モニター出来る技術が求められている。

　本書を通じて，現代社会で提起されている睡眠の諸問題が正しく理解されることを期待するとともに，睡眠を様々な角度から改善し，良質な睡眠を確保しようとする研究開発にいくらかでも貢献できることを願っている。

2007年7月
本多和樹

普及版の刊行にあたって

　本書は2007年に『眠りの科学とその応用　―睡眠のセンシング技術と良質な睡眠に向けての研究開発―』として刊行されました．普及版の刊行にあたり，内容は当時のままであり加筆・訂正などの手は加えておりませんので，ご了承ください．

2015年3月

シーエムシー出版　編集部

―― 執筆者一覧（執筆順）――

長谷川　　毅	草加市立病院　小児科	
福　田　一　彦	福島大学　共生システム理工学類　教授	
松　浦　雅　人	東京医科歯科大学　大学院保健衛生学研究科　生命機能情報解析学分野　教授	
髙　橋　正　也	労働安全衛生総合研究所　国際情報・労働衛生研究振興センター　上席研究員　医学博士	
本　多　和　樹	東京医科歯科大学　生体材料工学研究所　特任教授	
八　木　朝　子	医療法人愛仁会太田総合病院記念研究所附属診療所　太田睡眠科学センター	
榎　本　みのり	東京医科歯科大学　大学院保健衛生学研究科　生命機能情報解析学分野；国立精神・神経センター　精神保健研究所　精神生理部	
有　竹　清　夏	東京医科歯科大学　大学院保健衛生学研究科　生命機能情報解析学分野；国立精神・神経センター　精神保健研究所　精神生理部	
亀　山　研　一	㈱東芝　研究開発センター　ヒューマンセントリックラボラトリ　主任研究員	
鈴　木　琢　治	㈱東芝　研究開発センター　ヒューマンセントリックラボラトリ　研究主務	
大　内　一　成	㈱東芝　研究開発センター　ヒューマンセントリックラボラトリ	
森　屋　彰　久	㈱東芝　研究開発センター　ヒューマンセントリックラボラトリ	
大　見　拓　寛	㈱デンソー　情報安全システム開発部　主任部員；東京医科歯科大学　生体材料工学研究所	
三　林　浩　二	東京医科歯科大学　生体材料工学研究所　教授	
髙　雄　元　晴	東海大学　情報理工学部　情報科学科　准教授	
鈴　木　博　之	国立精神・神経センター　精神保健研究所　精神生理部　研究員	
松　浦　倫　子	睡眠文化研究所　㈱エス　アンド　エー　アソシエーツ	

小 山 恵 美	京都工芸繊維大学　大学院工芸科学研究科　デザイン経営工学部門　准教授	
林　　光 緒	広島大学　大学院総合科学研究科　准教授	
都 築 和 代	㈳産業技術総合研究所　人間福祉医工学研究部門　環境適応研究グループ長	
小 関　　誠	太陽化学㈱　ニュートリション事業部　次席研究員	
熊ノ郷 卓 之	大阪大学　保健センター；大阪大学　医学部附属病院　睡眠医療センター	
菅 沼 仲 盛	大阪大学大学院　医学系研究科　精神医学教室	
山 村 周 平	大阪大学大学院　医学系研究科　精神医学教室	
増 山 明 弘	カルピス㈱　健康・機能性食品事業部	
杉 田 義 郎	大阪大学　保健センター	
木 曽 良 信	サントリー㈱　健康科学研究所　所長	
稲 川 健太郎	味の素㈱　健康基盤研究所　主任研究員	
小 野　　郁	味の素㈱　健康基盤研究所　研究員	
高 橋 迪 雄	味の素㈱　健康基盤研究所　所長；東京大学　名誉教授	
矢 澤 一 良	東京海洋大学大学院　海洋科学技術研究科　ヘルスフード科学（中島董一郎記念）寄附講座　客員教授	
稲 永 和 豊	医療法人築水会病院　神経情報研究所　所長；久留米大学　名誉教授	
宮 本 政 臣	武田薬品工業㈱　医薬開発本部　本部長	
田ヶ谷　浩邦	国立精神・神経センター武蔵病院　臨床検査部　生理検査室　医長	
奥 山　　茂	大正製薬㈱　安全性・動態研究所　所長；理事	
長谷川　誠	東京医科歯科大学　大学院歯科睡眠呼吸障害管理学講座　教授	
市 岡 正 彦	東京都立豊島病院　内科　部長	

執筆者の所属表記は，2007年当時のものを使用しております。

目次

第Ⅰ編　現代社会における睡眠諸問題

第1章　小児の睡眠の危機　　長谷川　毅

1　はじめに……………………………3
2　睡眠環境による睡眠障害……………3
　2.1　悪化する睡眠環境………………3
　2.2　睡眠の現状………………………4
　2.3　問題のある睡眠による影響……5
　　2.3.1　睡眠不足……………………5
　　2.3.2　睡眠覚醒リズムの不安定性…5
　2.4　対策………………………………6
　　2.4.1　毎朝一定の時刻に覚醒すること…………………………6
　　2.4.2　日中の生活活動の内容を検討すること……………………6
　　2.4.3　眠るべき時間帯の環境を整えること……………………7
3　子供自身の問題で起こる睡眠障害……7
　3.1　閉塞性睡眠時無呼吸症候群（OSAS）……………………………7
　　3.1.1　疫学……………………………7
　　3.1.2　小児のOSASの病因と病態生理…………………………………7
　　3.1.3　臨床症状………………………8
　　3.1.4　診断……………………………8
　　3.1.5　治療……………………………9
　　3.1.6　関連疾患………………………9
　3.2　発達障害…………………………10
　　3.2.1　広汎性発達障害（自閉症）……10
　3.3　不登校……………………………10
4　おわりに……………………………10

第2章　学校教育と睡眠　　福田一彦

1　はじめに……………………………13
2　幼児と睡眠…………………………14
3　不登校と睡眠………………………15
4　受験と睡眠…………………………16
5　メディアと睡眠……………………21
6　睡眠教育……………………………21

第3章　成人および高齢者の睡眠　　松浦雅人

1　はじめに……………………………24
2　不眠症………………………………26
3　睡眠関連呼吸障害…………………28
4　過眠症………………………………30
5　概日リズム睡眠障害………………31
6　睡眠時随伴症と睡眠関連運動障害……32

I

7　おわりに･････････････････････34

第4章　労働生活と睡眠　　高橋正也

1　はじめに･････････････････････37
2　睡眠不足の影響は蓄積する ･･････37
3　睡眠不足からの回復に関する情報は不足している･････････････････41
4　覚醒度を保つための職場対策が待たれている･･･････････････････43
5　おわりに･････････････････････46

第Ⅱ編　睡眠研究の基礎

第5章　現代の睡眠科学　　本多和樹

1　はじめに･････････････････････51
2　レム睡眠とノンレム睡眠･････････51
3　睡眠覚醒調節の神経機構･････････52
4　睡眠覚醒調節の液性機構･････････52
5　摂食と睡眠･･･････････････････55
6　睡眠障害の動物モデル･･････････60
6.1　ナルコレプシーの動物モデル･････60
6.2　睡眠呼吸障害動物モデル･･･････61
6.3　パーキンソン病の睡眠障害動物モデル･･･････････････････････62
7　睡眠の多様性･････････････････63
8　おわりに･････････････････････64

第Ⅲ編　睡眠のセンシング

第6章　睡眠の脳波・ポリグラフ記録とその解析法　　八木朝子

1　睡眠中の生体現象記録の歴史と終夜睡眠ポリグラフィ･･････････69
2　PSGの記録 ･････････････････70
　2.1　睡眠段階判定のための記録･･････70
　　2.1.1　脳波･････････････････70
　　2.1.2　眼球運動･････････････70
　　2.1.3　筋電図･･･････････････71
　2.2　呼吸障害判定のための記録･･････71
　　2.2.1　気流（口鼻孔フロー）･････71
　　2.2.2　胸腹部呼吸運動･･･････71
　　2.2.3　動脈血酸素飽和度（SpO_2）･････71
　　2.2.4　いびき音･････････････72
　2.3　心循環の記録････････････････72
　　2.3.1　心電図･･･････････････72
　2.4　神経活動の記録･･････････････72
　　2.4.1　下肢表面筋電図･･･････72
　2.5　体位の記録･･････････････････72
　2.6　その他生体信号の記録･･･････73
　　2.6.1　食道内圧測定･････････73
　　2.6.2　炭酸ガス測定･････････73
　　2.6.3　深部体温測定･････････73
3　PSG機器とセンサ・トランスデューサ･･･73

3.1	デジタル脳波計の構成・・・・・・・・・・74	4.5	睡眠段階4・・・・・・・・・・・・・・・・・・・・78
3.2	センサ・トランスデューサ・・・・・・・74	4.6	REM睡眠・・・・・・・・・・・・・・・・・・・・79
4	睡眠の判定と評価・・・・・・・・・・・・・・・・76	4.7	微小覚醒反応・・・・・・・・・・・・・・・・79
4.1	安静覚醒・・・・・・・・・・・・・・・・・・・・76	4.8	CAP・・・・・・・・・・・・・・・・・・・・・・・・80
4.2	睡眠段階1・・・・・・・・・・・・・・・・・・76	4.9	呼吸イベント・・・・・・・・・・・・・・・・81
4.3	睡眠段階2・・・・・・・・・・・・・・・・・・77	4.10	周期性四肢運動・・・・・・・・・・・・・・81
4.4	睡眠段階3・・・・・・・・・・・・・・・・・・78	5	まとめ―睡眠の評価法―・・・・・・・・・・83

第7章　睡眠と眠気の評価技術　　榎本みのり，有竹清夏，松浦雅人

1	はじめに・・・・・・・・・・・・・・・・・・・・・・・・85	3	眠気の評価法・・・・・・・・・・・・・・・・・・・・88
2	OSAHSのホームモニタリング検査・・・・85	3.1	MSLT・・・・・・・・・・・・・・・・・・・・・・89
2.1	簡易モニターによるスクリーニング	3.2	MWT・・・・・・・・・・・・・・・・・・・・・・90
	・・・・・・・・・・・・・・・・・・・・・・・・・・87	3.3	OSLERテスト・・・・・・・・・・・・・・・91
2.2	パルスオキシメータによる	3.4	新しい眠気指標・・・・・・・・・・・・・・91
	スクリーニング・・・・・・・・・・・・・・87	4	おわりに・・・・・・・・・・・・・・・・・・・・・・・・92
2.3	アクチグラフ・・・・・・・・・・・・・・・・88		

第8章　腕時計型睡眠モニター　　亀山研一，鈴木琢治，大内一成，森屋彰久

1	はじめに・・・・・・・・・・・・・・・・・・・・・・・・94	2.2	睡眠解析方法・・・・・・・・・・・・・・・・96
2	睡眠モニターの概要・・・・・・・・・・・・・・・・95	3	腕時計型睡眠モニターの応用・・・・・・・・98
2.1	センサーハードウェア・・・・・・・・・・95	4	おわりに・・・・・・・・・・・・・・・・・・・・・・・100

第9章　居眠り運転防止のためのセンシング技術　　大見拓寛，三林浩二

1	はじめに・・・・・・・・・・・・・・・・・・・・・・・102	2.7	閉眼継続時間を用いた眠気状態推定
2	ドライバモニタリングシステム・・・・・・104		・・・・・・・・・・・・・・・・・・・・・・・・・112
2.1	開発の目的・・・・・・・・・・・・・・・・・104	3	各種眠気推定手法の比較実験・・・・・・・・112
2.2	ドライバ眠気状態センシングの	3.1	実験方法・・・・・・・・・・・・・・・・・・112
	開発事例・・・・・・・・・・・・・・・・・・105	3.2	評価項目・・・・・・・・・・・・・・・・・・113
2.3	開発ターゲット・・・・・・・・・・・・・107	3.3	結果・・・・・・・・・・・・・・・・・・・・・・114
2.4	システムの概要・・・・・・・・・・・・・109	4	最近の眠気状態推定への取り組み・・・・117
2.5	画像の取得・・・・・・・・・・・・・・・・110	4.1	着目すべきファクター・・・・・・・・118
2.6	画像処理・・・・・・・・・・・・・・・・・・110	4.2	眠気推定関数・・・・・・・・・・・・・・119

4.3	結果 ································120	5	おわりに ································120	

第10章　生体の光受容―睡眠リズムの獲得―　　髙雄元晴

1	はじめに ································124		································127
2	概日リズムの発振機構と光受容の メカニズム ································124	4	メラトニンによる概日リズムと睡眠の 調節 ································130
3	ヒトにおける概日リズムの光同調の特徴	5	おわりに ································132

第Ⅳ編　睡眠環境

第11章　眠気・睡眠習慣，入眠感の評価法（主観的評価）　　鈴木博之

1	序文―主観的評価とは― ············137			································142
	1.1　主観的睡眠評価の必要性 ········137		2.2.7	主観的眠気と客観的眠気の乖離
	1.2　主観的睡眠感 ····················137			と対処法 ························144
	1.3　主観的評価の方法 ···············138	3	睡眠習慣，入眠感の主観的評価 ········144
	1.4　主観的評価の限界 ···············138		3.1　睡眠習慣の主観的評価 ···········144
2	眠気の主観的評価 ····················139		3.2　入眠感の主観的評価 ···········144
	2.1　主観的眠気を測定する意味 ·······139		3.3　主な睡眠習慣評価法 ···········144
	2.2　主な主観的眠気評価尺度 ·········139		3.3.1	ピッツバーグ睡眠質問票（PSQI）
	2.2.1　スタンフォード眠気尺度（SSS）			································144
	································139		3.3.2	朝型―夜型質問紙（MEQ） ···145
	2.2.2　関西学院眠気尺度（KSS）····140		3.3.3	OSA睡眠調査票 ···············150
	2.2.3　カロリンスカ眠気尺度（KSS）		3.3.4	睡眠日誌 ························153
	································140		3.3.5	Sleep Timing Questionnaire
	2.2.4　Visual Analogue Scale（VAS）			（SEQ）·························153
	································141		3.3.6	The Leeds Sleep Evaluation
	2.2.5　Pictorial Sleepiness Scale ····141			Questionnaire ·················156
	2.2.6　Epworth Sleepiness Scale（ESS）	4	おわりに ································156

第12章　快適な睡眠の実現を担う寝具と枕のコンサルティング
松浦倫子

1	はじめに ································159	2	寝具に求められる機能 ················159

3	寝具をめぐる市場動向‥‥‥‥‥‥160	5	寝具から眠具へ‥‥‥‥‥‥‥‥‥165
4	枕の役割と機能‥‥‥‥‥‥‥‥‥162		

第13章　良質睡眠確保に役立つ光環境制御技術　　小山恵美

1	はじめに‥‥‥‥‥‥‥‥‥‥‥‥167	4.1	全般的な考え方‥‥‥‥‥‥‥‥170
2	光の非視覚的生理作用と睡眠‥‥‥168	4.2	起床前漸増光‥‥‥‥‥‥‥‥‥171
3	光環境の現状と問題点‥‥‥‥‥‥169	4.3	日中の補光‥‥‥‥‥‥‥‥‥‥172
4	良質睡眠確保に役立つ光環境制御技術‥‥‥‥‥‥‥‥‥‥‥‥‥‥‥‥‥170	5	おわりに‥‥‥‥‥‥‥‥‥‥‥‥174

第14章　快適な睡眠をサポートする香り　　林　光緒

1	はじめに‥‥‥‥‥‥‥‥‥‥‥‥176	3.3	ビターオレンジ‥‥‥‥‥‥‥‥179
2	睡眠中における嗅知覚‥‥‥‥‥‥176	4	沈香‥‥‥‥‥‥‥‥‥‥‥‥‥‥180
3	ハーブ類‥‥‥‥‥‥‥‥‥‥‥‥178	5	セドロール‥‥‥‥‥‥‥‥‥‥‥180
3.1	ペパーミント‥‥‥‥‥‥‥‥‥178	6	ヘリオトロピン‥‥‥‥‥‥‥‥‥182
3.2	ラベンダー‥‥‥‥‥‥‥‥‥‥178	7	おわりに‥‥‥‥‥‥‥‥‥‥‥‥185

第15章　快適な睡眠をサポートする温熱環境　　都築和代

1	はじめに‥‥‥‥‥‥‥‥‥‥‥‥187	5	睡眠中の体温調節‥‥‥‥‥‥‥‥191
2	体温調節機構‥‥‥‥‥‥‥‥‥‥187	6	快適な睡眠をサポートする温熱環境‥‥193
3	体温のリズムと睡眠および眠気のリズム‥‥‥‥‥‥‥‥‥‥‥‥‥‥‥‥‥189	6.1	季節の影響‥‥‥‥‥‥‥‥‥‥194
		6.2	高温環境‥‥‥‥‥‥‥‥‥‥‥194
4	温度が睡眠に及ぼす影響‥‥‥‥‥190	6.3	低温環境‥‥‥‥‥‥‥‥‥‥‥199

第Ⅴ編　機能性食品による睡眠改善

第16章　サプリメントによる睡眠改善法の現状
　　　　　　―テアニンの効果を中心に　　小関　誠

1	健康食品のなかのサプリメント‥‥‥205	4	睡眠関連サプリメント‥‥‥‥‥‥213
2	テアニン‥‥‥‥‥‥‥‥‥‥‥‥208	5	まとめ‥‥‥‥‥‥‥‥‥‥‥‥‥217
3	テアニンの睡眠改善効果‥‥‥‥‥209		

第 17 章　発酵乳飲用が日常生活および睡眠の健康に与える効果
熊ノ郷卓之，菅沼仲盛，山村周平，増山明弘，杉田義郎

1　はじめに······················220
2　研究方法······················221
 2.1　対象······················221
 2.2　同意······················221
 2.3　試験期間中の制限···········221
 2.4　試験食品··················221
 2.5　割付······················222
 2.6　投与方法··················222
 2.7　評価項目および評価時期·····222
 2.8　倫理性および安全性·········223
 2.9　試験の中止················223
 2.10　解析法···················223
 2.11　key code のオープン······223
3　結果··························223
4　考察··························225
5　おわりに······················227

第 18 章　アラキドン酸による高齢者の脳機能改善と睡眠改善作用
木曽良信

1　はじめに······················229
2　アラキドン酸は老齢ラットの記憶能を改善する····················230
3　アラキドン酸は高齢者の脳機能を改善する······················231
4　アラキドン酸は老齢ラットの日内リズムを改善する··················232
5　アラキドン酸は高齢者の活動量を高める························233
6　おわりに······················234

第 19 章　グリシン摂取による睡眠の質の改善効果
稲川健太郎，小野　郁，高橋迪雄

1　はじめに······················235
2　起床時の主観的な睡眠感に対する効果····························235
3　起床時の主観的睡眠感および夜間睡眠構造に対する効果··············237
4　3倍量摂取時の急性有害作用の検討···240
5　グリシンの作用機序············242
6　おわりに······················243

第 20 章　抗ストレス食品ミルクペプチドの睡眠改善効果　　矢澤一良

1　はじめに······················245
2　健康寿命······················246
3　予防医学の概念とヘルスフード···246
4　健康の3要素とヘルスフードの機能···247
5　ストレスと睡眠障害············248
6　ミルクペプチドとその作用······250
7　前臨床（動物）試験におけるミルクペプチドの生理機能············251

8	ヒト臨床試験によるミルクペプチドの有効性……251		安全性試験……253
9	ミルクペプチドの食品としての	10	おわりに……254

第21章　漢方薬による睡眠障害の改善　　稲永和豊

1	はじめに……255		……261
2	不眠症によく用いられる漢方薬……256	6.1	更年期障害に用いられる処方……261
3	眠りに効く漢方薬の薬理学からの解明……256	6.2	症例……262
4	終夜睡眠ポリグラフ検査からの解明……258	7	高齢者，特に認知症のある患者の不眠症……263
5	いびきをかく人の眠りといびきに効く漢方薬……259	7.1	症例……263
6	更年期の睡眠障害に用いられる漢方薬	8	概日リズム睡眠障害に用いられる漢方薬……264

第Ⅵ編　睡眠改善薬

第22章　日本発の睡眠障害治療薬ラメルテオンの研究開発　　宮本政臣

1	はじめに……269	2.1.5	薬物依存および薬物乱用性……280
2	開発の経緯……269	2.2	ラメルテオンの臨床効果……280
2.1	ラメルテオンの薬理作用……272	2.2.1	一過性不眠に対する治療効果……280
2.1.1	神経化学的作用……272		
2.1.2	実験動物における睡眠プロモーション作用……274	2.2.2	慢性不眠症に対する治療効果……281
2.1.3	概日リズム再同調作用……278	2.2.3	安全性……282
2.1.4	運動系および学習記憶に対する作用……278	2.2.4	薬物乱用性……283
		3	おわりに……283

第23章　臨床で処方される睡眠薬の種類と作用　　田ヶ谷浩邦

1	はじめに……287		作用機序……292
2	不眠とはどのような状態か？……288	5	ベンゾジアゼピン系・非ベンゾジアゼピン系睡眠薬の薬物動態……293
3	睡眠薬の適応と不眠の鑑別……288		
4	不眠に対して用いられる薬物の種類と	6	ベンゾジアゼピン系・非ベンゾジアゼピン

	系睡眠薬と他の薬剤との相互作用……294	9	ベンゾジアゼピン系・非ベンゾジアゼピン系睡眠薬の選択……………………296
7	ベンゾジアゼピン系・非ベンゾジアゼピン系睡眠薬の副作用……………………295	10	不眠症薬物療法の実際……………298
8	常用量依存………………………296	11	おわりに……………………………299

第24章　不眠症治療薬の前臨床研究の最前線　　奥山　茂

1	はじめに……………………………302	4	プロスタグランジン D_2 受容体関連物質……………………………………308
2	ヒスタミン H_1 受容体およびヒスタミン H_3 受容体関連物質………304	5	オレキシン受容体関連物質…………311
3	アデノシン2A受容体関連物質………306	6	今後の展望…………………………313

第Ⅶ編　睡眠障害の治療機器

第25章　スリープスプリント療法　　長谷川　誠

1	はじめに……………………………317	5	スリープスプリントの作成法………320
2	SASの分類…………………………317	6	スリープスプリントの適応…………321
3	SASの診断基準……………………318	7	治療成績……………………………322
4	SAS治療の基本的概念………………319	8	合併症………………………………324

第26章　経鼻式持続陽圧呼吸療法（NCPAP）　　市岡正彦

1	はじめに……………………………325	2.3　OSAHSの症候と全身的合併症…327
2	睡眠時無呼吸症候群（SAS）…………325	2.4　OSAHSの治療方針……………327
2.1　概念と分類……………………325	3	経鼻式持続陽圧呼吸療法（NCPAP）…327
2.1.1　概念……………………325	3.1　原理……………………………328
2.1.2　診断基準………………325	3.2　方法…………………………328
2.1.3　分類……………………326	3.3　臨床的有用性と適応…………329
2.2　OSAHSの病態………………326	3.4　問題点………………………330
2.2.1　上気道閉塞のメカニズム…326	4	おわりに……………………………331
2.2.2　呼吸再開のメカニズム……326		

第 I 編

現代社会における睡眠諸問題

第1章　小児の睡眠の危機

長谷川　毅*

1　はじめに

　人類はここ100年余りの間に急速に産業を発達させ，先進国では物質的に満たされてきた。同時に，産業構造も変化し，昼夜を問わずに稼動する生産ライン，サービス業などが急速に普及し，24時間絶えまなく活動している状態である。それに伴い労働者も夜間勤務が急速に増えている。また，家庭においても電気，水道，ガスを24時間利用できることはもとより，テレビ，ラジオさらにはインターネットの普及により24時間いつでもさまざまな情報の入手が可能であり，足りないものはいつでもコンビニエンスストアーで購入することもできる。

　現代社会は当面の欲望を満たすには申し分ない。小児に関しても，食べ物はふんだんにあり，おもちゃもあらゆるものが簡単に手に入る。ひとりひとり個室を与えられている子供も多い。物質的な欲望は飽和している状態である。一方，幼児期では兄弟が少ないことにより，競争が少なく，人間関係を築くチャンスは減っている。また幼稚園～小学校期では多くの児童が習い事，塾に通っており，友達同士で遊ぶ機会も減っている。テレビゲームにはまる子供が多いわけである。電気をつけていれば24時間いつでもどこでもちょいと楽しめるという，このような状況で子供の好きに任せていては健全な生活リズムを維持することは難しい。入眠時刻は遅延ないし不規則となりこれにより，睡眠の量と質が低下することは当然である。一方，睡眠環境の悪化のほかに子供自身の問題で起こる睡眠障害も少なくない。

　本稿では，小児の睡眠の量と質の低下の現状とそれによる影響について述べたい。

2　睡眠環境による睡眠障害

2.1　悪化する睡眠環境

　① 生活様式の近代化

　室内では温度環境，光度環境は常時自由に設定可能で，またテレビ，ビデオ，DVD，テレビゲーム，インターネット等が，いつでも使用可能となり生活環境の日周リズムが弱まってきた。

＊　Takeshi Hasegawa　草加市立病院　小児科

② 親の生活リズム

2005年の民間調査によると日本の父親の帰宅時刻が10時以後の割合は36.5%で，夜遅くまで睡眠に不適切な環境になっており，子供の就寝時刻が遅くなる要因になっていると考えられる。

③ しつけ不足

2005年の財団法人日本女子社会教育会の「家庭教育に関する国際比較調査」で日本の父親は1日平均3.1時間しか子供と一緒に過ごしていないとされており，欧米にくらべ短い。一家団欒の唯一の時間が夜遅くの短い時間になっていることがうかがえる。従って，なかなか子供を早く寝かしつけづらく，夜更かしに対し甘くなってしまうと考えられる。

④ 日中の運動量の減少

文部科学省が毎年実施する「体力・運動能力調査」で11歳児で「ほとんど毎日（週3日以上）運動する」と答えた子供は20年前と比べ，男子10%，女子15%ほど減った。屋外から屋内への遊びの変化，塾等の習い事が増えたこと等が考えられる。十分な運動は運動能力の維持ばかりでなく夜間の質の良い睡眠と関係があると思われる。

2.2 睡眠の現状

米国の報告でも小児ではいずれの年齢においても実際の睡眠時間が理想的な睡眠時間を下回っているとされている[1]（表1）。

秋田県の小学校から高校までの睡眠時間の調査では，学年が上がるに従い不足が目立ち，高校生では半数近くが6時間以下と報告されている[2]。

日本小児保健協会の1～6歳児の調査（S55，H2，H12年）で，就寝時刻は遅くなっており，10時以降に就寝する児の率は1歳6ヵ月が25%→38%→55%，3歳が22%→36%→52%，5～6歳が10%→17%→40%と著しく増加している。起床時刻も若干遅延しているが，程度が軽く，結果的に夜間の睡眠時間は短縮している。3歳健診時のアンケート調査に基づく研究では，10時以後に就寝する群では，10時以前に就寝する群に比べ，昼寝を含めても睡眠時間が短いと報告

表1 小児の睡眠時間（必要とされる時間との比較）

	推奨される睡眠時間（時間）	実際の睡眠時間（時間）
乳児（3～11ヶ月）	14～15	12.7
幼児（12～35ヶ月）	12～14	11.7
就学前（3～6歳）	11～13	10.3
学童（小学1～5年）	10～11	9.5
思春期（小学6～高校3年）	9.25	7

文献1より改変。

されている[3]。従って，今の小児の睡眠は就寝時刻の遅延と睡眠時間の短縮の方向に変化していると言える。

また，就寝時刻の遅延は，電燈がともる明るい環境，さらに他の家族が活動して騒がしい環境が夜遅くまで続くことを意味し，睡眠に適した静かで暗い環境の時間が短くなっていると考えられる。これより，何となく寝て何となく起きるといったメリハリのない，リズムの不安定な生活に陥り易くなる。

このように，現在の小児の睡眠は就寝時刻の遅延，睡眠時間の短縮が認められ，安定した睡眠覚醒リズムがとりづらくなっていると言えよう。

2.3 問題のある睡眠による影響
2.3.1 睡眠不足

睡眠不足による日中活動の影響については，一般常識として眠気や集中力不足などが挙げられる。それに関する研究も膨大に上り，多くはその常識に矛盾しない結果である。小児に関しては，特に，知的発達，学業成績などに悪影響を与えるのみならず落ち着きをなくし，攻撃的になるなど行動面にもかかわることが注目されている。

最近では肥満との関係についても知見が得られつつある[4]。その多くは睡眠不足が肥満を引き起こすというものだが，睡眠不足がレプチンを減少させ，グレリンを増加するとの報告[5]，インスリン抵抗性を増すとの報告もみられる[6]。将来の生活習慣病を増加させる要因になる可能性が危惧される。

2.3.2 睡眠覚醒リズムの不安定性

地球上の生物はほとんどが日周リズムにそって生活しているが，生体内にも独自の時計が存在する（概日リズム：24時間より数十分長いことが多い）。われわれ哺乳類では視床下部にある視交叉上核（SCN）が生体のリズムを統括している。さらにSCNは外界の時刻の手がかり（Zeit Geber：明るい光，食事など）をもとに概日リズムを毎日リセットし24時間に合わせている。睡眠覚醒リズムも，体温，自律神経，内分泌のリズムと同様独自のリズムを持つが，SCNを介して24時間に調節されている。従って，時刻の手がかりがなくなると，生体の様々な部位がそれぞれ固有のリズムを刻むようになり，リズムの同調が崩れてしまう。結果的に活動すべき日中は活動に不適切な状態になり，生活リズムの昼夜のメリハリがなくなる。それより，昼間の眠気，夜間の不眠，抑うつなどが生じることがわかってきた。かつて，外界と完全に遮断された洞窟実験の被検者が高率に自殺したことが知られている。不登校の子供の多くに睡眠覚醒リズム障害が認められたとの報告もある。基礎データでも，新生マウスを24時間明るい光環境（恒明環境）で哺育したところ，SCNの神経細胞の活動の同期性が崩れることが報告され，乳幼児期の明暗環

境の重要性が示唆されている[7]。聖徳大学の5歳児を対象にした調査は、睡眠覚醒リズムが不安定であると知的発育（三角形の描写能力で判断）に悪影響がある可能性を示唆している。

以上のように、睡眠不足、睡眠覚醒リズムの不安定性は小児の発達に様々な悪影響（知的側面、情緒的側面ともに）をもたらすことが明らかになっている。

2.4 対策

小児の場合、成人にくらべ仕事が忙しくて眠る時間がないとか、交代制勤務のためにリズムが乱れるといったことは少ない。むしろ、親の生活リズムの悪影響、しつけ不足によるところが大きい。もう一つ、日中の生活内容にも問題がある。24時間リズムをしっかり身につけ、十分な質の良い睡眠をとるためにはまずどうすれば良いだろうか？　我々は、睡眠そのものを直接コントロールすることは容易でない。むしろ、日中の活動を改善することによって睡眠を直していくべきであろう。具体的には以下の対策が有効である。

2.4.1 毎朝一定の時刻に覚醒すること

体内リズムを外界の24時間リズムにリセットするのに最も有効なものは光刺激である。午前中の光刺激は概日リズムの位相を前進させる（寝起きの時刻が早まる）方向に働く。2,500から3,000 luxの高照度で効果があるとされ、そのスペックをもつ高照度光療法器が治療に用いられており、朝の太陽光はそれをはるかに凌ぐ明るさがあり十分な効果があるものと考えられる。もう一つ、効果が期待できるものに食事がある。食事が概日リズムに影響を与えることは以前から知られていたが、最近の研究で神経細胞レベルでそれが裏付けられ、特に視床下部の背内側核がそれに深くかかわっていることが分かってきた[8,9]。

従って、食事（特に朝食）を毎日然るべき時刻に規則的にとることは、24時間リズムを保つのに重要である。朝の光を浴びること、食事その他の昼間の活動の一つ一つをほぼ決められた時刻に繰り返すことが大事であって、だらだら食事をしたり、何となく遊んだりというようなメリハリのない過ごし方は好ましくない。

2.4.2 日中の生活活動の内容を検討すること

運動、遊びと勉強のバランスが重要である。近年、小児の運動不足がいわれて久しい。かつては、近所の子供達が毎日飽きずに日が暮れるまで泥んこになって楽しく遊び回っていたものであったが、それに比べると現在は明らかに運動量が不足している。運動量だけではなく、精一杯楽しむ機会が減っているように思える。走り回ってさえいれば良いとも思わないし、今の時代そうはいかない。しかし、現在はとことん、力一杯夢中になるということがあまりないことが問題ではないだろうか。ある年齢以上においては、一生懸命勉強することや、クラブ活動などで十分体を動かすことが極めて大切なこととなる。これらのバランスを保ち日中の活動レベルを十分に

高めること(一日一日充実した生活を送ること)は,良い睡眠のためには非常に重要であると思われる。

2.4.3 眠るべき時間帯の環境を整えること

起床すべき時刻から逆算して,睡眠をとるべき時間帯をきめ,その間は静かで暗い環境を子供に提供することが必要である。環境が悪ければ質の良い睡眠はとれず,慢性的な睡眠不足をもたらすことになる。親のリズムを押し付けないこと。また,眠る前にいつも順序立てて行うことを決めておくこと(入浴,歯磨き,トイレなど)もスムーズな入眠には有効である。

3 子供自身の問題で起こる睡眠障害

本稿では代表的なもののみについて述べたい。

3.1 閉塞性睡眠時無呼吸症候群(OSAS)

3.1.1 疫　学

小児OSASの有病率は大体2%で[10],好発年齢は2～6歳,男女差はないとされる。習慣性いびきは6～9%であるので[11],その20～30%がOSASということになる。

3.1.2 小児のOSASの病因と病態生理

小児の場合,アデノイド扁桃肥大が原因となることが多い。アデノイド扁桃は3～6歳頃もっとも相対的に大きく[12],気道が狭まる。これは,小児のOSASの好発年齢に一致する。また,扁桃やアデノイドの摘出によって,OSASが解消することが多い。鼻閉,巨舌症や頭蓋顔面奇形,顔面中部低形成,小顎症,下顎後退症などの骨格異常も原因となる。

生理的に,睡眠によって呼吸の駆動力が減少,低酸素・高炭酸ガス血症に対する反応の低下と同時に上気道筋緊張の低下が生じる。OSASの場合,睡眠中上気道が狭まり,さらに睡眠時の上記の現象が加わるために,呼吸努力にも関わらず気道が閉塞し(閉塞性無呼吸),血液中の酸素の減少と炭酸ガスの蓄積が起こり,アシドーシスが進む。次第に呼吸努力が増強し,覚醒反応が起こり,上気道の筋緊張が回復し換気が再開する(無呼吸の終了と睡眠の中断)周期的な現象を繰り返す。

小児では,元来呼吸回数が多く,機能的残気量が少ないため,成人に比べてより軽度(持続時間が短くかつ低頻度)の無呼吸で酸素飽和度の低下が起こる。従って無呼吸が少ない割に低酸素血症を認める傾向がある。また,睡眠中脳波覚醒を伴う覚醒反応が起こりづらいため,典型的な閉塞性無呼吸を起すかわりに,高炭酸ガス血症や低酸素血症を伴う不完全な上気道閉塞が持続するパターンをとることが多い。しかし,病的呼吸に伴い脳幹に限局した活性化反応がしばしば起

きている[13]。すなわち，脳波上は睡眠パターンが続いていながら周期的に溜息様の大きな呼吸と頤筋活動の増強する現象が高頻度に認められる。脳波変化の有無を問わない溜息様呼吸と頤筋活動増強が同時に出現する現象（皮質下活性化反応）は，持続1～10秒の短いものではアデノイド扁桃摘出術後には激減する[13]。

一方，古典的睡眠構築に関しては，成人のOSASの場合，睡眠は頻回の中途覚醒によって分断され，深いnon-REM睡眠とREM睡眠が減少する。しかし，小児では，上述のごとく脳波覚醒を伴う中途覚醒が少なく，睡眠構築は維持されるとの報告が多い[14,15]。睡眠時間も短くはならない。

まとめると，小児のOSASは典型的な無呼吸は比較的少ない一方，不完全な上気道閉塞をきたし低酸素・高炭酸ガス血症をもたらす。また，脳波覚醒は少なく古典的睡眠構築は保たれるが，脳幹レベルでは頻回に活性化を余儀なくされているのが特徴である。つまり，成人に比較し一見重症感がなく，見逃される恐れがあり注意を要する。

3.1.3 臨床症状

夜間の症状として，いびきはもっとも頻度の高い訴えである。呼吸努力にも関わらず呼吸音が聞こえなくなり，続いてそれが喘ぎ，体動，覚醒によって気道閉塞が解消される。気道確保のため頻回に体位を換え，寝相が著しく悪い。うつ伏せや横向きを好むことが多い。眠りながら座り込むこともある。首はしばしば過伸展位をとる。有意に寝汗が多いとの報告もある。

一方，日中の症状としては，成人とは対照的に，小児のOSASでは過度の眠気は目立たない。多動，攻撃性などが小児のOSASの31～42％に見られるとされている[16,17]。一方，病的なはにかみは22％と報告されている。学習困難もよく報告されている。また，無呼吸低呼吸指数が認知障害と逆相関があるとする報告もある[18]。さらに，睡眠時の血液ガスの異常が学校の成績に影響し，治療により成績が改善するとの報告もある[19]。心血管系にも影響を与える。肺高血圧は心血管系合併症の主要なものである。治療しないと肺性心まで悪化しうる。右心系の機能障害がRI心血管撮影で初めて証明される軽微なものはかなり存在し，アデノイド扁桃摘出術で正常化したとの報告もある[20]。また，ここ20年の報告では成長障害は小児のOSASの27～56％に見られるとされる。さらに，アデノイド扁桃摘出術によって身長体重がcatch-upすると報告されている。

3.1.4 診 断

持続的パルスオキシメトリ，簡易型アプノモニタなどで自宅でスクリーニングし，疑わしいケースは終夜睡眠ポリグラフィー（PSG）検査を施行し診断する。現在，PSGが最も信頼できる検査である。脳波，EOG，頤筋を含む表面筋電図，心拍呼吸モニター，パルスオキシメトリ，呼吸曲線などの同時計測を行う。AHI，酸素飽和度の低下の評価や体動／覚醒をカウントする。

第 1 章　小児の睡眠の危機

3.1.5　治　療

小児の OSAS の治療はまず，アデノイド扁桃摘出術を行う。顎顔面の形態に問題があればその治療も併用。それで改善しなければ，nCPAP を行う。それでも改善がない場合，最終的にごく少数例が気管切開を選択する。

3.1.6　関連疾患（図 1）

① 注意欠陥多動障害（ADHD）

ADHD の中に OSAS 合併例が存在すること，OSAS 合併例にアデノイド扁桃摘出術を施行すると行動が改善することより，ADHD の診断時に夜間の呼吸状態の確認が必要と思われる。

② 乳児突然死症候群（SIDS）

前方視的研究より SIDS では対照に比べ OSA が多く無呼吸の長さが長いと報告されている[21]。また，無呼吸出現時に除脈と酸素飽和度の低下を伴い，無呼吸の長さとそれらの程度は相関したとされている。従って，OSA は SIDS の危険因子になりうる。

③ 生活習慣病

小児の OSAS は成人同様，対照に比べ血圧が有意に高い[22, 23]。また，インスリン抵抗性も高く[24]，将来の生活習慣病の危険因子になりうる。

小児の OSAS は有病率が高く，しかも発達期の脳に悪影響を及ぼすのみならず，長期間生活の質を落とす可能性があることから，決して見過ごすことのできない疾患である。従って，その病態生理の解明，より適切な治療法の確立が求められる。

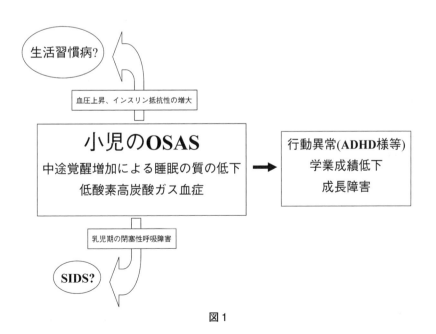

図 1

3.2 発達障害
3.2.1 広汎性発達障害（自閉症）

ここでは自閉症について述べる。その小児期は睡眠障害がしばしば問題となる。乳児期には睡眠覚醒リズムが日周リズムに同調しないことが多い。就学前までは入眠時刻，覚醒時刻の不整，中途覚醒，昼間睡眠などが認められる。それ以後は睡眠障害の訴えは減るが，成人の場合でも睡眠構築の異常が報告されている[25]。

その一方で，自閉症の症状は睡眠障害がある方が重いというデータが報告されている[26]。また，自閉症児が睡眠時無呼吸を治療したところ，自閉症の行動が改善したとの症例報告もあり[27]，自閉症の症状の程度に睡眠障害の有無がある程度関与していると言えそうである。日中行動を改善させるのと同時に睡眠を改善することが，自閉症の治療にとって必要不可欠と考えられる。

3.3 不登校

文部科学省の定義のよると，不登校とは，「何らかの心理的，情緒的，身体的，あるいは社会的要因・背景により，児童生徒が登校しないあるいはしたくともできない状況にあること（ただし，病気や経済的な理由によるものを除く）」をいう。学校基本調査の結果，小中学校の不登校児童生徒の全国数はここ6年ばかり増加傾向はないものの12万から13万人台を推移している。この中には，様々な身体的な不定愁訴と同時に睡眠覚醒リズムの乱れを伴う例が多数存在する。12から18歳の22名の不登校生徒の深部体温の概日リズムは変化が乏しく，位相が遅延していたとの報告がある[28]。概日リズム障害とうつ状態，意欲の低下が関係あることは以前から認められており，それが，不登校の一時的な原因となる例も報告されている。また，逆に不登校から二次的に概日リズム障害が起こるケースは多く，不登校の症状をさらに悪化させていると考えられる。不登校において概日リズム障害を是正することは，その治療において極めて重要である。

4 おわりに

文明の進歩，生活様式の変化が著しい現代における睡眠環境は大きく変化してきた。それによって十分な長さの質の良い睡眠が確保できなくなり，睡眠覚醒リズムも狂ってきた。その原因として，睡眠時間帯の問題のみならず日中活動の質の変化も関与していると考えられる。充実した日中活動と良質な睡眠は切っても切れない関係にある。小児において乳幼児期からの生活習慣やしつけで正しい睡眠習慣を身につけさせると同時に，日中活動の充実（良く遊び，良く学び，規則的に食事をとる）をはかることが，現代の睡眠の問題を解決するキーポイントとなるものと

第1章 小児の睡眠の危機

考えられる。また，子供自身に問題があって睡眠障害が起きている場合も意外に多いが，しばしば見過ごされたり，重要視されない傾向がある。その治療は生活の質（QOL）の向上のみならず，基礎疾患の症状の改善につながることもしばしばある。小児の睡眠問題は小児の置かれている社会問題そのものであるとの認識の下に，その改善に真摯に取り組む必要がある。

文　献

1) Moore M., Allison D., Rosen C. L., A review of pediatric nonrespiratory sleep disorders, *Chest*, 2006, **130**, 1252–1262
2) Takemura T., Funaki K., Kanbayashi T., Kawamoto K., Tsutsui K., Saito Y., Aizawa R., Inomata S., Shimizu T., Sleep habits of students attending elementary schools, and junior and senior high schools in Akita prefecture, *Psychiatry Clin. Neurosci.*, 2002, **56**, 241–242
3) Kohyama J., Shiiki T., Ohinata-Sugimoto J., Hasegawa T., Potentially harmful sleep habits of 3-year-old children in Japan, *J. Dev. Behav. Pediatr.*, 2002, **23**, 67–70
4) Snell E. K., Adam E. K, Duncan G. J., Sleep and the body mass index and overweight status of children and adolescents, *Child Dev.*, 2007, **78**, 309–323
5) Taheri S., The link between short sleep duration and obesity: we should recommend more sleep to prevent obesity, *Arch. Dis. Child*, 2006, **91**, 881–884
6) Flint J., Kothare S. V., Zihlif M., Suarez E., Adams R., Leqido A., De Luca F., Association between inadequate sleep and insulin resistance in obese children, *J. Pediatr.*, 2007, **150**, 364–369
7) Ohta H., Mitchell A. C., McMahon D. G., Constant light disrupts the developing mouse biological clock, *Pediatr. Res.*, 2006, **60**, 304–308
8) Mieda M., Williams S. C., Richardson J. A., Tanaka K., Yanagisawa M., The dorsomedial hypothalamic nucleus as a putative food-entrainable circadian pacemaker, *Proc. Natl. Acad. Sci. USA*, 2006, **103**, 12150–12155
9) Gooley J. J., Schomer A., Saper C. B., The dorsomedial hypothalamic nucleus is critical for the expression of food-entrainable circadian rhythms, *Nat. Neurosci.*, 2006, **9**, 398–407
10) Ali N. J., Pitson D. J., Stradling J. R., Snoring, sleep disturbance, and behavior in 4-5 year olds, *Arch. Dis. Child*, 1993, **68**, 360–366
11) Corbo G. M., Fuciarelli F., Foresi A., De-Benedetto F., Snoring in children: association with respiratory symptoms and passive smoking, *BMJ*, 1989, **299**, 1491–1494
12) Jeans W. D., Fernando D. C., Maw A. R., Leighton B. C., A longitudinal study of the growth of the nasopharynx and its contents in normal children, *Br. J. Radiol.*, 1981, **54**, 117–121
13) Kohyama J., Hasegawa T., Subcortical arousal response in child patients with obstructive

sleep apnea, *Sleep Med.*, 2002, **3** Suppl 2, S33-36

14) Frank Y., Kravath R. E., Pollak C. P., Weitzman E. D., Obstructive sleep apnea and its therapy: clinical and polysomnographic manifestations, *Pediatrics*, 1983, **71**, 737-742

15) Mograss M. A., Ducharme F. M., Brouillette R. T., Movement/arousals: Description, classification, and relationship to sleep apnea in children, *Am. J. Respir. Crit. Care Med.*, 1994, **150**, 1690-1696

16) Brouillette R. T., Fernbach S. K., Hunt C. E., Obstructive sleep apnea in infants and children, *J. Pediatr.*, 1982, **100**, 31-40

17) Guilleminault C., Korobkin R., Winkle R., A review of 50 children with obstructive sleep apnea syndrome, *Lung*, 1981, **159**, 275-287

18) Rhodes S. K., Shimoda K. C., Waid L. R., O'Neil P. M., Oexmann M. J., Collop N. A., Willi S. M., Neurocognitive deficits in morbidly obese children with obstructive sleep apnea, *J. Pediatr.*, 1995, **127**, 741-744

19) Gozal D., Sleep-disordered breathing and school performance in children, *Pediatrics*, 1998, **102**, 616-620

20) Tal A., Leiberman A., Margulis G., Sofer S., Ventricular dysfunction in children with obstructive sleep apnea: radionuclide assessment, *Pediatr. Pulmonol.*, 1988, **4**, 139-143

21) Kahn A., Groswasser J., Rebuffat E., Sottiaux M., Blum D., Foerster M., Franco P., Bochner A., Alexander M., Bachy A. *et al.*, Sleep and cardiorespiratory characteristics of infant victims of sudden death: a prospective case-control study, *Sleep*, 1992, **15**, 287-292

22) Marcus C. L., Greene M. G., Carroll J. L., Blood pressure in children with obstructive sleep apnea, *Am. J. Respir. Crit. Care Med.*, 1998, **157**, 1098-1103

23) Kohyama J., Ohinata J. S., Hasegawa T., Blood pressure in sleep disordered breathing, *Arch. Dis. Child*, 2003, **88**, 139-142

24) Kohyama J., Hasegawa T., Ohinata J. S., Furushima W., Miyata R., Sugawara Y., Araki S., Obstructive sleep apnea and insulin resistance in Japanese children, *Sleep Biol. Rhythms*, 2005, **3**, 106-113

25) Limoges E., Mottron L., Bolduc C., Berthiaume C., Godbout R., Atypical sleep architecture and the autism phenotype, *Brain*, 2005, **128** (Pt 5), 1049-1061

26) Malow B. A., Marzec M. L., McGrew S. G., Wang L., Henderson L. M., Stone W. L., Characterizing sleep in children with autism spectrum disorders: a multidimensional approach, *Sleep*, 2006, **29**, 1563-1571

27) Malow B. A., McGrew S. G., Harvey M., Henderson L. M., Stone W. L., Impact of treating sleep apnea in a child with autism spectrum disorder, *Pediatr. Neurol.*, 2006, **34**, 325-328

28) Tomoda A., Miike T., Yonamine K., Adachi K., Shiraishi S., Disturbed circadian core body temperature rhythm and sleep disturbance in school refusal children and adolescents, *Biol. Psychiatr.*, 1997, **41**, 810-813

第2章　学校教育と睡眠

福田一彦*

1　はじめに

　子どもの眠りは発達にともない姿を変えていくので，各発達期の眠りを理解し，かつ眠りの発達の全体像を理解した上で，学校教育における睡眠の意義を考えたいと思う。そこで，まず，成人までの睡眠パターンの推移について簡単に概観したい。

　新生児は，昼夜の別なく2～3時間の短い眠りを繰り返す。この状態は，生後7週に一つの節目があり，弱い形ではあるが24時間のリズムが出現する[1]。この節目は，受胎後の個体発生のプログラムの中で出現しているらしい[2]。その後，約半年間のうちに，夜間への睡眠の集中は，ほぼ完成する。続いて昼寝の減少が起こり，1歳で，午前と午後に各1回，1日計2回の昼寝をとるが，2歳では，午後に1回の昼寝が平均的となり，3歳児以降，昼寝をしない子どもの割合が増加していき，小学校に上がる年齢である6歳には，ほとんどの子供が昼寝をとらないようになる[3]。つまり，思春期以前の眠りの発達とは，夜間に睡眠が集中し，日中には高い覚醒状態の維持が可能になっていく変化であると考えることが出来る。

　その後，小学校高学年もしくは中学生になると就床時刻が徐々に後退し始め，いわゆる夜型化が進行する。しかし，学校の始業時刻は小学校，中学校，高校ともに殆ど変わらないので，睡眠時間は就床時刻の後退に伴って減少し，寝不足となり，寝不足の影響として，日中の居眠りや週末の「寝貯め」などが起こるようになる。大学に進学すると就床時刻の後退はさらに進むが，起床時刻も後退するため，高等学校での睡眠時間の長さを維持することになる[4]。思春期以降の就床時刻の後退は，第二次性徴など身体発達と並行して起こるため，その背景には生物学的な発達が関与していることは否めないが，大学生と年齢のほぼ変わらない20歳代の社会人とでは生活リズムのパターンが全く異なっていることなどから，社会的拘束の強さなどの外的要因が睡眠覚醒パターンの形成に強く関わっていることも明白な事実と考えられる。思春期の眠りの発達的変化は，その夜型化を中心としてとらえることができる。

---

*　Kazuhiko Fukuda　福島大学　共生システム理工学類　教授

2 幼児と睡眠

　前項で述べたように，夜間睡眠については，就床時刻も起床時刻も，3歳から5歳までほとんど変化がないのに対して，昼寝は顕著に減少していく。幼稚園児では，平日の値も週末の値も順調に減少し，同様の傾向は，保育園児の週末の値でも，また，アメリカの幼児においても認めることができる。ところが，保育園では，午後に1時間半から2時間の昼寝が日課として課されていることにより，保育園児の平日の昼寝は，この3年間，ほとんど一定に保たれている[5]。午後の昼寝の日課は，厚生労働省の「保育所保育指針」に依っている。この時期の幼児の昼寝は自然状態では顕著に減少していくのに，このような発達的な変化は，この指針には反映されておらず，昼寝についての記述は3歳児に関するものも5歳児に関するものもほとんど変わらない。

　保育園児は，幼稚園児と比べて就床時刻が平均で約30分遅いが，起床時刻に違いはないので，結果として夜間の睡眠時間は，保育園児で短くなっている。保育園児と幼稚園児の間の違いは，睡眠の特徴そのものにとどまらない。保育園児では統計的に有意に「夜更かしの回数」が多く，「睡眠不足感」が強く，「寝起きの気分」が悪く，「園に行きたがらない」ことが多く，「夜の寝つき」も悪い。

　昼寝は，夜間睡眠の不足を補うと一般的に考えられており，それ自体良いことだとされている。おそらく，厚生労働省の「保育所保育指針」もこうした考え方をもとに書かれたのではないかと思われる。しかし，眠りには，何時間眠るかという「量」の側面と，いつ眠るかという「リズム」の側面とがある。睡眠と覚醒のリズムは生物時計によって制御されていて，睡眠と覚醒のリズムがいかに規則正しいかということは，どれだけの量の睡眠をとったかということとともに，睡眠の特徴として重要なことだと言える。

　昼寝を強制されていない幼稚園児を対象として同一の幼児の昼寝をとった日ととらなかった日との間で前日の睡眠時間と当日の就床時刻を比較したところ，前日の睡眠時間の長さに有意な差はなく，当日の就床時刻は，昼寝をとった日で有意に後退していた。このことは自然状態での昼寝は，前日の睡眠不足を補うためにとられているのではないこと，また，一度午後に長い昼寝をとってしまうと，その日の夜の就床時刻が後退するということを表している。保育園児で認められる「寝つきの悪さ」，「就床時刻の遅さ」（結果として生じる「夜間睡眠の短さ」）は，夜間睡眠を補うと考えられてきた「午後の長い」昼寝を原因として起きている。さらに，昼寝が減少していく年齢での習慣的な昼寝は夜間睡眠を短縮させて夜昼のメリハリを弱め，それがさらに日中の覚醒状態に悪影響を及ぼしている可能性がある。

　さらに，保育園児と幼稚園児の小学校入学後の睡眠習慣について追跡調査を行ったところ，就学前に保育園に通っていた小学生は，幼稚園に通っていた小学生に比較して就床時刻が遅く，こ

第2章　学校教育と睡眠

の差は小学校高学年でようやくなくなっていた[6]。つまり，幼児期に外から与えられた睡眠習慣が約3〜4年間は持続する可能性があるということであり，幼児期にどのような睡眠習慣を身に付けるかが長い目で見ても重要であることが分かる。また，幼稚園の保育時間は標準で4時間とされているが，保護者からの要望などで，保育時間の延長（預かり保育）が拡大しており，その中で昼寝を保育園と同様にとらせる幼稚園もあるので，昼寝の問題は保育園児だけの問題ではなくなってきている。

3　不登校と睡眠

長期不登校児のうち6〜8割が睡眠覚醒リズムの乱れを示すことはよく知られている。Chiba[7]は，ある不登校児の睡眠覚醒リズムを時間生物学的に検討し，問題行動（退行現象）のあった期間に睡眠覚醒リズムの不規則な日が多く含まれていたことを報告している。また，Fukuda & Hozumi[8]は，別の不登校児において，睡眠覚醒リズムの規則性と家庭内暴力の頻度が有意な負の相関を示すことを明らかにした（図1）。これらの事実から，不登校児の問題行動と睡眠覚醒リズムの不規則性の関連がある程度の普遍性を持つ現象であることがわかる。

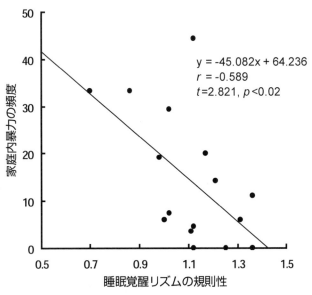

図1　睡眠覚醒リズムの規則性と家庭内暴力の頻度の関係
縦軸は各期間内の家庭内暴力の相対頻度，横軸は各期間内の睡眠覚醒リズムの規則性。数字が大きいほど規則的と考えられる。
（Fukuda & Hozumi(1987)を改変）

では，不登校児の睡眠覚醒リズム障害は何故生じるのだろうか。不登校児に睡眠覚醒リズム障害が頻繁に伴うことから，不登校状態が睡眠覚醒リズム障害を原因として起こっているとする主張もある。しかし，全ての不登校症例が睡眠覚醒リズム障害を原因として生じているとするのは明らかに無理がある。健常者でも時間的手がかりのない環境下では睡眠覚醒リズムが24時間周期からずれて，自由継続リズムを示すことが知られている。また，不登校児のリズム障害のほとんどが不登校状態になってから生じていることを考えると，リズム障害は「不登校という状態」が「日照」や「他者との社会的関わり」などの同調因子を減少させた結果として生じた二次的な障害であると考えるのが妥当だろう。では，睡眠覚醒リズム障害が二次的な障害だとすると，不登校の治療的介入は意味をもたないのであろうか。

　不登校児の示す睡眠覚醒リズム障害の重症度と通算欠席日数の間には正の相関がある。このことは，長く欠席した結果として睡眠覚醒リズム障害が重症化していると解釈したくなる結果である。しかし，事実はそうではない。欠席が長期化している事例でも，それほど長くない事例でも，睡眠覚醒リズム障害が出現するのは，不登校開始後，1年から2年以内であり，それよりも長期化した事例ではすでに睡眠覚醒リズム障害自体は消失している場合もある。それにも関わらず，睡眠覚醒リズム障害が重篤な症例では，欠席日数が長い傾向があるのである。このことは，つまり，不登校開始後に二次的に生じた睡眠覚醒リズム障害が重篤化した場合には，それがさらに不登校児の社会的なつながりを希薄化させ，社会に復帰するきっかけを奪い，不登校状態をさらに長期化させる結果になっているとは考えられないだろうか[9]。もし，これが事実ならば，二次的な障害であるということが，睡眠覚醒リズムの調整という介入の治療上の重要性を低めることにはならないだろう。むしろ，精神医学的・臨床心理学的介入が中心だった登校拒否の治療や予防に睡眠覚醒リズムの調整という臨床時間生物学的視点を導入することを真剣に考えるべき時にあると考えられる。

4　受験と睡眠

　小学校高学年から中学生の時期，つまり思春期になると就床時刻が後退する[4]（Fukuda & Ishihara, 2001）。では，この就床時刻の個人差を決定するものは何であろうか。Carskadon, Vieira, & Acebo [10]は，この時期の就床時刻の後退が生物学的成熟に伴う生体リズムの後退による部分が大きいと論じている。しかし，全てが生物学的な要因で説明ができるわけではなく心理社会的要因や環境の要因も無視できない。中高校生の睡眠覚醒パターンを調べてみると，約半数が仮眠をとっており，しかも午後5時から午後9時の比較的遅い時刻に仮眠をとっている者が最も多かった。日中の仮眠は，夜間の主睡眠の開始時刻（就床時刻）を遅らせたり，主睡眠の徐波

第2章　学校教育と睡眠

睡眠量を減少させたりすることが知られている[11]。筆者らの，中高校生を対象とした調査でも，仮眠の時刻が遅く，仮眠の頻度が高いほど就床時刻が遅くなっていた。大手受験産業の資料などを見ると，夕方に長い仮眠をとり，夜中に勉強し，明け方に眠るというスケジュールが推奨されているので，中高校生本人は，短い夜間睡眠を補う目的で，むしろ積極的に仮眠をとっていると思われる。実際，筆者らのデータからも，いわゆる進学校の高校の生徒は実業系などの高校の生徒よりも有意に就床時刻が遅い。ところが，中高校生を対象とした筆者らの調査データからは，仮眠は，夜間睡眠の不足を補って日中の眠気を軽減するどころか，日中の眠気を増加させていることが分かる[12,13]。

　筆者らは，約1万名の中学生と高校生を対象に，日中の居眠りの頻度や平日の就床時刻や1週間あたりの仮眠の頻度などを調査した。就床時刻が後退しているほど，つまり夜更かしであればあるほど，日中の眠気は，特に中学生の場合，強くなるが，同一の就床時刻である場合でも，1週間あたりの仮眠の頻度が高い場合には，低い場合よりもむしろ日中の眠気が強くなっていた（図2）。中高校生の場合，就床時刻に比較すると起床時刻に関しての個人差はほとんどないので，就床時刻が同一の生徒の場合，夜間睡眠の長さはほとんど変わらないと考えられ，仮眠の頻度が高い生徒は，低い生徒に比較して1日あたりの合計睡眠時間は長いと考えられる。つまり，夜間睡眠時間が同じ場合，仮眠を多くとり，結果として1日あたりの合計睡眠時間の長い生徒のほうが，むしろ日中の眠気が強いということになる。このことからも，サーカディアンリズムを

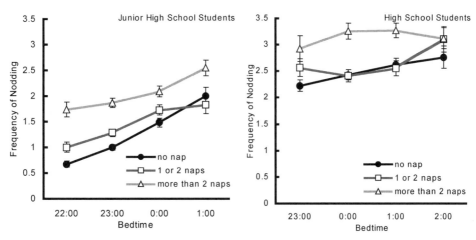

図2　就床時刻・仮眠の頻度と日中の眠気（居眠りの頻度）との関係
左図は中学生のデータ，右図は高校生のデータ。横軸は各群の就床時刻，縦軸は居眠りの頻度で表される日中の眠気の強さ。中学生では就床時刻が遅いほど日中の眠気は強いが，高校生では明確な傾向は認められず，中学生よりも眠気が強い。中学生でも高校生でも仮眠の習慣がない生徒（黒丸）に比べて，週に1，2回の仮眠，週に3回以上の仮眠の習慣がある生徒ほど，日中の眠気が強くなっている。

無視して，合計して多くの睡眠時間を確保しようとする，いわゆる「寝だめ」の戦略は，全くの逆効果しか持たないことが分かる．

このように，睡眠不足を補おうとして仮眠をとっている本人の意図とはまったく逆に，その仮眠は，日中の眠気をむしろ増加させ，機能低下を招き，さらにその状態は，夕方以降に仮眠を取らざるを得ない眠気の強い状態を生み出すという悪循環の状態に陥らせていると考えられる．

この事実は，前項の幼児の昼寝と就床時刻の関係によく似ている．幼児では習慣的に昼寝をとっていた保育園児で起床時の気分が悪く園への行き渋りも頻繁であった．では，思春期の子供たちにおいてもこのような日中の精神症状への影響が認められるのだろうか．

図3は，イライラの程度に対する，就床時刻と仮眠の影響をみたものである．就床時刻が後退しているほどイライラの程度が強く，仮眠の頻度が高いほどイライラの程度が強かった．これらの症状以外に，「抑鬱」や「不安」の程度なども，就床時刻が後退するほど，また，仮眠の頻度が高いほど，症状の悪化することが分かっている．つまり複数回に分けて睡眠をとり，合計として睡眠時間を長く取ろうとすることは，精神衛生を良好に保つという観点でも決して有効な戦略ではないことが分かる．

筆者らは，大学生を被験者として，夕方の仮眠と短い夜間睡眠からなる中高校生型の分断された睡眠パターンを実験室でシミュレートして，その睡眠習慣が日中の状態にどのような影響を及ぼすかを検討した．大学生には分断された多相性の睡眠パターン（分断条件）と，合計睡眠時間は同じだが分断されずに1日1回の睡眠をとる単相性の睡眠パターン（統制条件）の両条件で5

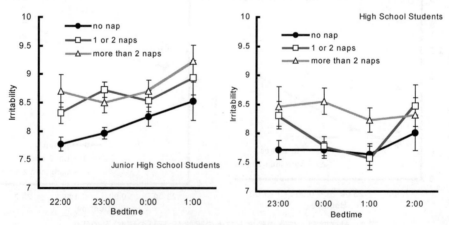

図3　就床時刻・仮眠の頻度と日中のイライラとの関係
左図は中学生のデータ，右図は高校生のデータ．横軸は各群の就床時刻，縦軸は日中のイライラの強さ．中学生では就床時刻が遅いほど日中のイライラは強いが，高校生では明確な傾向は認められず，中学生よりもイライラは弱い．中学生でも高校生でも仮眠の習慣がない生徒(黒丸)に比べて，週に1，2回の仮眠，週に3回以上の仮眠の習慣がある生徒ほど，日中のイライラが強くなっている．

第 2 章　学校教育と睡眠

日間眠ってもらい，この 2 条件の試行順序は被験者ごとにランダムとなるようにした．また，2 条件の施行間には最低 1 週間の washout の期間を設けた．6 日目の日中に実験室にて認知課題などを施行した．測定は，10 時，12 時，14 時，16 時，18 時と 2 時間ごとに 5 回行った．その結果，分断条件では，統制条件と比較して，夕方（18：30 〜 19：00）から夜（22：30 〜 23：00）にかけての活動量が有意に低下し，逆に睡眠中である早朝の時刻（5:30 〜 6:00）で活動量が増加する傾向が認められた．さらに「日中の眠気」や「気力」などの主観的評価に関しても，どの変数でも分断条件で悪い傾向が認められ，特に 14 時台と 18 時台に有意な差を示す場合が多かった．事象関連電位（P300）に関しても分断条件で悪化しており，10 時台と 14 時台と 18 時台で P300 の振幅が有意に低下していた．このことは，分断された睡眠パターンは，日中の活動性や認知能力を低下させること，また，中高校生で夕方以降に仮眠をとってまで確保されている夜間の勉強の時間に該当する時刻（夜 10 時台）の活動量が低下しておそらく覚醒水準が低下していることなどを表している．

　筆者らはさらに，高校生を対象として仮眠の習慣を持つ者と持たない者で日中の眠気や集中力や携帯型ビデオゲームの成績などをフィールドにて比較した．その結果，大学生を被験者とした場合と同様に，仮眠群で日中の眠気が強く集中力が低下しゲーム成績が悪い傾向が認められた．

　最近 20 分程度の短時間仮眠の効用が説かれている．上記の仮眠の弊害に関するデータは，これと矛盾するように見える．しかし，短時間仮眠は，十分な夜間睡眠をとっていても起こる午後 2 時前後を中心とした眠気に対処する戦略として考え出されたものであり，中高生における夕方の仮眠のような，いわゆる「寝だめ」の発想から案出されているものではない．実際この午後の眠気は，対処法略に関わりなくその時刻が過ぎてしまえば自動的に消失する．30 分以内の短時間仮眠は，一時的な眠気を解消し，作業効率が低下するのを防ぎ，認知症の危険率さえ 6 分の 1 にまで低減するとされるが[14]，1 時間以上の長い仮眠は，仮眠直後の寝ぼけ状態（睡眠慣性：sleep inertia）を生じ，夜間睡眠の質を低下させ，認知症の危険率を逆に 2 倍に増加させるとされている．短時間の仮眠と長時間の仮眠とは，その目的や結果がまったく異なり，同じ日中の仮眠であるからといって同列に扱うわけにはいかないのである．

　図 4 は，アメリカの高校生における成績と睡眠習慣の関係についてのデータ[15]である．就床時刻の遅い子供ほど，また，睡眠時間の短い子供ほど成績の悪いことがわかる．

　先に述べたように，中高校生の夕方以降の仮眠は，主に勉強の時間を確保する戦略として選ばれているようである．これは，大手受験産業の資料にこのような睡眠パターンを勧める記述があるということからだけではなく，筆者らの中高生を対象とした調査において，非進学校よりも進学校において，より遅い時刻に仮眠を取り夜間主睡眠の開始時刻（就床時刻）がより遅くなっている結果が得られたことからも推察することができる．仮眠をとることで，その後の夜間の勉強

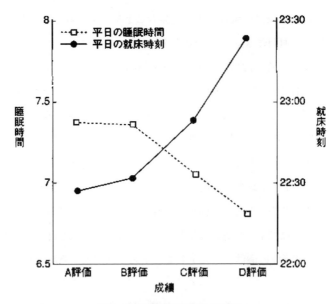

図4　睡眠習慣と成績との関係
左側縦軸は睡眠時間，右側縦軸は就床時刻，横軸は成績（A が良く D が悪い）で，各生徒を主な成績によって A 評価から D 評価の4群に分類した。
（Wolfson and Carskadon, 1998 より作成，「睡眠学」，2003，じほう，p. 177 より引用）

時間の覚醒状態や翌日の学校での覚醒状態を高く維持できるのならば，夕方の仮眠という睡眠スケジュールもひとつの選択肢となりうるであろう。ところが，実際のデータから分かることは，夕方以降に長い仮眠をとることで，むしろ全体としての睡眠時間は延長し（つまり覚醒時間は減少し），大学生のシミュレーション実験における仮眠後の活動量の低下から推察されるように，せっかく確保した夜間の勉強時間の覚醒状態は悪く，中高生の質問紙調査と大学生のシミュレーション実験と高校生のフィールド実験のすべてが示すように日中の覚醒状態や集中力や精神状態は悪化しているということである。つまり，睡眠の生体リズムとしての側面を無視して，合計量として多く取るという戦略自体が，本来の目的とはまったく逆の効果を生んでいるのである。どうせ同じ長さの睡眠をとるのならば，夜間に1回の主睡眠をとるべきであり，仮眠をとることで睡眠覚醒のサーカディアンリズムを低下させるという習慣をすぐにも止めるように指導するべきである。ただし，時差ぼけから回復するのに最低3，4日から1週間程度を要するのと同じように，分断された睡眠習慣に慣れてしまった状態から，1日1回の夜間睡眠のパターンに慣れるまでには，同程度の期間が必要である。筆者らの経験では，大学生の睡眠習慣を指導しても1，2日であきらめてしまう事例が多いが，自分自身の睡眠習慣を把握していない事例も多いので，睡眠表をつけさせて自身の睡眠習慣を把握させることで，それが励みとなって睡眠習慣の改善に結びつく事例も多い。新しい睡眠習慣に慣れれば状態が良くなることを説明し，最低1，2週間は

第2章 学校教育と睡眠

新しい睡眠スケジュールを試してみることを奨励することが重要である。

5 メディアと睡眠

テレビ視聴，インターネット，携帯電話によるメールの交換など，さまざまなメディアが睡眠習慣に就床時刻の後退などの悪影響を及ぼしているという報告が多くあり，そのなかでもテレビの悪影響については多くの研究がある[16〜18]。しかし，これらの研究はいわゆる相関研究であり，テレビ視聴のために就床時刻が後退しているのか，就床時刻が後退している状態が先にあり，単なる付随状況としてテレビ視聴があるかという因果関係については結論を出すことができない。

最近，Asaokaら[19]は，大学生と高齢者のTV視聴時間を1日30分以内に制限する実験を行い，TV視聴が睡眠覚醒リズムに及ぼす影響について検討している。その結果，高齢者の場合，TV視聴の制限を行っても睡眠覚醒リズムにはほとんど影響がなかったのに対して，大学生の場合には，睡眠の開始時刻が有意に後退していた。このことから，若年者の場合には，先行研究が示唆するように，TV視聴が就床時刻の後退の原因の一つであることが明らかとなった。しかし，彼らは，TV視聴を制限すると大学生の日中の活動水準が有意に低下することも報告しており，このことは，TV視聴が，就床時刻の後退という負の側面と同時に，日中の覚醒水準の維持に貢献するという肯定的な側面も持ち合わせている可能性を示唆している。TV自体が良い悪いという議論ではなく，視聴の仕方について議論することが必要かもしれない。メディアと睡眠との関係については，浅岡らの最近のレビュー[20]に詳しい。

6 睡眠教育

これまでの議論により，睡眠を休息として捉えてその量を確保するというホメオスタティクな考え方だけでは，現実の睡眠現象をうまく説明できないことや，いわゆる「寝だめ」といった発想で睡眠量を確保するという戦略が心身の健康に有効に作用していないことが明らかとなったと思う。幼児期における昼間仮眠の強要や，全体的睡眠時間の確保のために行われている思春期の若者における夕方の仮眠などの不適切なスケジュールが行われているのは，睡眠という現象についての正しい理解が不足していることが一つの大きな原因と言える。これは，睡眠に関する研究成果の社会的還元が不十分であったことも理由の一つと言えようが，むしろ，睡眠に関する研究が，一般の健康教育に還元できるような成果を上げる段階にまでにやっと成熟してきたのだというのが，正しい現状の理解であると思われる。睡眠の科学的研究が1953年のREM睡眠の発見

から飛躍的に進んだとすると、そのエポックメイキングな出来事からまだ、半世紀も経っていないことになる。睡眠研究は、初期の基礎的研究や、それに続く臨床的研究を経て、やっと一般人の健康に対して意味のある提言を出来るようになってきた。

このように睡眠に関する問題がその現象に対する無理解から生じているということは、睡眠現象についての解明と、その客観的事実の普及に基づく啓蒙運動によって、例えば、喫煙の有害性を啓蒙することにより喫煙率が低下したように、現在の憂えるべき事態は改善されうる余地を残していると考えられる。残念ながら現在の日本では、睡眠についての情報は学校教育の中で殆ど取り上げられていない[21]。しかも、誤った情報さえ伝えられている[22]。

久留米大学神経精神科の内村直尚教授は、グッドスリープイレブン（睡眠の改善策11ヶ条）と名づけた良い睡眠習慣を得るための注意事項を提案し、久留米市内の県立高校の生徒を対象に昼休み後に短い昼寝タイムを設けたところ、午後の昼寝をとった生徒は、午後頭がすっきりし、勉強にやる気が出て、成績も上昇し、平日の起床や就床の時刻が規則的になったなどの効果が得られたことを報告している。学校現場でこのような組織的な試みを行うことはなかなか容易なことではないが、この結果が、同様の有益な試みにつながることを期待したい。

先に、大学生の睡眠習慣について記述したが、大学生の睡眠覚醒リズムは高校生までの習慣や社会人と比べて、極端に夜型化しており、日中に長い仮眠をとるなど、現象的には正常とは言えないような睡眠パターンがむしろ一般化している。筆者は、時々、学生から睡眠習慣について相談を受けるが「夜に眠れない」ことを主訴とする学生の中には、昼間に長い昼寝をとる習慣を持っている学生が少なくない。ある学生も「眠れない」と訴えて来たので「睡眠表」を用いて自身の睡眠を2週間記録させたところ、日中に8時間以上の睡眠を連続してとるなど、非常に乱れた生活をしていた。また、夜眠くなる前から就床し、殆ど毎日2時間程度入眠に時間がかかっていたため、「昼間に眠らないこと」と「眠くなる前に床に就かないこと」の2点のみに注意するようにして生活させたところ、約4週間ほどで、入眠潜時が短縮し、中途覚醒の回数が減少し、主観的な眠りの深さや起床時の気分も改善した。また、最近筆者の保育園における長い昼寝の問題についての講演を聞いた保育園では、5歳児の前半から昼寝の習慣を中止する保育園も出てきている。今後、睡眠習慣と健康についての啓蒙活動が具体的な成果を結ぶ例も広がっていくことと期待している。

第2章 学校教育と睡眠

文　　献

1) Fukuda, K., and Ishihara, K., *Biological Rhythm Research*, **28** (Suppl.), 94-103 (1997)
2) Fukuda, K. *et al.*, *Sleep*, **28**, A95 (2005)
3) Weissbluth, M., *Sleep*, **18**, 82-87 (1995)
4) Fukuda, K., and Ishihara, K., *Psychiatry and Clinical Neurosciences*, **55**, 231-232 (2001)
5) Fukuda, K., and Sakashita, Y., *Perceptual and Motor Skills*, **94**, 219-228 (2002)
6) Fukuda, K., and Asaoka, S., *Sleep and Biological Rhythms*, **2**, 129-134 (2004)
7) Chiba, Y., *Chronobiologia*, **11**, 21-27 (1984)
8) Fukuda, K., and Hozumi, N., *Psychological Reports*, **60**, 683-689 (1987)
9) Momoi, M. *et al.*, *Japanese Journal of Psychiatry and Neurology*, **46**, 1, 207-208 (1992)
10) Carskadon, M. A. *et al.*, *Sleep*, **16**, 258-262. (1993)
11) 宮下彰夫ほか，脳波と筋電図，**6**, 183-191 (1978)
12) Fukuda, K., and Ishihara, K., *Psychiatry and Clinical Neurosciences*, **56**, 229-230 (2002)
13) Fukuda, K., and Ishihara, K., *Sleep and Biological Rhythms*, **2**, S45-S46 (2004)
14) Asada T. *et al.*, *Sleep*, **23**, 629-634 (2000)
15) Walfson, A. R., and Carskadon, M. A., *Child Development*, **69**, 4, 875-887 (1998)
16) Tynjäläm, J. *et al.*, *Health Education Research*, **8**, 69-80 (1993)
17) Owens, J. *et al.*, *Pediatrics*, **104**, e27 (1999)
18) Van den Bulck, J., *Sleep*, **27**, 101-104 (2004)
19) Asaoka, S. *et al.*, *Sleep and Biological Rhythms*, **5**, 23-27 (2007)
20) 浅岡章一ほか，生理心理学と精神生理学，**25**, 35-43 (2007)
21) 石原金由，*Pharma Medica*, **20**, supplement, 93-97 (2002)
22) 福田一彦，現代医療，**35**, 71-76 (2003)

第3章　成人および高齢者の睡眠

松浦雅人*

1　はじめに

　睡眠医学の進歩は著しく，睡眠医療の重要性が次第に認識されつつあるとはいえ，日本の現状は睡眠をめぐる多くの問題をかかえている。インターネットが普及し，テレビの深夜放送が増加し，長時間労働や交代性勤務が常態化している。そのため人間がもっている動物としての生物リズムが阻害され，さまざまな睡眠障害が増加している。NHK放送文化研究所の調査[1]では，1960年の平均睡眠時間は8時間13分であったのに対し，2000年には7時間23分になり，日本人の睡眠時間は加速度的に減少しているという。10ヵ国間の比較研究でも，日本人は睡眠時間が最も短く，昼寝の習慣が最も少なく，日中の眠気や夜間の不眠を訴える人が多いと指摘されている[2]。学校では学生が，車内ではサラリーマンが居眠りをしている姿は，いまや日本を象徴する風景となっている。

　個人差があるものの，一般に睡眠時間が6時間より少ないと睡眠不足感を自覚する。睡眠不足の結果，日中の眠気や心身の不調が生じ，注意力や判断力，持久力が低下する。交通事故，とりわけ致死的交通事故が，眠気や疲労と関係していることは繰り返し指摘されてきた[3]。また，睡眠時間が7時間台よりも減少あるいは増加すると，交通事故の当事者となる確率も高くなることが報告されている[4]。睡眠不足が持続すると慣れが生じて眠気を自覚しないことがあるが，それでも認知機能が低下するため重大なヒューマンエラーの原因となる[5]。内山らは，日本人の約3人に1人は睡眠に何らかの問題があるとし，その経済的損失は作業効率低下により3兆665億円，欠勤などにより1,616億円，交通事故により2,413億円に達すると試算している（日経新聞，2006年6月8日）。

　ここでは日本の成人や高齢者の睡眠障害をめぐる問題について，2005年に公表された睡眠障害の国際分類第二版（表1）[6]に準拠して，不眠症，睡眠関連呼吸障害，過眠症，概日リズム障害，睡眠時随伴症，睡眠関連運動障害の順に概説したい。

---

*　Masato Matsuura　東京医科歯科大学　大学院保健衛生学研究科　生命機能情報解析学分野　教授

第3章　成人および高齢者の睡眠

表1　睡眠障害の国際分類第二版[6]

Ⅰ．不眠症群
 1. 適応障害性不眠症（急性不眠症）
 2. 精神生理性不眠
 3. 逆説性不眠症
 4. 特発性不眠症
 5. 精神障害による不眠症
 6. 不適切な睡眠衛生による不眠症
 7. 小児期の行動的不眠
 8. 薬剤, 物質による不眠症
 9. 内科的疾患による不眠症
 10. 特定不能の不眠症（非器質性不眠症）
 11. 特定不能の生理的（器質的）不眠症
Ⅱ．睡眠関連呼吸障害
 1）中枢性睡眠時無呼吸症候群
  1. 原発性中枢性無呼吸
  2. チェーンストークス呼吸パターン
  3. 高地での周期性呼吸
  4. 上記でない中枢性無呼吸
  5. 薬物, 物質による中枢性無呼吸
  6. 乳児の原発性睡眠時無呼吸
 2）閉塞性睡眠時無呼吸症候群
  1. 閉塞性無呼吸（成人）
  2. 閉塞性無呼吸（小児）
 3）睡眠関連低換気／低酸素症候群
  1. 睡眠関連非閉塞性肺胞低換気, 特発性
  2. 先天性中枢性肺胞低換気症候群
  3. 病的状態による睡眠関連低換気／低酸素
   3-1. 肺実質あるいは血管疾患による睡眠関連低換気／低酸素
   3-2. 下気道閉塞による睡眠関連低換気／低酸素
   3-3. 神経筋あるいは胸壁疾患による睡眠関連低換気／低酸素
 4）他の睡眠関連呼吸障害
  睡眠時無呼吸／睡眠関連呼吸障害, 分類不能
Ⅲ．中枢性過眠症群
 1. 情動脱力発作を伴うナレコレプシー
 2. 情動脱力発作を伴わないナルコレプシー
 3. 内科的疾患によるナルコレプシー
 4. 特定不能のナルコレプシー
 5. 反復性過眠症
  クライネ・レビン症候群
  月経関連過眠症
 6. 長時間睡眠を伴う特発性過眠症
 7. 長時間睡眠を伴わない特発性過眠症
 8. 行動起因性の睡眠不足症候群
 9. 内科的疾患による過眠症
 10. 薬剤, 物質による過眠症
 11. 特定不能の過眠症（非器質性過眠症）
 12. 特定不能の生理的（器質性）過眠症
Ⅳ．概日リズム睡眠障害
 1. 睡眠相後退型
 2. 睡眠相前進型
 3. 不規則睡眠-覚醒型
 4. 自由継続型
 5. 時差型
 6. 交代勤務型
 7. 内科疾患による概日リズム睡眠障害
 8. その他の概日リズム睡眠障害
 9. 薬剤もしくは物質によるその他の概日リズム睡眠障害
Ⅴ．睡眠時随伴症
 1）ノンレム睡眠からの覚醒障害
  1. 錯乱性覚醒
  2. 睡眠時遊行症
  3. 睡眠時驚愕症
 2）通常レム睡眠に関連する睡眠時随伴症
  4. レム睡眠行動障害
  5. 反復孤発性睡眠麻痺
  6. 悪夢障害
 3）その他の睡眠時随伴症
  7. 睡眠関連解離性障害
  8. 睡眠時遺尿症
  9. 睡眠関連唸り（カタスレニア）
  10. 頭内爆発音症候群
  11. 睡眠関連幻覚
  12. 睡眠関連摂食障害
  13. 特定不能な睡眠時随伴症
  14. 薬剤または物質による睡眠時随伴症
  15. 内科疾患による睡眠時随伴症
Ⅵ．睡眠関連運動障害
 1. むずむず脚症候群
 2. 周期性四肢運動障害
 3. 睡眠関連下肢こむらがえり
 4. 睡眠関連歯ぎしり
 5. 睡眠関連律動性運動障害
 6. 特定不能の睡眠関連運動障害
 7. 薬剤または物質による睡眠関連運動障害
 8. 身体疾患による睡眠関連運動障害
Ⅶ．孤発性の諸症状, 正常範囲内と思われる異型症状, 未解決の諸問題
 1. 長時間睡眠者
 2. 短時間睡眠者
 3. いびき
 4. 寝言
 5. 睡眠時ひきつけ
 6. 乳児期の良性睡眠時ミオクローヌス
 7. 入眠時足部震戦および睡眠時交代性下肢筋賦活
 8. 入眠時固有脊髄ミオクローヌス
 9. 過度断片的ミオクローヌス

2 不眠症

睡眠は，覚醒時間に比例して増える睡眠負債（sleep debt）を補おうとするホメオスターシスと，生物時計あるいは体内時計が発振するおよそ24時間の概日リズムによって制御されている。フランスの生理学者ボルベイは，睡眠負債による眠気（S：疲労とほぼ同義で覚醒時間に依存した眠気）と，生物時計からの覚醒シグナル（C：概日リズムに依存した眠気）との総和が，その時点での眠気とする二過程モデルを提唱した[7]。これは覚醒と睡眠の24時間リズムを説明するのにすぐれた数学モデルであるが，実際の眠気の日内変動は午後の早い時間帯に強い眠気が出現したり，夜の早い時間帯に眠気が弱くなるいわゆるフォービッデン・ゾーン（forbidden zone）が存在するなど，24時間よりも短いリズムも存在する（図1）[8]。

不眠症とは単に睡眠時間が短いことではない。睡眠不足感があり，昼夜の生活に支障をきたしている状態をいう。原因はさまざまで（表2），寝つきが悪い（入眠障害），夜中に目が覚める（中途覚醒），朝早く目が覚める（早朝覚醒），ぐっすりと眠った感じがしない（熟眠感欠如）といった訴えがある。日常生活では，疲労感，注意集中・記憶の障害，学業成績の低下，社会生活の障害，気分障害・焦燥感，頭痛などが生じる。不眠症は睡眠障害のなかで最も頻度が高く，日本人

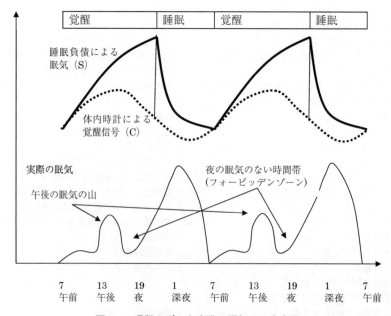

図1 二過程モデルと実際の眠気の日内変動
上段は二過程モデル（ボルベイ）[7]の模式図：睡眠負債による眠気（S）と，生物時計からの覚醒シグナル（C）の推移で，両者の差がその時点での眠気の量をあらわす。下段は実際の眠気の日内変動[8]の模式図：二過程モデルでは説明できないような午後の眠気の山や，夜の就寝前の眠気の谷がある。

第3章　成人および高齢者の睡眠

では 21.4% という報告がある[9]。

一過性不眠や短期不眠は状況性不眠とも呼ばれ，急性ストレスや不適切な睡眠習慣，睡眠環境のために生じる。照明，騒音，異臭，高温多湿（低温乾燥）などの寝室環境，飲酒，カフェイン含有飲料，喫煙などの嗜好品の不適切な摂取，就床直前の食事，運動や興奮作用のある娯楽，高温での入浴などが原因であり，正しい睡眠衛生を指導する必要がある（表3）。

慢性不眠とは不眠を経験した後に，眠ろうとする努力がかえって過覚醒状態を引き起こし入眠を困難にさせるという悪循環に陥った状態である。不眠に対するこだわりが増強し，今夜もまた

表2　不眠の原因と分類

［不眠の原因］
　1. 身体疾患に伴う不眠
　　中枢神経疾患，脳器質疾患，循環器疾患，呼吸器疾患，消化器疾患，皮膚疾患など
　2. 生理学的不眠
　　時差ぼけ，交代勤務，短期間の入院など
　3. 心理学的不眠
　　精神的ストレス，喪失体験，恐怖体験など
　4. 精神疾患に伴う不眠
　　うつ病，統合失調症など
　5. 薬理学的不眠
　　アルコール，向精神薬，降圧薬，抗パーキンソン病薬，気管支拡張薬，ステロイド，インターフェロンなど

［不眠の分類］
　1. 一過性不眠
　　急性ストレスなどにより数日間持続する
　2. 短期不眠
　　比較的長期間のストレスにより1週間から3週間程度持続する
　3. 長期不眠
　　さまざまな原因により1ヵ月以上持続する

表3　よい睡眠のための12箇条（厚労省研究班）

1. 睡眠時間は人それぞれ（十分かどうかは日中の眠気で判断する，眠りが浅いときは遅寝，早起き）
2. 就寝前に自分なりのリラックス法（軽い読書，音楽，ぬるめの入浴）
3. 眠くなってから床に就く（30分で寝付けないときは床を離れる，眠りは追いかけると逃げてゆく）
4. 毎日，同じ時刻に起床（活動開始後の15時間後に眠くなる，2時間以上長く寝ると夜の寝つきが悪くなる）
5. 光を浴びよう
6. 規則的な運動習慣（夕方の運動は寝つきを良くし，熟睡させる）
7. 昼寝は午後3時前に30分間
8. 寝床は寝るためのもの
9. いびき，呼吸停止，足のぴくつき，むずむず感は専門医へ
10. 長時間眠っても，日中眠いときは専門医へ
11. 睡眠薬代わりの寝酒は不眠のもと
12. 睡眠薬は医師の指示で使えば安全

眠れないのではないかという不眠恐怖が生じる。近医を受診して処方された睡眠薬を頓服として服用すれば眠れるが，こんどは薬物の依存症になるのではないかと睡眠薬恐怖をもつことが多い。従来は神経質性不眠などと呼ばれたが，国際分類では精神生理性不眠という。軽症の不眠症の治療には認知行動療法が適応となる。認知療法とは，気分や感情を変化させるのは，出来事そのものではなく，出来事に対する認知の仕方であるという認知理論に基づいている。自分の考えが一般的でないことを自覚する反証体験により認知の修正を図る。行動療法とは，人間の行動は条件付け学習の結果であるという学習理論に基づいて，適切な行動を再学習させるものである。不眠症に対しては，刺激統制療法や睡眠時間制限法などが用いられる。中等あるいは重症の不眠症では薬物治療が行われるが，睡眠薬につぃは別の項に詳述されると思われる。

　高齢者では不眠症の頻度が増加する。高齢期には夜間の睡眠効率が低下し，睡眠ポリグラフ検査（polysomnography; PSG 検査：脳波，眼球運動，筋電図，呼吸などを終夜にわたって同時記録する）[10]を行うと，深睡眠やレム睡眠が減少し，レム潜時が短縮している。日中の活動量低下，メラトニン産生の低下，前立腺肥大症による頻尿などが中途覚醒を増加させ，生体リズムの前進や昼寝の増加などが早朝覚醒に結びつく。精神生理性不眠は青年期に始まることが多いが，加齢とともに増悪する傾向がある。中高齢女性に不眠を訴える人が多いが，更年期にのぼせ，肩こり，頭痛，食欲不振，イライラなどの身体的，精神的不調とともに，慢性不眠が生じることがある。不眠症は日中の注意力や記憶の障害とともに，不安や抑うつなどの精神症状を惹起する。睡眠時間が6～8時間より短くなっても長くなっても，抑うつ尺度が高くなることが報告されているが，とくに高齢者ではそのような傾向が目立つ[11]。さらに，高齢者では身体疾患や精神疾患に起因する不眠や，服用している薬物による不眠も少なくない。不眠症の背景に以下に述べる睡眠時呼吸障害，概日リズム睡眠障害，睡眠時随伴症などが存在することにも注意しなければならない[12]。

3　睡眠関連呼吸障害

　成人や高齢者の睡眠関連呼吸障害の大半は，肥満と関連して発症する閉塞性睡眠時無呼吸症候群（obstructive sleep apnea syndrome; OSAS）である。健常人でも仰臥位になれば重力により舌根部が沈下して上気道が狭まり，睡眠時には舌筋などの上気道筋が弛緩してさらに狭小化するが，呼吸に影響することはない。しかし，肥満によって顎や咽頭に脂肪や軟部組織が沈着していると，吸気時の胸腔内圧陰圧化によって上気道が閉塞してしまう。その結果，10秒から長い場合は1分以上も気流が停止し，このような無呼吸が一晩に30回以上，あるいは1時間に5回以上生じるとOSASと診断される。米国では成人男性の4％，成人女性は2％がOSASといわれ，

第3章　成人および高齢者の睡眠

日本人の正確なデータはないが，同等の患者がいるとみなされる。好発年齢は男性が40～50歳代，女性は閉経後である。OSASは男性の疾患と考えられがちだが，女性も男性の半数程度にみられることになる。日本人のOSAS患者の20～30％には肥満がないといわれ，欧米人に比して下顎が小さく，顎が後退しているためと考えられている。扁桃腺肥大も上気道の閉塞に関与するが，扁桃は年齢とともに退縮するため，成人では扁桃腺肥大による無呼吸症候群は少ない。

　2003年3月5日のJR山陽新幹線の居眠り運転事故はOSASが原因であったと報道され，本疾患が広く一般に知られるきっかけになった。33歳の運転士は8分間にわたって26kmを最高270km／時で列車を走行させたが，前夜は9時間の睡眠をとったと主張したそうである。OSAS患者は夜間に睡眠が深くなると無呼吸が頻発し，しばしば覚醒反応が生じ，一晩中浅い睡眠にとどまる。そのため，いくら寝ても熟睡感がなく，日中に眠気が生じる。それでも夜間の呼吸停止や短時間の覚醒反応は自覚されず，日中の眠気も見過ごされることが多いため，自らOSASに気付くことはない[13]。前夜が睡眠不足であったという自覚があれば，あらかじめ注意を払うこともできるが，OSAS患者は睡眠が不足しているという自覚がないため，適切な対処法をとらないことになる。睡眠中のいびきが大きいことが特徴であるが，ベッドパートナーが呼吸停止を発見することが診断に結びつく唯一の徴候である。確定診断のためには終夜PSG検査を行う必要がある。

　慢性閉塞性肺疾患に対する在宅酸素療法の適用基準は，血中酸素飽和度が88％以下と定められているが，未治療のOSAS患者では睡眠中の無呼吸に伴う血中酸素飽和度低下が60～70％に達することはまれでない。実際には無呼吸に伴う覚醒反応によって，すぐに呼吸が再開するので生命が危険な状態になることはない。しかし，このような間欠的低酸素状態が長期間にわたって持続すると肺高血圧症（肺性心）を惹起し，心循環系の血圧上昇をきたす。米国高血圧合同委員会の勧告では，原因が明らかな二次性高血圧の筆頭にOSASを挙げている。最近の大規模な調査により，未治療のOSASは脳卒中や心筋梗塞などの致死性心血管イベントが2.87倍，非致死性心血管イベントが3.17倍に増加することが報告された。同時にOSASの標準的な治療法である経鼻的持続陽圧呼吸（nasal continuous positive airway pressure; nCPAP）療法を行うと，致死性・非致死性心血管イベントのいずれも健常人と同等に低下することが確認された[14]。

　OSASは日中の過眠が注目されているが，高齢者や女性では不眠との関連も深い[15]。およそ1/3の例が夜間不眠をもち，夜間の中途覚醒とその後の再入眠困難，あるいは早朝覚醒を訴える。このような不眠の訴えは，重症例よりも軽症や中等症で目立つ。nCPAP療法や口腔内装置（oral appliance）の副作用としての不眠もある。鼻マスクの不具合，nCPAP設定圧の過剰や不足，自動圧調整（auto cPAP）による圧変動，口腔内装置の違和感なども，二次的に不眠を増悪させる。OSAS患者の不眠に対して筋弛緩作用のある睡眠薬を使用すると無呼吸が悪化するの

で，短時間作用型の非ベンゾジアゼピン系薬物を用いることがある。OSASの検査や治療法については本書の別項で詳述されると思う。

4 過眠症

　病的な過眠とは，十分に睡眠をとっているにもかかわらず，日中に眠気が出現し，居眠りを繰り返し，日常生活に支障をきたすことである。ナルコレプシーは過眠症の代表的な疾患で，日本では治療を受けている例は数千人にすぎないが，潜在患者は20万人程いると考えられている。10歳代に発病することが多く，日中に耐え難い眠気が生じる。しばしば眠気を自覚せずに眠り込んでしまい，10～20分後に覚醒してはじめて寝入ったことに気づくことから，睡眠発作とも呼ばれる。居眠りの後は爽快感があるが，まもなく再び眠気に襲われる。典型例では笑う，感動する，得意になるなどの情動変化によって，全身あるいは身体の一部（顔面，首，膝など）の力が抜ける情動脱力発作（カタプレキシー）が生じる。寝入りばなに睡眠麻痺（金縛り体験）や入眠時幻覚（あるいは出眠時幻覚）もしばしばみられる。睡眠麻痺はレム睡眠時にみられる抗重力筋の筋緊張低下が覚醒時に現れたもので，目覚めているのに身体を動かしたり，話すことができないと感じる。入眠時幻覚は，幻視，体感幻覚，幻聴の順に多いが，いずれも実在感に富み強い恐怖感を伴う。幻覚体験の最中や直後にはその実在を確信するが，時間がたつにつれて幻ではなかったかという内省が生じる。情動脱力発作の時間が長く感じられる場合に，幻覚ないし夢を体験したと述べることがある。

　情動脱力発作を伴う典型的なナルコレプシーでは，視床下部にあるオレキシン（ヒポクレチン）を産生する神経細胞が減少しており，その原因として自己免疫機序が想定されている。オレキシン細胞は全脳に投射し，モノアミン作動性あるいはコリン作動性の神経細胞を賦活して，覚醒維持に関与している。情動脱力発作はオレキシン細胞の脱落により，筋緊張を維持するノルアドレナリン活動が一次的に喪失するためと考えられている[16]。このような典型的なナルコレプシーでは髄液検査を行うとオレキシン（ヒポクレチン）濃度が低下しており，診断に有用である[17]。白血球のHLA型は典型例ではDRB1陽性でその感受性は高い。しかし，健常人でもDRB1陽性例が少なくないことからその特異性は低く，HLA-DRB1が陰性であれば情動脱力発作を伴うナルコレプシーではないと診断できる。一方，情動脱力発作を伴わないナルコレプシーは，日中にPSG検査を行うと，入眠までの時間が平均8分以内で，入眠してすぐにレム睡眠が出現する入眠開始時レム睡眠（sleep onset REM period; SOREMP）がみられるなど，共通する特徴をしめすが，髄液中のオレキシン濃度は低下していない。

　特発性過眠症はナルコレプシーと異なり，情動脱力発作がなく，SOREMPが出現しない。日

第3章　成人および高齢者の睡眠

中の眠気の耐え難さは軽いが，居眠りの持続が長く，覚醒後の爽快感がない。ナルコレプシーは短い中途覚醒が多く夜間睡眠が分断されるが，特発性過眠症の夜間睡眠は長くて深く，中途覚醒がない。朝の起床時の覚醒困難も特徴的である。

　生活習慣や職業的要因により，必要な睡眠時間を確保できずに慢性的な睡眠不足状態にある睡眠不足症候群は，昼間の眠気や倦怠感，頭痛，めまいなどの心身症状が出現する。本人は慢性化した睡眠不足状態を認識できていないことが多いが，平日の睡眠時間と休日の睡眠時間の差が2時間以上解離することが特徴的である。睡眠不足症候群は自己管理の問題として軽視されることが多いが，実際には重大なヒューマン・エラーに結びつく可能性がある。

　自覚的な眠気は強いが，客観的検査を行うと眠気の徴候がないものを覚醒不全症候群と呼び，精神的要因によって生じる睡眠心気症類似の病態と考えられている。また，主観的には夜間の強い不眠感と，日中の心身不全感を訴えるが，終夜PSG検査では良好な睡眠が得られている場合は逆説性不眠症，あるいは睡眠状態誤認と呼ぶ。ストレス対処能力が未熟な例が多いようである。

5　概日リズム睡眠障害

　近年，ヒトの体内時計の中枢が脳内の視床下部視交叉上核に存在することが明らかとなり，また次々に時計遺伝子が単離され，概日リズム機構が分子生物学的レベルで解明されてきている[18]。視交叉上核の神経細胞は自律的におよそ24時間のリズムを発振しているが，外部から概日リズムを調節することは可能で，光が最も強い調節作用をもつが，その作用は双方向性で，朝に光を浴びると生物時計は進むが，夕方の光は時計を遅らせる。また，視交叉上核は朝を認識してから14～16時間を経過すると松果体へ指令してメラトニンを分泌させる。メラトニンは覚醒に関与する神経伝達物質（ヒスタミン，ノルエピネフィリン，ドーパミン，セロトニン）を抑制し，体温，脈拍，血圧を下げて，眠りの準備をはじめる。さらに21～22時間後には視交叉上核は体温を上昇に転じさせ，翌朝に向けての目覚めの準備を始める。

　概日リズム睡眠障害とは，望ましい時刻に入眠したり，覚醒することができず，日常生活に支障をきたす状態で，体内時計と外界とが不調和となった内的脱同調が原因である。時差（ジェットラグ）症候群は5時間以上の時差のある地域への旅行で生じるが，人間の進化の中でこのような急激な時差の変化は想定外であったと思われる。また，近年の交代勤務（シフトワーク）の普及も，人類の歴史で初めて経験する事態であろう。ジェットラグやシフトワークによって内的脱同調が生じて概日リズム睡眠障害をきたし，めまい，吐き気，立ちくらみ，頭痛，不眠，不安，抑うつなどが生じる。高齢者では同調能力が低下するため，より症状を呈しやすくなる。内的脱

同調が慢性化すると時計遺伝子に異常が生じる可能性があり，実際にシフトワーカーに悪性腫瘍の罹患率が高いとの報告もある[19]。

若年者に多い概日リズム睡眠障害には，睡眠相後退型と自由継続型がある。睡眠相後退型は，宵っぱりの朝寝坊の極端な形で，深夜ないし明け方にならないと眠気が来ず，朝おきられずに学校や会社に遅刻することが多い。生活の夜型化が進行している先進国では共通の問題となっている。自由継続型は毎日一定時間ずつ睡眠時間帯が後退するタイプで，外的刺激により体内時計をリセットする能力に乏しいと考えられ，自宅にひきこもって昼夜逆転生活をしている若者に生じることがある。これらの概日リズム睡眠障害の治療には，メラトニン投与と光療法の併用が行われる。生理的なメラトニン分泌開始時間よりもやや早い時間帯に0.5～3mgを服用して入眠を促し，早朝には5,000ルクス以上の強い光を浴びてメラトニン分泌を抑制する。これにより14～16時間後には生理的なメラトニン分泌が促され，その分泌開始前にさらに外因性のメラトニンを補充して生体リズムの正常化をめざす。

一方，高齢者に多い概日リズム睡眠障害には，睡眠相前進型と不規則睡眠-覚醒型がある[20]。睡眠相前進型は早寝・早起きの極端なタイプである。20時以前に入眠し，翌朝は3時頃に覚醒してしまい，家族との生活時間がずれて，日常生活に支障をきたしている。早朝覚醒を訴えるので不眠症あるいはうつ病と誤認されることがある。体温リズムやメラトニンリズムが前進していると考えられ，夕食がすむとすぐに眠くなる高齢者は，夕方に屋外を散歩して光に当たることが薦められる。不規則睡眠-覚醒型も高齢者に多く，入眠と覚醒時刻が一定せず，1日の睡眠時間もまちまちである。体温リズムやメラトニンの分泌リズムが消失している例もある。最近，米国で睡眠相が前進している家系が報告され，時計遺伝子の変異が睡眠相前進症候群の原因となっている例が報告された[21]。

6 睡眠時随伴症と睡眠関連運動障害

睡眠時随伴症は睡眠中に繰り返し起こる異常行動で自律神経変化を伴うことが多い。ノンレム睡眠からの覚醒障害は夜間睡眠の前半1/3にみられ，深い睡眠からの不完全な覚醒状態である。錯乱性覚醒（睡眠酩酊），睡眠時遊行症（夢遊病），睡眠時驚愕症（夜驚症）があり，通常は小児にみられるがときに成人にも出現する。小児の場合と違って，成人の覚醒障害は自分自身のみならずベッドパートナーを怪我させるなど，激しい異常行動を呈することがある。成人の睡眠時驚愕症は恐怖に満ちた表情で大声を出して歩き回るなど，睡眠時遊行症との区別が難しい。レム睡眠に関連する睡眠時随伴症には，悪夢障害，睡眠麻痺，レム睡眠行動障害（REM sleep behavior disorder; RBD）がある。孤発性の睡眠麻痺はナルコレプシーのような睡眠発作や情動脱力発作が

第3章 成人および高齢者の睡眠

なく，睡眠麻痺のみが反復して現れるものである．不規則な生活をしている若年健常者，概日リズム睡眠障害，睡眠時無呼吸症候群患者に多くみられ，その性質や体験内容はナルコレプシー患者のそれと大差はない．

　RBDは一般に高齢者の寝ぼけとして認識されている．大声で寝言を言ったり，叫んだり，上肢を挙上して何かを探すしぐさをしたり，上下肢を動かして殴る，蹴るなどの激しい動作をする．ときには，寝室の中の物を投げたり，起き上がって歩き回ったり，何かに追いかけられて逃げるなどしてドアに衝突したり，窓から飛び出して怪我をしたり，ベッドパートナーに怪我をさせるなど危険を伴うことがある．このようなエピソード中に覚醒させれば，異常行動はすみやかに中断し，失見当はなく，夢をみていたと述べる．レム睡眠時に通常みられる抗重力筋の筋緊張低下の機構が障害されて，夢の内容が行動化されるものである．レム睡眠は夜間入眠後90分ほどして出現し，その後周期的に現れるため，一晩のうちにエピソードが何度も現れることがある．中高齢の男性に多いが，正確な頻度は不明である．RBDの発症には精神的ストレスや薬物依存あるいは離脱などが契機となっていることがある．多くは加齢に伴うレム睡眠期の筋緊張抑制機構の障害と考えられるが，約半数例には中枢神経疾患があり，とくにシヌクレイノパチーと呼ばれる神経変性疾患（αシヌクレインが神経細胞内に蓄積するパーキンソン病やレビー小体病，グリア細胞内に蓄積する多系統萎縮症など）で高頻度にみられる．RBDがこれらの変性疾患の初発症状であることも少なくない[22]．

　むずむず脚症候群（restless legs syndrome; RLS）は，入眠前に下肢に虫が這うような異常感覚が出現して不眠の原因となる．安静臥床状態で発現もしくは増悪し，夕方から夜間に増悪する．足を動かしたいという欲求が強く生じ，同姿位での静止を保てず，落ち着きなく動き回る．四肢を動かしたり，冷却することで一時的に軽快する．不眠のせいで起こると解釈し，積極的に訴えないことが多い．一般人口の3％程度にみられ，年齢とともに増加する[23]．背景に鉄欠乏性貧血や栄養障害（ビタミンB欠乏，葉酸欠乏など）が存在することもある．およそ80％の例が次に述べる周期性四肢運動障害（periodic limb movement disorder; PLMD）を合併している．

　PLMDは睡眠中に下肢の周期的不随意運動が出現して熟睡できず，日中の眠気の原因となる．高齢者で増加し，65歳以上では30〜45％にみられる．睡眠時に20〜40秒ごとにピクッとしたり，ビクンとする蹴とばすような足の動きが生じる．拇指や足関節の背屈のことが多いが，ときに膝関節の屈曲，まれには股関節の屈曲となることもある．目覚めているときにも蹴るような動きをしていることがある．本人には自覚していないことが多く，診断には終夜PSG検査で前頸骨筋の周期的な筋放電を確認する必要がある．OSAS，腎不全，心不全，慢性関節リウマチ，パーキンソン病，糖尿病による末梢神経炎などが背景にあることがある．さまざまな薬物（カフェイン，ニコチン，アルコール，制吐剤，風邪薬，Caチャネル阻害剤，抗アレルギー剤，抗

表4 レム睡眠行動障害，周期性四肢運動障害，むずむず脚症候群の診断基準[6]

1. レム睡眠行動障害（RBD）の診断基準
    A. 筋抑制を伴わないレム睡眠の存在：持続的または間欠的なオトガイ筋筋電図の過度の筋活動，もしくはオトガイ筋または四肢（上肢または下肢）の過度の相同的な筋活動
    B. 以下の少なくとも1項目を満たす
        1. 病歴上に睡眠中のケガ，あるいはケガをしてもおかしくないような行動や激しい行動
        2. 睡眠ポリグラフ検査中に観察された異常なレム睡眠中の行動
    C. レム睡眠中に脳波上てんかん活動がみられず，RBDがレム関連発作とあきらかに鑑別できる
    D. 睡眠障害が他の睡眠関連疾患，内科または神経疾患，精神疾患，薬物の服薬によって説明されない

2. 周期性四肢運動障害（PLMD）の診断基準
    A. 睡眠ポリグラフ検査（PSG）上で認められる反復性，周期性の四肢運動であり，以下の項目があてはまるもの
        1) 持続時間が0.5～5秒
        2) 振幅がキャリブレーション（生体情報の波形情報）時の脚運動振幅の25％以上
        3) 4回以上連続する運動
        4) 出現の間隔が5秒以上90秒以内（20～40秒が典型的）
    B. PLM指数（睡眠1時間あたりの異常運動の回数）が小児の場合5回/時，成人の場合15回/時
    C. 睡眠の分断あるいは日中の倦怠感
    D. 睡眠障害が他の睡眠関連疾患，内科または神経疾患，精神疾患，薬物の服薬によって説明されない

3. むずむず脚症候群（RLS）の診断基準
    成人の診断基準（12歳より上）
        A. 患者による下肢の不快な感覚によるあるいは伴う，下肢を動かしたいという抵抗できないほどの衝動の訴え
        B. 下肢を動かしたい衝動と下肢の不快な感覚が，動かずじっとしている時に増悪する
        C. 下肢を動かしたい衝動と下肢の不快な感覚が，下肢の運動により軽減する
        D. 下肢を動かしたい衝動と下肢の不快な感覚が，夕方あるいは夜に増悪または起こる
        E. 睡眠障害が他の睡眠関連疾患，内科または神経疾患，精神疾患，薬物の服薬によって説明されない
    小児の診断基準（2～12歳）
        A. 小児が上記項目の4つを満たし，小児による下肢の不快な感覚の訴えがある
        B. 小児が上記項目の4つを満たすが，小児による下肢の不快な感覚の訴えがない
        C. 以下の少なくとも2項目を満たす
            1) 睡眠障害がある
            2) 両親または兄弟にRLS診断をうけたものがいる
            3) PSG上認められるPLMの指数が5回/時

うつ薬，抗精神病薬など）が原因となっていることもある。国際分類ではRBDが睡眠時随伴症であるのに対し，RLSやPLMDは睡眠関連運動障害に分類され，それぞれの診断基準を表4に示した。

7 おわりに

夜間にきちんと睡眠をとることで，十分な休息が得られるだけでなく，加齢に伴う体重増加を

第3章 成人および高齢者の睡眠

抑えられる可能性がある。睡眠不足は過食傾向や運動習慣を阻害するという要因だけでは説明できない内分泌や代謝変化が報告されている。健常成人の睡眠を4時間に制限させ，これを1週間続けると耐糖能低下（糖尿病の準備因子），コルチゾール日内変動消失（肥満），交感神経活性上昇（高血圧），抗体産生能低下（免疫機能低下）をきたす[24]。疫学研究においても不十分な睡眠がメタボリック症候群と関連することが確認された[25]。米国では従来より睡眠時間が7時間台よりも減少しても増加しても，死亡率が高くなることが指摘されているが，日本のコホート研究でも同様の報告がなされた[26]。日本人は勤勉で，睡眠時間を犠牲にしてまで働いてきた。しかし，自分や家庭のために休養をとること，よく眠ることの重要性にようやく気づきはじめたようである。

文　　献

1) NHK放送文化研究所編，国民生活時間調査データブック2005，日本放送出版協会（2006）
2) Soldatos C. R., Allaert F. A., Ohta T. *et al.*, How do individuals sleep around the world? Results from a single-day survey in ten countries, *Sleep Med.*, **6**, 5–13 (2005)
3) Macchi M. M, Boulos Z., Ranney T. *et al.*, Effects of an afternoon nap on nighttime alertness and performance in long-haul drivers, *Accid. Analysis Prevent*, **34**, 825–834 (2002)
4) Marshall N., Bolger W., Gander P., Abnormal sleep duration and motor vehicle crash, *J. sleep Res.*, **13**, 177–178 (2004)
5) Van Dongen H. A., Maislin G., Mullington J. *et al.*, The cumulative cost of additional wakefulness: dose-response effects on neurobehavioral functions and sleep physiology from chronic sleep restriction and total sleep deprivation, *Sleep*, **26**, 117–126 (2002)
6) American Academy of Sleep Medicine, International classification of sleep disorders, 2nd ed., Diagnostic and Coding Manual, Westchester, Illinois: American Academy of Sleep Medicine (2005)
7) Borbely A. A., A two process model of sleep regulation, *Human Neurobiol.*, **1**, 195–204 (1982)
8) 粂和彦，時間の分子生物学，脳と発達，**38**，247–252（2006）
9) Kim K., Uchiyama M., Okawa M. *et al.*, An epidemiological study of insomnia among the Japanese general population, *Sleep*, **23**, 41–47 (2000)
10) 松浦雅人，小島卓也，終夜睡眠ポリグラフィー，*Clin. Neurosci.*，**14**，1247–1250（1996）
11) Kaneita Y., Ohida T., Uchiyama M. *et al.*, The relationship between depression and sleep disturbances: a Japanese nationwide general population survey, *J. Clin. Psychiatry*, **67**,

196-203 (2006)
12) 松浦雅人，睡眠と健康，日健医会誌，**6**, 15-18 (1997)
13) 森口和彦，松浦雅人，鈴木博之ほか，睡眠時無呼吸低呼吸症候群の日中の眠気の客観的評価，日大医誌，**62**, 346-353 (2004)
14) Marin J. M., Carrizo S. J., Vicente E. *et al.*, Long-term cardiovascular outcomes in men with obstructive sleep apnea-hypopnea with or without treatment with continuous positive airway pressure: am observational study, *Lancet*, **365**, 1046-1053 (2005)
15) 有竹清夏，松浦雅人，不眠症と睡眠時無呼吸症候群との関係について，日本医事新報，**4271**, 112-113 (2006)
16) Sakurai T., The neural circuit of orexin (hypocretin): maintaining sleep and wakefulness, *Nat. Rev. Neurosci.*, **8**, 171-181 (2007)
17) Nishino S., Ripley B., Overeem S. *et al.*, Hypocretin (orexin) deficiency in human narcolepsy, *Lancet*, **355**, 39-40 (2000)
18) 杉田秀夫，高橋清久，脳科学研究の現状と課題，Ⅵ. 睡眠障害・生体リズム，じほう，pp. 217-258 (2005)
19) Lamonta E. W., Jamesa F. O., Boivina D. B., Cermakian N., From circadian clock gene expression to pathologies, *Sleep Med.*, 2007 (in press)
20) 有竹清夏，松浦雅人，高齢者の睡眠障害，臨床と研究，**82**, 808-812 (2005)
21) Toh K. L., Jones C. R., He Y. *et al.*, An hPer2 phosphorylation site mutation in familial advanced sleep phase syndrome, *Science*, **291**, 1040-1043 (2001)
22) 有竹清夏，榎本みのり，松浦雅人，神経疾患と睡眠障害，日本薬理学雑誌，2007 (印刷中)
23) Enomoto M., Li L., Aritake S. *et al.*, Restless legs syndrome and its correlation with other sleep problems in the general adult population of Japan, *Sleep Biol. Rhythms*, **4**, 153-159 (2006)
24) Spiegel K., Leproult R., Van Cauter E., Impact of sleep debt on metabolic and endocrine function, *Lancet*, **354**, 1435-39 (1999)
25) Vorona R., Winn M. P., Babineau T. W. *et al.*, Overweight and obese patients in a primary care population report less slep than patients with a normal body mass index, *Arch. Intern. Med.*, **165**, 25-30 (2005)
26) Tamakoshi A., Ohno Y., Self-reported sleep duration as a predictor of all-ause mortality. results from the JACC study, Japan, *Sleep*, **27**, 51-4 (2004)

第4章　労働生活と睡眠

高橋正也*

1　はじめに

わが国の約半数(6,600万人)は労働者である[1]。幸運にも80歳まで生きられたとしたら，人生のおおよそ半分(20歳代～60歳代)は仕事に費やすことになる。1日24時間という単位では，所定の労働時間，残業，往復の通勤時間を合計すれば，ほぼ半日が仕事に関わる時間となる。日本はほかの国より長く働くので[2]，仕事のための総時間が12時間を超える人々は少なくないであろう。1日のなかで仕事が優勢を占めれば，そのしわ寄せは仕事以外の活動に向かう。最も不利益を受けると考えられるのは睡眠である。さらに深刻なのは，睡眠を多少ないがしろにしても特段に問題ではないという認識の誤りである。

この章では，慢性的な睡眠不足をキーワードとしながら，上述のような認識がなぜ正しくないかの根拠を示す。次に，睡眠不足からの回復について，これまでの研究成果を概観する。そして，睡眠不足であっても覚醒度(目覚め感)を維持して働かなければならない機会の多いことを想定して，職場で活用できる対応策をいくつか紹介したい。

2　睡眠不足の影響は蓄積する

睡眠の研究は断眠(徹夜)の急性影響を調べることに専念してきたといえる。つまり，主として，一晩あるいはそれ以上長く眠らなかったら，その直後にどのような影響が生じるかを丹念に調べてきた。だが，労働者という集団では徹夜が幾晩も続くというのはまれである。むしろ，希望する睡眠時間から数時間少ない時間しか眠れない日が続くというほうが実態に即している。ここで問題は，「たかが数時間か，されど数時間か」である。

慢性的な睡眠不足に関する過去の研究のなかでも，今から10年前(1997年)にペンシルバニア大学から発表された成果は非常に有益である[3]。この実験では，7日間にわたって，携帯型活動量計などで判定しながら毎晩の睡眠時間を5時間に制限した。その期間中の神経行動機能(ラプ

---

*　Masaya Takahashi　労働安全衛生総合研究所　国際情報・労働衛生研究振興センター
　　上席研究員　医学博士

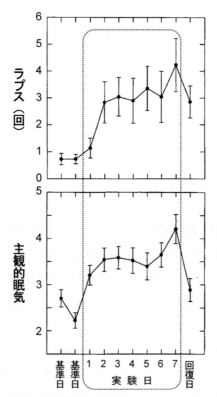

図1 睡眠5時間条件7日間におけるラプスと主観的眠気[3)]
基準日と回復日の睡眠時間はそれぞれ，平均7.4時間と平均7.9時間。
データは平均値と標準誤差。

ス）と主観的眠気を図1に示した。ラプスとは，視覚反応課題において0.5秒より長くかかった反応を意味する。通常であれば，こうした課題には約0.2秒で反応できるし，基準日の値をみてもわかるように，ラプスは生じてもせいぜい1回である。したがって，ラプスが多いことは神経行動機能が低下しているとみなされる。いわば，"頭がぼやっとしている"状態である。

睡眠が5時間に減らされても，ラプスは実験1日目からではなく，2日目から基準日の3倍くらいに増えた。その水準は実験6日目まで保たれ，7日目にさらに増加した。これに対して，主観的眠気は実験1日目から上昇し，6日目までほぼ同じ値で推移した。7日目にはラプス同様，さらに増加した。このように，指標による差はあるにせよ，睡眠の短縮による影響は実験期間中，一定して現れるのではなく，実験日を経るにつれて増大することが示された。

この成果を発展させる形で，米国の軍の研究所は4つの就床時間を設定し，同じく7日間における神経行動機能と主観的眠気を評価した[4)]。図2からわかるように，ラプスは就床9時間条件ではほとんど生じなかった。就床7時間条件では日々わずかながら増加した。就床5時間条件で

第4章 労働生活と睡眠

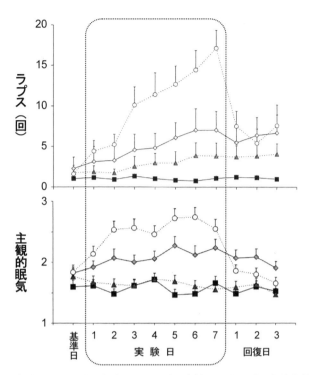

図2 就床9時間(■),就床7時間(▲),就床5時間(◆),就床3時間(○)条件それぞれ7日間におけるラプスと主観的眠気[4]
就床9,7,5,3時間条件における睡眠時間(終夜睡眠ポリグラフ検査からの判定値)はそれぞれ7.9,6.3,4.7,2.9時間。基準日と回復日の就床時間はともに8時間。データは平均値と標準誤差。

はより顕著に増加し,実験5日目以降は平均で5回を超えた。就床3時間条件では実験2日目ですでに平均5回を越え,以降は急激に増えた。最終的には平均で約17回に達した。

ラプスとは異なり,就床時間の長さに応じた変化は主観的眠気については必ずしも現れなかった。つまり,就床5時間,3時間条件ではそれにともなって主観的眠気は増加したけれども,就床9時間条件と7時間条件との間に差はなかった。主観的には,この就床時間の違いを区別できなかったわけである。

この研究で設定された就床7時間,5時間というのはきわめて現実的で,多くの労働者がとっている時間といえる。しかも,月曜日から金曜日に加えて,土曜日と日曜日も出勤する場合もないことはない。ここで,就床9時間条件の睡眠時間との差を計算すると,それぞれ一晩あたり1.6時間,3.2時間となる。一晩あたりでみれば小さな睡眠不足かもしれないが,7日間続くと,その間に神経行動機能は徐々に低下してしまう。

上記の研究が発表されたちょうど同じ2003年に,さらに興味深い結果がペンシルバニア大学から報告された[5]。就床時間が8,6,4時間となる群を作り,それぞれの条件で連続14日間,

実験室で過ごした。ラプスを調べたところ，実験期間中の増加は就床時間の長さに比例した（図3）。実験最終日に，その回数は8時間群で2回，6時間群で10回，4時間群で15回に達した。これらのデータをみて驚くのは，6時間群の神経行動機能は一晩の徹夜をした後と同じくらいに低下したこと，4時間群では二晩連続で徹夜をした後にほぼ匹敵したことである。一方，すでに取り上げた研究と同様に，就床6時間群と4時間群との間に主観的眠気の差は認められなかった。

これらの実験結果から強調できるのは，たかだか数時間の睡眠不足でも，それが連夜になると，神経行動機能は明らかに悪化していくという事実である。このような睡眠不足の蓄積が実生活ではどのような結末となるのか定かではない。しかし，同じような睡眠状況にあると考えられる職業運転手，医師，過重労働者などに起きている事件をみると，睡眠不足の蓄積影響をもっと深刻にとらえなければならないと痛感させられる。

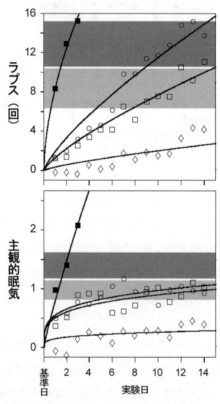

図3 就床8時間（◇），就床6時間（□），就床4時間（○）条件それぞれ14日間および就床0時間（■）条件3日間におけるラプスと主観的眠気[5]

就床8，6，4時間条件における睡眠時間（終夜睡眠ポリグラフ検査からの判定値）はそれぞれ6.5，5.5，3.9時間。基準日の就床時間は8時間。データは平均値と標準誤差。

第 4 章　労働生活と睡眠

3　睡眠不足からの回復に関する情報は不足している

　睡眠不足の影響を知るのは大切であるけれども，それをどのようにすれば解消できるかはより重要なはずである。にもかかわらず，残念なことに，現状ではこの問いを満足させる資料は限られている。

　2節で紹介した実験のうち，2つでは実験日の後に回復日を設けていた。図1によれば，睡眠5時間を7日間続けた場合，約8時間の睡眠を1回とっても，ラプス，主観的眠気はやや改善するにせよ，基準日のレベルには戻らないことがわかる。だが，回復日をもう1日設けた（＝約8時間の睡眠を2回とった）半数の対象者を調べると，両指標とも回復することが示唆されている。

　図2からわかるように，就床3，5，7時間を7日間続けた場合，回復日（就床8時間）が3日間あっても，神経行動機能は完全には改善しなかった。実験日7日間における脳内のなんらかの変化が回復日に残っているかもしれないという推測はあるが，実証はされていない。また，神経行動機能の完全な改善までにはあと何日間の回復日が必要かわからない。さらに，図3に示した実験ではそもそも回復日を設けていないため，14日目の値から基準日の値に戻るまでにどのくらいの時間を要するかを知りえない。

　今年2007年に，より長い回復日を設けた貴重な実験結果が報告された[6]。急性の睡眠不足（一晩ないし二晩の断眠）の後，就床時間の長さの異なる回復日を5日間設け，神経行動機能と眠気を検証した。

　断眠によって増加したラプスは就床9時間を1回とるとはっきりと減少した（図4）。しかし，それ以降，一晩の徹夜群（一徹9）では基準日の水準まで回復したにもかかわらず，二晩の徹夜群（二徹9）では回復期間中にわたって約5回のラプスが生じ，基準日の値（約1回）よりも依然として多かった。つまり，回復は不完全だったわけである。なお，一晩の徹夜に続いて就床6時間という群（一徹6）では，基準日から回復5日目におけるラプスの回数は統計的に有意に変動しなかった。主観的眠気については，断眠の長さにかかわらず，就床9時間の睡眠を1回とると，基準日の範囲までに回復した。それに対して，就床6時間群では基準日より高い値で推移し続け，改善されなかった。

　この実験では客観的な眠気の指標として，昼間に2回，睡眠潜時を測定した。睡眠潜時は，対象者に眠るよう指示し，消灯から入眠までの時間間隔として測るので，それが短いほど眠気は強いとみなされる。図4には2回の平均値が示されている。就床9時間であれば，一晩の断眠後は回復2日目に，二晩の断眠後は回復3日目に，睡眠潜時は基準日のレベルに戻った。だが，一晩の断眠を奪われた就床6時間群では基準日の睡眠潜時が平均15分であったのに対して，回復期間中は平均で10分を上回らなかった。これは眠気が強い状態にあることを客観的に表している。

眠りの科学とその応用

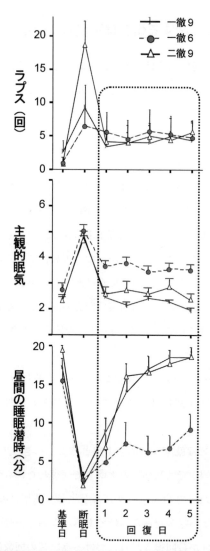

図4 断眠後の回復日5日間におけるラプス，主観的眠気，昼間の睡眠潜時[6]
一徹9：一晩の断眠後に回復日は就床9時間(睡眠8.0時間)，一徹6：一晩の断眠後に回復日は就床6時間(睡眠5.7時間)，二徹9：二晩の断眠後に回復日は就床9時間(睡眠8.0時間)。データは平均値と標準誤差。

以上の結果にもとづくと，睡眠不足からの回復には睡眠の量を確保する必要があるといえる。就床9時間（うち，睡眠8.0時間）が最適とは断定できないが，少なくとも就床6時間（うち，睡眠5.7時間）ではそれを5日間続けても回復をもたらさない。同じ研究グループが一晩の徹夜後にとる就床9時間と6時間の睡眠の構造を比べたところ，深いノンレム（徐波）睡眠の量は変わらなかったと報告している[7]。よって，睡眠の質が良ければ―あえて言い換えると，深いノンレ

第4章　労働生活と睡眠

ム睡眠がとれていれば―，睡眠時間が短くても回復に役立つという主張は必ずしも成り立たない。睡眠の長さを重視するという視点は，安全で生産的な職場にはとくに勤務前の十分な睡眠時間が不可欠という最近の見解からも支持される[8]。

ただし，睡眠不足が過剰になると（この例では，二晩の徹夜），たとえ5日間にわたって就床9時間としても，神経行動機能は不完全にしか回復されない。睡眠不足の進展が急性（例えば，徹夜）であれ，慢性（例えば，毎晩2時間ずつ）であれ，その"借金"を増やしてしまうと，完全に"返済"するのにたいへんな時間と労力を使うことは間違いない。

4　覚醒度を保つための職場対策が待たれている

睡眠はとにかく奪われやすい。そうならないよう注意していても，他の活動に優先されてしまいがちである。結果として，覚醒度が低下し，職場は不安全となり，生産性も減少してしまう。こうした状況を少しでも緩和する対策が求められている。

睡眠研究の進歩によって，夜間の睡眠だけではなく，昼間にとる短い睡眠（仮眠）の意義が解明されてきた[9]。とりわけ，数十分間の仮眠のもつ有効性が証明されている。たとえば，前夜の睡眠を4時間に制限した実験対象者は12：30から12：45まで仮眠をとった実験がある[10]。脳内の情報処理速度を反映するとされるP300潜時（脳波の一種）を測定すると，仮眠あり条件ではなし条件に比べて，仮眠30分後にP300潜時が有意に短くなっていることが判明した（図5）。この傾向は夕方にも認められた。主観的眠気は午後の眠気がピークを迎える午後2～3時に，仮眠をとった条件で低下した。

このような結果は重要ではあるが，あくまで実験室のなかで得られたものである。仮眠の有効性を確かめるうえでは，実際の労働現場でこの知見を検証しなければならない。そこで，ある小規模事業所と協力して，職場でとる昼休みの短い仮眠の効果について検討した[11]。仮眠は事業所の休憩室に設置したリクライニングチェアーの上で，12：30から12：45にとった。仮眠をとる週，とらない週，とるか否かを対象者が決める自己選択週という3週を設けて，主観的覚醒度を比較した。図6に示すように，昼休み仮眠の効果は週の後半（木，金曜日）にはっきりと現れた。すなわち，仮眠をとらないと午後に覚醒度が低下していくのに対して，仮眠をとると覚醒度が維持されることがわかった。約半数の対象者が仮眠をとった自己選択週でも同様の傾向が認められた。

職場で横になるのは原則として許されないし，上司や同僚の目も気になる。しかし，昼休みは自らの裁量で過ごせるので，仮眠をとれないことはない。以上の研究成果が示すように，昼休みの短時間仮眠は午後の覚醒度を向上させる実用的な対策の一つといえる。目覚めを良くしたいと

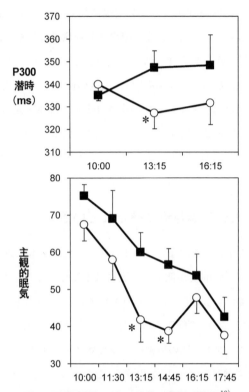

図5 睡眠不足下でとる昼休み仮眠の効果[10]
実験前夜は就床4時間。仮眠は12：30から12：45。仮眠あり条件(○)，仮眠なし条件(■)。データは平均値と標準誤差。＊条件間に有意差あり。

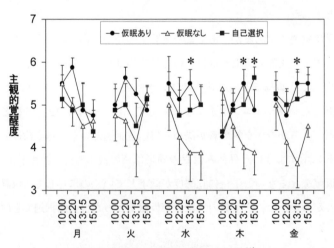

図6 職場でとる昼休み仮眠の効果[11]
仮眠は12：30から12：45とし，リクライニングチェアーの上でとった。データは平均値と標準誤差。
＊仮眠なし条件との間に有意差あり。

きに，よくコーヒーを飲む。職場ではコーヒーブレークが確立しているのだから，同じような効果をもつ「ナップブレイク」（仮眠を英語でナップnapと呼ぶ）はもっと注目されてよいと思われる。

とはいえ，限られた時間内で眠ろうとしても眠れないときのあることや，仮眠場所が確保できないなど，実用上の問題は残っている。また，仮眠から起きて完全に覚醒するまでには，少なくとも15分間を要する。この間は半覚醒のような状態なので，仕事のミスが生じやすくなる[12]。このような可能性を少なくするには，仮眠の前にコーヒーを飲んだり，仮眠直後に明るい光を浴びたりすると効果的と示されている[13]。

もし，さまざまな事情によって仮眠をとりたくてもとれない場合，明るい光が仮眠の次善策になる可能性がある。夜間であれ，昼間であれ，明るい光には覚醒度を高める働きがあるからである[14,15]。ただし，職場に高照度光のばく露装置を備えるのは費用的にも難しい。それに引き替え，晴天であれば窓際では明るい自然光を無料で浴びられる。昼休みに室内自然光を浴びる条件，20分仮眠条件，対照条件において，覚醒度や神経行動機能を比較した[16]。眠気の客観的指標である脳波のアルファパワーに着目したところ，室内自然光を浴びると，対照条件より有意にアルファパワーが減少し，その効果は1時間ほど続いた(図7)。仮眠条件では予想されたとおり，仮眠後にアルファパワーはより抑制され，その効果は1時間半ほど続いた。したがって，室内自然光は仮眠ほどではないにせよ，それに近いレベルで，午後の覚醒度を高める効果をもつことが示唆された。

残念ながら，この対策は天候に左右されるし，窓のないオフィスでは当然ながら，自然光を受

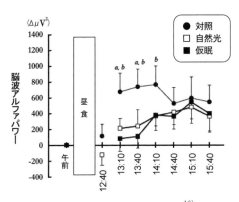

図7　室内自然光曝露の効果[16]

室内自然光条件は照度約3,000ルクスで，12：40から13：10とした。仮眠条件は12：45から13：05とした。対照条件の照度は100ルクス以下であった。午後の測定値は午前の測定値からの差として求めた。データは平均値と標準誤差。

a：自然光条件と対照条件との間に有意差あり。b：仮眠条件と対照条件との間に有意差あり。

5 おわりに

　労働生活において仕事が優先され，睡眠は後回しにされ続けると，神経行動機能は支障される。しかも，その影響は睡眠不足の最中のみならず，その後にも残り，たとえ十分な睡眠をとっても，容易には回復しない。これらの現象は，睡眠不足によって神経細胞の増殖や神経新生が抑えられているせいかもしれない[17, 18]。

　今回はふれなかったが，最近の研究によれば，慢性的な睡眠不足は肥満，高血圧，糖尿病，心臓病など生活習慣病[19〜21]，ひいては短命[22]につながる危険性が高いと指摘されている。これらの健康障害はより長期間にわたる蓄積効果といえるのかもしれない。

　仕事と睡眠のバランスをどうとればよいかという難問は，労働者，経営者，労働安全衛生当局，そして睡眠研究者を含めて，関係者全員で取り組むべきことは明らかである。

文　　献

1) 総務省，平成18年労働力調査 (2006)
2) Lee S., Working-hour gaps, In: Working Time and Worker's Preferences in Industrialized Countries - Finding the Balance, Messenger J. C. (Ed.), 29–59, Routledge, New York (2004)
3) Dinges D. F., Pack F., Williams K., Gillen K. A., Powell J. W., Ott G. E., Aptowicz C., Pack A. I., Cumulative sleepiness, mood disturbance, and psychomotor vigilance performance decrements during a week of sleep restricted to 4-5 hours per night, *Sleep*, **20**, 267–277 (1997)
4) Belenky G., Wesensten N. J., Thorne D. R., Thomas M. L., Sing H. C., Redmond D. P., Russo M. B., Balkin T. J., Patterns of performance degradation and restoration during sleep restriction and subsequent recovery: a sleep dose-response study, *J. Sleep Res.*, **12**, 1–12 (2003)
5) Van Dongen H. P., Maislin G., Mullington J. M., Dinges D. F., The cumulative cost of additional wakefulness: dose-response effects on neurobehavioral functions and sleep physiology from chronic sleep restriction and total sleep deprivation, *Sleep*, **26**, 117–26 (2003)
6) Lamond N., Jay S. M., Dorrian J., Ferguson S. A., Jones C., Dawson D., The dynamics of neurobehavioural recovery following sleep loss, *J. Sleep Res.*, **16**, 33–41 (2007)

7) Jay S. M., Lamond N., Ferguson S. A., Dorrian J., Jones C. B., Dawson D., The characteristics of recovery sleep when recovery opportunity is restricted, *Sleep*, **30**, 353–60 (2007)
8) Dawson D., McCulloch K., Managing fatigue: it's about sleep, *Sleep Med. Rev.*, **9**, 365–80 (2005)
9) Takahashi M., Kaida K., Napping. In: Sleep: A Comprehensive Handbook, Lee-Chiong T. L. (Ed.), 197–201, John Wiley & Sons, Inc, Hoboken (2005)
10) Takahashi M., Arito H., Maintenance of alertness and performance by a brief nap after lunch under prior sleep deficit, *Sleep*, **23**, 813–9 (2000)
11) Takahashi M., Nakata A., Haratani T., Ogawa Y., Arito H., Post-lunch nap as a worksite intervention to promote alertness on the job, *Ergonomics*, **47**, 1003–13 (2004)
12) Wertz A. T., Ronda J. M., Czeisler C. A., Wright K. P. Jr., Effects of sleep inertia on cognition, *JAMA*, **295**, 163–4 (2006)
13) Hayashi M., Masuda A., Hori T., The alerting effects of caffeine, bright light and face washing after a short daytime nap, *Clin. Neurophysiol.*, **114**, 2268–78 (2003)
14) Czeisler C. A., Johnson M. P., Duffy J. F., Brown E. N., Ronda J.M., Kronauer R. E., Exposure to bright light and darkness to treat physiologic maladaptation to night work, *N. Engl. J. Med.*, **322**, 1253–9 (1990)
15) Phipps-Nelson J., Redman J. R., Dijk D. J., Rajaratnam S. M., Daytime exposure to bright light, as compared to dim light, decreases sleepiness and improves psychomotor vigilance performance, *Sleep*, **26**, 695–700 (2003)
16) Kaida K., Takahashi M., Haratani T., Otsuka Y., Fukasawa K., Nakata A., Indoor exposure to natural bright light prevents afternoon sleepiness, *Sleep*, **29**, 462–9 (2006)
17) Mirescu C., Peters J. D., Noiman L., Gould E., Sleep deprivation inhibits adult neurogenesis in the hippocampus by elevating glucocorticoids, *Proc. Natl. Acad. Sci. USA*, **103**, 19170–5 (2006)
18) Guzman-Marin R., McGinty D., Sleep deprivation suppresses adult neurogenesis: Clues to the role of sleep in brain plasticity, *Sleep Biol. Rhythms*, **4**, 27–34 (2006)
19) Spiegel K., Knutson K., Leproult R., Tasali E., Van Cauter E., Sleep loss: a novel risk factor for insulin resistance and Type 2 diabetes, *J. Appl. Physiol.*, **99**, 2008–19 (2005)
20) Vgontzas A. N., Zoumakis E., Bixler E. O., Lin H. M., Follett H., Kales A., Chrousos G. P., Adverse effects of modest sleep restriction on sleepiness, performance, and inflammatory cytokines, *J. Clin. Endocrinol. Metab.*, **89**, 2119–26 (2004)
21) Ayas N. T., White D. P., Manson J. E., Stampfer M. J., Speizer F. E., Malhotra A., Hu F. B., A prospective study of sleep duration and coronary heart disease in women, *Arch. Intern. Med.*, **163**, 205–9 (2003)
22) Kripke D. F., Garfinkel L., Wingard D. L., Klauber M. R., Marler M. R., Mortality associated with sleep duration and insomnia, *Arch. Gen. Psychiatry*, **59**, 131–6 (2002)

第 II 編

睡眠研究の基礎

第5章　現代の睡眠科学

本多和樹*

1　はじめに

　近年，睡眠障害あるいは睡眠問題に社会的関心が高まってきた。睡眠障害を克服していくために，新しい学問体系である睡眠学が提案され，睡眠医歯薬学，睡眠社会学，睡眠科学を3つの柱としている。そのうち，睡眠科学は眠りのしくみを科学的根拠に基づいて明らかにしようとする学問である。従来，睡眠科学においては，睡眠覚醒リズム機構の研究，睡眠覚醒の液性調節機構および神経調節機構に関する研究が行われてきた。ところが，最近の分子生物学の進歩により，遺伝子操作で睡眠障害の動物モデルが作成されるようになってきたことから，睡眠科学に睡眠の分子遺伝学的研究が加えられるようになってきた。日本人の5人に1人が睡眠に関する悩みを抱えていることが厚生労働省の睡眠調査報告で明らかにされ，現代は不眠時代とも言われている。しかし，睡眠覚醒調節機構に不明な点が多く存在するため，睡眠障害のほとんどが解明されていない。睡眠障害を適切に診断し治療していくには，睡眠覚醒調節機構を理解しておく必要がある。

　本稿では，睡眠覚醒調節機構について最近までに得られた知見と，さらに，ヒト睡眠障害とよく似た症状を示す動物モデルを用いた研究について述べる。

2　レム睡眠とノンレム睡眠

　睡眠はノンレム睡眠とレム睡眠で構築されており，約90分周期で一晩に4〜5回繰り返す。入眠直後には深いノンレム睡眠が現れ，特に成長ホルモンの分泌はこの時期に起こり，昔から「寝る子は育つ」といわれてきたのは科学的にも正しい。長く眠る人でも，ノンレム睡眠量は短時間睡眠の人と変わらないと言われており，睡眠時間より睡眠の質が重要である。レム睡眠は明け方に近づくと長くなってくるが，夢を見るのはこのレム睡眠中である。大人の平均的な睡眠時間には個人差はあるが7〜8時間が最も多い。しかし，この眠りが何らかの原因で障害されると，本来眠るべき夜に眠れない，あるいは昼間に強い眠気が起こり日中の作業に著しく支障を来すな

---

*　Kazuki Honda　東京医科歯科大学　生体材料工学研究所　特任教授

ど睡眠障害が生じる。

3 睡眠覚醒調節の神経機構

睡眠覚醒調節の神経機構については，1930年代にオーストリアの神経学者エコノモが，ヨーロッパで流行した「嗜眠性脳炎」の病理所見から，原因は視床下部の病変であると考え，視床下部の睡眠調節中枢説を提唱した[1]。それ以来，今日までにネコやラット等を用いた研究から睡眠覚醒調節の神経機構に関する多くの知見が蓄えられてきた。ノンレム睡眠は視床下部から前脳基底部にかけて，レム睡眠は中脳後部から中脳橋被蓋部位にかけての脳幹部が重要と考えられている[2]。脳幹にある青斑核（locus coeruleus；LC）に起源を持つノルアドレナリン（NA）作動性ニューロン，背側縫線核（dorsal raphe nucleus；DR）を起源とするセロトニン（5-HT）作動性ニューロン，外背側被蓋核（laterodorsal tegmental nucleus；LDT）あるいは脚橋被蓋核（pedunculopontine tegmental nucleus；PPT）を起源とするアセチルコリン（ACh）作動性ニューロン，および結節乳頭核（tuberomammilary nucleus；TMN）に起源をもつヒスタミン（HA）作動性ニューロン群は脳内で上行性覚醒系を形成している（表1）。一方，睡眠時には外側視索前野（ventrolateral preoptic nucreus；VLPO）から上行性覚醒系を抑制する睡眠調節系が存在しており，ハーバード大学のSaperらは，これらを睡眠覚醒調節のレシプロカルなモデルとして提唱している[3]。

表1 睡眠覚醒状態における神経活動

	覚 醒	ノンレム睡眠	レム睡眠
青斑核（LC）	↑↑↑	↑	―
背側縫線核（DR）	↑↑↑	↑	―
脚橋被蓋核（PPT）／	(1) ↑↑↑	↑	↑↑↑
外背側被蓋核（LDT）	(2) ―	↑	↑↑↑
結節乳頭核（TMN）	↑↑↑	↑	―

↑↑↑：高活動， ↑：低活動， ―：活動停止

4 睡眠覚醒調節の液性機構

睡眠調節の液性因子に関する研究の歴史は古い。1909年に愛知医学校（現名古屋大学医学部）の石森国臣は，断眠した犬の脳抽出物に含まれる催眠性物質の存在を，"不眠動物の脳質中に証明し得たる催眠性物質＝睡眠の真因"という論文で発表した[4]。ほとんど同じ時期にフランスの

第5章　現代の睡眠科学

LegendreとPiéronは同様の研究から睡眠毒素を抽出したと報告している。石森の実験を概説すると，5匹の親犬から生まれた子犬10匹を準備し，それぞれ対照群5匹，断眠群5匹に分け同じ親から生まれた子犬がそれぞれ対になるようにデザインした[5]。断眠群の子犬は24〜113時間断眠され，対照群は通常の睡眠覚醒サイクルで過ごした。まず対照群5匹のイヌの脳を摘出して，同じ日の夕方5時に実験群5匹の子犬に断眠を行った。2グループそれぞれの子犬の脳をクロロフォルム麻酔下で取り出し，4種類のカテゴリーで抽出物を得た。そのうち，熱に安定でアルコール可溶性のある抽出物が断眠群で増加していることが判明した。次の実験として子犬2匹と成犬1匹に断眠群および対照群それぞれの抽出物を皮下注射し比較した。すると，断眠した子犬からの抽出物を投与された犬は20〜60分で睡眠状態を示した。しかし，対照の子犬の脳抽出物を同様に投与しても睡眠は観察されなかった。およそ100年も前に石森は周到な実験結果から，睡眠物質の存在を証明していた。しかし，化学構造など物質の正体を明らかにするに至っていない。それから現在に至るまでイヌ，ラット，ネコ等を用いた実験結果から，ノンレム睡眠やレム睡眠を修飾する内因性睡眠物質の候補が多数知られるようになった。

睡眠覚醒調節には2通りの法則がある。第1の法則は睡眠覚醒のサーカディアンリズムである。われわれは規則正しい睡眠と覚醒の日周リズムのもとに，一生の約3分の1にあたる時間を眠りに費やしている。朝目覚め日中の活動を終えると夜には自然と眠くなる。これは生体内時計による1日を周期とした睡眠覚醒のリズムがあるためである。第2の法則は時刻に依存しないで覚醒時間の長さによって睡眠の質と量が決定されるものである。長時間覚醒を続けた際に起こる眠気と睡眠欲求の高まりに比例し，脳内に何らかの睡眠を促す物質が出現していると考えられる。その本体が睡眠物質と捉えられ，睡眠のホメオスタシス現象と呼ばれている。

睡眠物質は睡眠欲求の高い動物の脳内あるいは体液中に出現し，生理的睡眠を誘発あるいは維持させる内因性物質の総称である。筆者らは，断眠により強い睡眠欲求を示すラット脳から，ウリジンおよび酸化型グルタチオン（GSSG）を睡眠促進物質として同定した[6,7]。ウリジンは脳内で抑制性のガンマアミノ酪酸作動性ニューロンを促進し，GSSGは興奮性のグルタメート作動性ニューロンを抑制することでそれぞれの睡眠促進効果を発現すると考えられているが，未だに仮説の域を出ない。GSSGには睡眠促進作用以外に，ニューロンの過活動によって生じる細胞毒の解毒や生体酸化反応によって生成されたフリーラジカル類を除去し生体を保護する作用がある。脳は生体内で最も酸素消費量が多く，高い酸素消費率に伴いグルコースをエネルギー源として酸化している。覚醒中に活動し酸素を利用する過程で脳ニューロンが排出する老廃物や，細胞にダメージを与える活性酸素を除去する必要がある。GSSGは生体内では抗酸化反応によって還元型グルタチオン（GSH）からGSHPxを利用して生成されることから，睡眠過程そのものが脳の修復や保全の機能を有していると考えている。また，合成酸化剤の*t*-butylhydroperoxideをラット

第三脳室内に投与すると，低用量の投与で睡眠促進効果があり，高用量では睡眠阻害と細胞死が誘発されることが明らかにされている[8]。これは，適度な酸化ストレスに睡眠誘発効果があることを意味している。したがって，GSSGによる睡眠誘発作用は脳内における有害物質による酸化的損傷に対する生体防御機構の一つかもしれない。その他にもヌクレオシド類をはじめプロスタグランジン(PG)D_2やサイトカイン類そして神経ペプチド類など数十にものぼる睡眠修飾作用を持つ内因性物質が報告されている[9]。外因性の睡眠修飾物質としてはメチルB_{12}が知られている。ビタミンB_{12}の一種メチルB_{12}(メチルコバラミン)は臨床上睡眠覚醒のサーカディアンリズム異常の改善に効果があることで注目されていた。筆者らの実験では，メチルコバラミンをラット第三脳室内に連続注入すると，ノンレムおよびレム睡眠両方とも増加させる顕著な睡眠促進効果を示した[10]。メチルB_{12}はその他にも脳温の日周リズムやラットSCNニューロンの自発活動を修飾する作用があり，ラット大脳皮質ニューロンにおけるグルタミン酸誘発神経毒性に対して保護作用を持つことが判明している。

睡眠物質の候補の中にはサイトカイン類のように免疫機構と関連して睡眠を調節する物質がある。ワシントン州立大学のKruegerらのグループの研究によると，IL-1α，IL-1βおよび腫瘍壊死因子(TNF)-αは睡眠調節と深く関連している[11]。これらのサイトカイン類は，主に細菌感染により細菌の細胞壁を構成する物質からの刺激に応じて，免疫細胞から放出され，IL-1βはラットの脳室内投与(0.5～25 ng)では30分以内に発熱とノンレム睡眠を引き起こすが，低用量では発熱は起こらず睡眠のみを誘発し，高用量では発熱とノンレムおよびレム睡眠を阻害する。ウサギにおいてはIL-1αおよびTNF-α両方とも睡眠誘発作用が確認されている。興味深いことに，IL1，TNF受容体遺伝子をノックアウトしたマウスでは，細菌感染等の炎症とは無関係にノンレム睡眠の変化が確認されている。さらに，IL-1βmRNAとTNF-αmRNAはラット脳内において，日中の明暗周期に対応して増減し，さらに，断眠により増加することから，サイトカイン類のIL-1βやTNF-αは，細菌感染時だけでなく，平常時の睡眠にも大きく関与していると考えられる。そこで，免疫系とサイトカインの睡眠調節への役割を検証すると，IL-1βおよびTNF-αはノンレム睡眠発現に関与する視索前野から前脳基底部にかけた部位に作用することが明らかとなった。脳内では，成長ホルモン放出ホルモン(GHRH)を介してノンレム睡眠に，血管活性腸管ペプチド(VIP)を介してレム睡眠に作用することが判明した。睡眠覚醒調節機構と免疫機構の間には未解明な点がまだ多く残されているが，今のところ免疫系はサイトカイン類を通じて，脳に指令を送り睡眠調節を行っていると考えられている。前述のようにIL-1βとTNF-αは脳内において，GHRHや副腎刺激ホルモン放出ホルモン(CRH)を介してノンレムおよびレム睡眠発現に関与するが，睡眠覚醒状態と内分泌機能との間には相関がある。

成長ホルモン(GH)は睡眠依存性の強いホルモンで，特に入眠後に出現する徐波睡眠と良く関

連している。その背景には GHRH による睡眠促進作用と CRH による睡眠抑制つまり覚醒作用の相互的な作用が存在する。プロラクチン（PRL）も睡眠時に分泌亢進が起こり睡眠期の後半に向かって上昇する。コルチゾルは睡眠の後期に分泌亢進が起こる日周リズム性を示す。一方，松果体ホルモンのメラトニンは概日リズム性で夜間に分泌が最高となり日中に最低となるが，夜間でも強い光をあてると急激な分泌量の低下となる。

ヌクレオシド類のうちアデノシン（AD）は古くから睡眠物質の候補と考えられていた。1980年代に，AD の受容体作動薬を用いた研究から AD 受容体1型（A_1 受容体）を介した睡眠作用が知られるようになった。一方，ハーバード大学の McCarley らは，ネコの6時間断眠実験から前脳基底部および皮質の AD 遊離量が断眠時間と比例して徐々に増加し，断眠終了後の回復期では次第に遊離量が減少することを明らかにした[12]。前脳基底部に A_1 受容体アンタゴニスト（cyclopeantyltheophyline；CPT）を投与すると覚醒が増加し，ノンレム睡眠およびレム睡眠が減少した。さらに，前脳基底部に存在する"wake-active"ニューロンは AD および A_1 アゴニスト（cyclohexyladenosine；CHA）の投与で神経活動が抑制され，CPT 投与では逆に神経活動が促進された。したがって，AD は A_1 受容体を介してこれらのニューロン活動を抑制することで睡眠を誘発すると考えられている。睡眠促進効果発現には A_1 受容体以外にも A_{2a} 受容体を介する機構の存在が，大阪バイオサイエンス研究所の早石名誉所長らの研究から明らかにされている[13]。A_{2a} 受容体アゴニスト（CGS21680）のラット吻側前脳基底部への微量投与で暗期の睡眠を促進し，前もって A_{2a} 受容体アンタゴニスト（KF17837）を投与しておくとこの睡眠促進効果は消失する。さらに PGD_2 の睡眠促進効果が A_{2a} 受容体アンタゴニストの前処置で完全に阻害されたことから，PGD_2 の睡眠促進効果は A_{2a} 受容体を介して発現すると考えられている。PGD_2 は睡眠の液性因子としての研究が進展しており，AD を介した前脳基底部や視床下部における睡眠調節への生理的役割の解明が期待されている。

5　摂食と睡眠

最近，摂食行動に関与する多くの生理活性ペプチドが報告されるようになり，摂食行動やエネルギー収支の制御機構に関心が高まっている[14]。睡眠覚醒調節にも関与している摂食関連ペプチドの存在が知られている[15]（表2）。

摂食調節作用を有する神経ペプチドのオレキシンは1998年に同定されている[16]。リガンドとしてオレキシン A と B があり，その受容体には1型（OX_1R）と2型（OX_2R）が存在する。オレキシン含有ニューロンは視床下部外側部（lateral hypothalamic area；LHA）に局在しており，その脳内投射部位は，視床下部では弓状核や室傍核周辺に強い投射がある。オレキシン含有ニュー

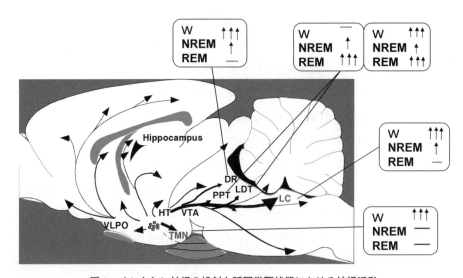

図1 オレキシン神経の投射と睡眠覚醒状態における神経活動
DR：背側縫線核，LC：青斑核，LDT：外背側被蓋核，PPT：脚橋被蓋核，
TMN：結節乳頭核，VTA：腹側被蓋野，VLPO：外側視索前野
（文献17より改変引用）

ロンは視床下部以外でも脳の広範な部位に投射が認められ[17]，特に睡眠覚醒調節に重要なLC，DR，LDT，PPTおよびTMNに強いことから，睡眠覚醒調節へのオレキシンの役割が示唆される（図1）。さらに，1999年，イヌ・ナルコレプシーにオレキシン受容体2型の遺伝子変異があることが報告された[18]。

　そこで，筆者らは，オレキシンAおよびBのラット睡眠覚醒への修飾作用を検証した。オレキシンA（10 nmol）をラットの睡眠が多発する明期に第3脳室内へ持続的に投与すると，顕著なノンレム睡眠とレム睡眠の抑制がみられた[19]（図2）。つまりオレキシンは強い覚醒作用を持つことが判明した。オレキシンはA，Bともに用量依存的な覚醒効果を示し，同一の投与用量（10 nmol）で比較するとオレキシンAの方がBよりも強い覚醒作用を示した（図3）。イヌ・ナルコレプシーではOX_2Rの遺伝子変異と皮質や視床におけるHA含有量の減少があること，正常ラットではHA神経の起始核であるTMNのほとんどでOX_2Rを発現していることから，オレキシンの覚醒作用発現にHA調節機構の関与が示唆される。H_1受容体アンタゴニストのジフェンヒドラミン（Diphenhydramine）を雄ラットに経口投与するとノンレム睡眠は有意に増加するがレム睡眠にはほとんど影響を及ぼさない（図4）。ラット視床下部におけるHAの遊離量は明期に低下し活動期の暗期に上昇するが，HA合成酵素阻害剤のα-フルオロメチルヒスチジン（α-fluoromethylhystidine；α-FMH）のラット腹腔内投与では睡眠誘発効果がある。オレキシン受容体の脳内分布をみるとLCではOX_1Rで占められ，TMNではほとんどがOX_2Rである。さら

第5章　現代の睡眠科学

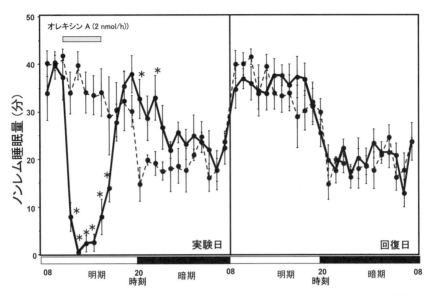

図2　ラット第3脳室内連続注入によるオレキシンA(10 nmol)のノンレム睡眠抑制効果
無拘束ラットの明期(休息期)にオレキシンAを第3脳室内に連続注入すると，対照日同時刻の生理食塩液注入と比較して統計的有意なノンレム睡眠抑制効果を発現した。
タテ軸は1時間ごとのノンレム睡眠量(mean ± SEM)を示す。＊：$P<0.05 (n=6)$
---：対照日，―：実験日・回復日　　　　　　　　　　　　　　（文献19より改変引用）

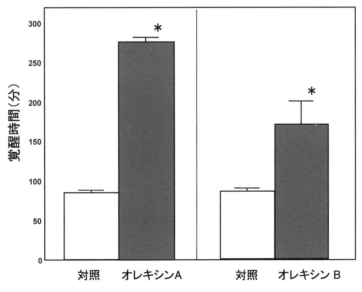

図3　オレキシンAとBの覚醒効果の比較
オレキシンAはBよりも強い覚醒作用を発現した。＊：$P<0.05$
（文献19より改変引用）

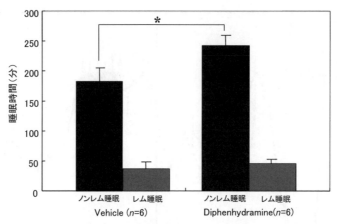

図4　ラット経口投与による H1 受容体アンタゴニスト Diphenhydramine
（10mg/kg）のノンレム睡眠促進作用
＊：$p<0.05$

に，OX_1R と OX_2R はそれぞれオレキシン A と B に対する親和性が異なることを考慮して，オレキシン B と α-FMH を組み合わせて投与した。前もって α-FMH をラット腹腔内に投与しておき，オレキシン B をラット第3脳室内に持続的に投与すると，オレキシン B によって引き起こされる覚醒作用が抑制された（図5）。したがって，脳内 HA の合成が α-FMH により阻害された結果，HA 神経を介して発現するオレキシンの覚醒効果が抑制されたと解釈している。

桜井らのグループは，免疫組織学的解析からオレキシン神経終末が TMN の HA 神経細胞体に直接シナプスを形成していることをつきとめた。また，オレキシン A および B は HA 神経活動電位の頻度を上昇させることから，TMN の HA 神経に OX_2R を介する神経支配の存在を電気生理学的に明らかにしている[20]。そこで，H_1 受容体アンタゴニストのピリラミン（pyrilamine）とオレキシン A を組み合わせてラット第3脳室内へ持続投与すると，オレキシン A の覚醒作用がピリラミン存在下で用量依存的に抑制された。したがって，オレキシンによって引き起こされる覚醒効果発現には OX_2R によるヒスタミン神経系の活性化が関与していると考えられている。今のところ OX_1R と OX_2R の睡眠覚醒調節における役割についての詳細は不明である。今後はオレキシン受容体作動薬を用いた OX_1R と OX_2R の機能解析を行い，睡眠覚醒調節におけるオレキシン A と B それぞれの生理的役割について明らかにする必要がある。

一方，山中らは，オレキシン神経細胞とカテコールアミン神経の関連を明らかにしている[21]。オレキシン神経細胞にクラゲの緑色蛍光タンパク質である EGFP を発現するトランスジェニックマウスを用いて，脳スライス標本を作成し，パッチクランプにより，その活動を記録した。その結果，ノルアドレナリン，アドレナリン，ドーパミン等のカテコールアミンを含有する神経によって，オレキシン神経細胞が抑制されることが判明した。つまり，オレキシン神経細胞はカテ

第5章　現代の睡眠科学

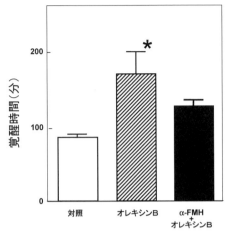

図5　ヒスタミン合成酵素阻害剤のα-fluoromethylhystidine（FMH）によるオレキシンBの覚醒作用抑制効果
＊：$P<0.05$

コールアミン神経核に強く投射し，それら神経細胞の活動を上昇させることによって覚醒の開始および維持をしていると考えられる。カテコールアミン神経からは抑制性の入力を受けていることが明らかとなったことから，この経路は，オレキシン神経細胞の活動を抑制するためのネガティブフィードバックとして機能する可能性が示唆される。

　齧歯類では断食あるいは食料不足で睡眠が減少し，逆に全断眠が摂食亢進を引き起こすことが知られている。そこで，摂食調節に関与するレプチンやグレリンが睡眠覚醒調節と何らかの様式で関わっていることが示唆されている。グレリンは成長ホルモン放出促進因子（GHS）受容体の内因性リガンドとして，ラットおよびヒト胃から精製され構造決定された[22]。その作用には，成長ホルモン（GH）の分泌促進と摂食亢進，さらに体重増加がヒトやラットで知られている。一方，レプチン機能の欠損は肥満，糖尿病の原因になることが知られ，ヒトでは急激なカロリーの減少あるいは増加にレプチンが反応する。食欲不振を引き起こすレプチンとは逆にグレリンは，食欲亢進を引き起こしエネルギー代謝調節にも関与している。シカゴ大学のスピーゲルらの研究によると，健常成人で10時間睡眠と4時間睡眠の2グループに分け，続く昼間における血中レプチンとグレリンについて比較すると，4時間睡眠の場合レプチンの血中レベルは約18％減少したが，逆にグレリンは約28％の増加であった[23]。つまり，睡眠不足で血中レプチンが顕著に減少するが，グレリンの血中レベルは逆に睡眠不足で増加することから，睡眠不足が肥満の引き金となり得る可能性が指摘されている。

表2 睡眠覚醒調節と摂食調節に関与する神経ペプチドとホルモン (文献15より引用)

摂食を調節する神経ペプチドとホルモン	覚 醒	ノンレム睡眠	レム睡眠
Vasoactive intestinal polypeptide	↓	±	↑
Corecystkinin octapeptide	↓	±	↑
Corticotropin-like intermediate-lobe peptide	↓	±	↑
Orexin	↑	↓	↓
Somatostatin	↓	±	↑
Insulin	↓	↑	±
Leptin	±	↑	↓
Ghrelin	↓	↑	±
Neuropeptide Y	↓	↑	±

↑：促進, ↓：抑制, ±：効果なし

6 睡眠障害の動物モデル

睡眠異常を示す自然発症動物モデルは少ない。しかし，ヒト睡眠障害を克服しようとする試みにおいては，適切な動物モデルが存在することでその研究が飛躍的に進展する可能性がある。最近の分子生物学の進歩により，特定の睡眠異常あるいは睡眠リズム異常のマウスが作成されるようになってきた。また，それ以外にも外科的な処置や飼育環境を操作することでヒトの睡眠障害に近い症状を示す動物モデルが存在する。

6.1 ナルコレプシーの動物モデル

ヒト・ナルコレプシーの自然発症動物モデルであるイヌ・ナルコレプシーは，米国スタンフォード大学睡眠研究所で飼育され，ナルコレプシーの病態生理解明の研究に用いられてきた。イヌ・ナルコレプシーには孤発例と家族例があり，1970年代にミニチュアプードルやダックスフンドが見つかっている。1976年にドーベルマン・ピンシャーとラブラドール・レトリバーにおいてナルコレプシーが常染色体劣性の単一遺伝子で遺伝し，その浸透率は100%であることが発見された。その後，これら2系統のコロニーが確立され，分子遺伝学的研究や薬理学的研究に用いられてきた[24]。

イヌ・ナルコレプシーは，遊ぶときや大好物の餌を提示されたときの情動刺激で脱力発作が起こる。突然全身の筋肉が弛緩し，覚醒からレム睡眠様の状態になる。この発作が数秒から数十秒続いた後，再び起きあがり活発に動き出す。この症状はヒト睡眠障害のナルコレプシーで見られる情動脱力発作（カタプレキシー）とよく似ている。一体何が原因で起こるのであろうか，大変不思議な現象である。イヌ・ナルコレプシーの1日における総睡眠時間は正常なイヌとほとんど

第5章 現代の睡眠科学

差がない。しかし，睡眠構築を見ると覚醒，睡眠段階が分断されており睡眠エピソードの持続時間は正常なイヌと比べて短く，頻繁にエピソードの移行が起こる。イヌ・ナルコレプシーの昼間の眠気について客観的にとらえるのは容易でない。そこで，イヌ用にヒトのMSLT（multiple sleep latency test）を修正した試験を行うと，ヒト・ナルコレプシーと同様入眠潜時が短い。イヌ・ナルコレプシーを用いた一連の行動薬理学的実験結果から，ナルコレプシーの病態には中枢におけるモノアミン系の機能低下とコリン系の感受性増大という脳内の生化学的バランスの乱れが関与することが示唆されている。特に，中脳ドーパミン系の機能低下が傾眠とカタプレキシーに強く関連していると考えられていた。ところが，前述したように，イヌ・ナルコレプシーにはオレキシン受容体2型の遺伝子変異があることが報告された。およそ10年にわたるイヌ・ナルコレプシーの遺伝子探索の成果である。

一方，イヌ・ナルコレプシーの原因がオレキシンであることが判明したのとほぼ同時期に，柳沢らによるオレキシンが産生されない遺伝子変異マウスの研究が報告された[25]。オレキシンが産生されないマウスはヒトあるいはイヌのナルコレプシーとそっくりの症状を示した。オレキシンは摂食調節神経ペプチドとして発見されたが，強い覚醒作用を有し，睡眠覚醒調節に深く関与していることが明らかにされている。また，桜井らは，出生後にオレキシン神経が脱落するorexin/ataxin-3トランスジェニックマウスを作成した[26]。このマウスはナルコレプシーの特徴をよく表現していることから，ナルコレプシーの動物モデルとして利用されている。ナルコレプシーの動物モデルが開発されたことで，ヒト・ナルコレプシーの病態生理解明に向けての研究が今後さらに進展することが期待されている。

6.2 睡眠呼吸障害動物モデル

睡眠呼吸障害のうち最も頻度が高いのは閉塞型睡眠時無呼吸症候群（OSAS）である。OSASは睡眠中に上気道閉塞が起こり，十分な夜間の睡眠が確保できないことから，日中に強い眠気が出現する。OSASによる低酸素血症や交感神経活動の亢進が高血圧症の発症・進展と密接な関連があり，心血管系疾患の発症への関与が示唆されている。

ブルドッグは中咽頭が狭く軟口蓋が大きい形態を持ち，ヒトのOSASと同様の症状を示す。ブルドッグは特にレム睡眠中に無呼吸を引き起こし，血中酸素飽和度が低下する。一方，覚醒時間帯には眠気が強く，睡眠潜時の平均が対照と比較するとかなり短縮している。したがって，ブルドッグが睡眠時無呼吸症の自然発症動物モデルとして有用であると報告されている[27]。

サルの口蓋垂と舌の構造はヒトと多くの類似点があり，上気道は他の動物よりはるかにヒトに近い。そこで，カニクイザルを用いたOSASのモデルでは液体コラーゲンを口蓋垂，舌および咽頭壁へ2週間ごとに注入してポリグラフ記録を行った[28]。コラーゲンを注入しておくと無呼

吸は 27.9 ± 19.7 回／時間と高い値を示したが，コラーゲン注入前の正常な状態では 4.8 ± 2.0 回／時間であった。液体コラーゲンの注入により人工的に無呼吸モデルとしたサルの睡眠は，記録時間における総睡眠量が減少し，ノンレム睡眠中のステージ 1 の増加が見られ，逆にステージ 2 とレム睡眠は減少していた。したがって，コラーゲン注入サルは閉塞性睡眠時無呼吸症の動物モデルとしての有用性が示唆されている。

　肥満のミニブタが OSAS のモデルとして用いられた例がある[29]。肥満ミニブタ 3 匹のうち，2 匹が閉塞性睡眠時無呼吸症で 1 匹は中枢性の無呼吸症であった。肥満ミニブタの体重は 105.0 ± 2.9 kg，体長が 1.25 ± 0.05 m で BMI は 67.0 ± 4.3 kg/m^2 であったが，肥満のない対照ミニブタの体重は 54.7 ± 13.3 kg，体長が 1.17 ± 0.02 m で BMI は 39.4 ± 8.7 kg/m^2 であった。無呼吸と低呼吸の出現は肥満ミニブタの睡眠記録時間内で，38.6 ± 50.6／hr であったが，対照ミニブタでは無呼吸および低呼吸はほとんど出現しなかった。肥満ミニブタにおける無呼吸と低呼吸はノンレム睡眠と比較するとレム睡眠での出現が多かった。したがって，肥満ミニブタは肥満と関連した睡眠時無呼吸症の動物モデルと考えられている。

　マウスモデルでは，飼育環境の操作による研究が少しずつ成果をあげつつある。ヒトの OSAS に近いモデルとして，マウスの睡眠時に低酸素となるような実験系が考案されている[30]。自由行動下のマウスの脳波を自動的に記録してコンピュータのオンライン処理で覚醒，ノンレム睡眠およびレム睡眠を自動判定させた。ノンレム睡眠やレム睡眠が起こると自動的にケージ内が低酸素ガスに満たされることから，ヒトの睡眠時無呼吸症候群のモデルとされている。一方，マウスやラットを用いて間欠的低酸素モデルで OSAS の研究も進められている[31]。これは，先のマウスモデルとは異なり，睡眠覚醒状態とは無関係に，一定間隔で低酸素ガスと空気を交互に飼育ケージ内に送り込む方法である。このモデルでは，ヒトと同様に脳や心臓・血管系への影響が観察されている。

6.3　パーキンソン病の睡眠障害動物モデル

　パーキンソン病（PD）の発症にはドーパミン作動性神経障害の可能性が考えられている。PD では振戦や固縮等の運動障害が主症状であるが，睡眠障害も知られている。不眠，悪夢，睡眠中の異常運動や行動，日中の過度の眠気（excessive daytime sleepiness；EDS），突発的睡眠（Sudden onset of Sleep；SOOS）がある。PD ではレム睡眠行動異常症（REM sleep behavior disorder；RBD）が出現する例がある。RBD ではレム睡眠時に夢内容と一致する激しい異常行動を示すが，原因は正常なレム睡眠時に起こる筋緊張の抑制が欠如するためと考えられている。ところが，RBD として扱われてきた患者のうち約 4 割が，その後 PD を発症したとの報告がある[32]。PD 発症に先駆けて発症する RBD を検出できれば，PD の進行を抑制できる可能性もあ

る。1970年代にRBDと同様の現象を示すネコのモデルが報告され，筋トーヌスの弛緩を伴わない逆説睡眠を発現した[33]。逆説睡眠で起こる筋トーヌス消失の実行ニューロンは橋背内側被蓋野の青斑核アルファ傍核（peri-LCα）後部と延髄大細胞網様核（Mc）に局在しているが，peri-LCαやMcの破壊によって起こる"夢幻様行動"は，方向定位，探索および攻撃行動などが観察されている。これをヒトにおけるRBDと相似の現象であるとすると，PDの発症や進展機構を明らかにしようとする研究では，RBD等の睡眠異常を検出できることが極めて有用である。そこで，サルやラットに神経毒である1-Methyl, 4-phenyl, 1,2,3,6-tetrahydropyridine（MPTP）あるいは6-hydroxydopamine（6-OHDA）を投与してドーパミン神経の変性を人工的に起こしたPD動物モデルや，遺伝子変異によるマウスのモデルが利用されている。しかし，今のところ随伴する睡眠障害についての知見は十分得られていない。PDの早期診断や早期治療の観点からこれら動物モデルを用いた研究による新知見が期待される。

7 睡眠の多様性

ヒトを含む哺乳動物と鳥には覚醒，レム睡眠，ノンレム睡眠の3つの異なる状態が出現し，真睡眠と呼ばれる。深いノンレム睡眠で出現する徐波睡眠は哺乳類や鳥類など恒温動物の特徴であるが，爬虫類，両生類，魚類では脳波上に徐波睡眠が観察されず，これを原始睡眠という。また，原始的哺乳類の形態を現在も残しているハリネズミやカモノハシなどの単孔類の眠りは中間睡眠と呼ばれている。つまり，進化の過程における動物の睡眠は原始睡眠，中間睡眠，真睡眠に分類される[34]。一方，生存環境や内部環境によって睡眠様式を変化させた動物がいる。睡眠がレムとノンレムとを繰り返すだけではなく，大脳の左右半球が交互に睡眠あるいは覚醒状態になる半球睡眠が，イルカ，アシカ類で広く見られる[35]。

イルカは水中生活者であるが肺呼吸のため，頭頂部の噴気孔を用いて休息や睡眠中も水面で呼吸する必要がある。野生のイルカは水中を泳ぎ回っていることが多く，その行動についてはほとんど不明であるが，水族館で生活するイルカは遊泳中も眠ることが明らかにされている[36]。イルカは活動が低下している状態では左右交互に目を閉じることが観察されていたが，睡眠や行動に関する情報は少ない。イルカの行動を観察すると，夜間に低活動期があり昼間に高い活動期があることから，その行動は昼行性であると考えられている。半球睡眠では右脳が睡眠状態になると左目を閉じ，逆に右目を閉じているときは左の脳が睡眠状態となる（図6）。つまり，どちらかの脳を覚醒させた状態で泳ぎ続けることができる。水中で寝なければならないイルカは，脳を交互に眠らせることができる"半球睡眠"と呼ばれる特殊な睡眠技術を獲得した。睡眠の進化と多様性を考える上でイルカの示す半球睡眠は大変興味深い。

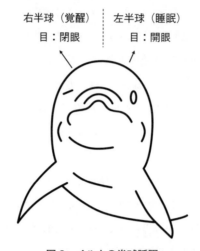

図 6　イルカの半球睡眠
右半球が覚醒状態では左目が開いており，左半球は睡眠
状態で右目が閉じている．これを左右交互に繰り返す．

8　おわりに

　睡眠覚醒調節機構には未だ不明な点が多い．近年，睡眠異常を示す遺伝子変異動物モデルを用いることができるようになり，睡眠覚醒調節機構あるいは睡眠障害が分子レベルで少しずつ理解されるようになってきた．睡眠障害の早期診断や治療法の改善を目指した研究に，これら動物モデルの利用は有効である．日本では"快食・快眠・快便"がQOLの基本とされてきた．21世紀の睡眠科学では，睡眠行動と摂食行動を統合的に理解する必要がある．また，睡眠異常を持つ動物モデルを利用することで，多くの新知見が集積され，睡眠覚醒調節機構や睡眠障害がさらに理解されることが期待できる．

文　　　献

1) C. von Economo, *J. Nerv. Ment. Dis.*, **71**, 249 (1930)
2) 小山純正ほか，特集・睡眠障害，日本臨床社，p.48 (1998)
3) C. B. Saper *et al.*, *Trends Neurosci.*, **24**, 726 (2001)
4) 石森國臣，日本医学雑誌，**23**, 17 (1909)
5) K. Kubota, *Neurosci. Res.*, **6**, 497 (1989)
6) K. Honda *et al.*, *Neurosci. Res.*, **1**, 243 (1983)

7) K. Honda *et al.*, *Brain Res.*, **636**, 253 (1994)
8) M. Ikeda *et al.*, *Neurosci.*, **130**, 1029 (2005)
9) 井上昌次郎, 睡眠のメカニズム, 朝倉書店, p.22 (1997)
10) S. Inoué, K. Honda, *Sleep and Hypnosis*, **1**, 98 (1999)
11) J. M. Krueger, J. A. Majde, *Ann. NY Acad. Sci.*, **992**, 9 (2003)
12) R. E. Strecker *et al.*, *Behav. Brain Res.*, **115**, 183 (2000)
13) O. Hayaishi, *J. Appl. Physiol.*, **92**, 863 (2002)
14) 桜井武, 日薬理誌, **122**, 236 (2003)
15) O. Prospero-Garcia, M. Mendez-Diaz, *Drug News Perspect*, **17**, 518 (2004)
16) T. Sakurai *et al.*, *Cell*, **98**, 573 (1998)
17) T. Nambu *et al.*, *Brain Res.*, **827**, 243 (1999)
18) L. Lin *et al.*, *Cell*, **98**, 365 (1999)
19) M. A. Akanmu, K. Honda, *Brain Res.*, **1048**, 138 (2005)
20) A. Yamanaka *et al.*, *Biochem. Biophys. Res. Commun.*, **290**, 1237 (2002)
21) A. Yamanaka *et al.*, *J. Neurophysiol.*, **96**, 284 (2006)
22) M. Kojima *et al.*, *Nature*, **402**, 656 (1999)
23) K. Spiegel *et al.*, *Ann. Intern. Med.*, **141**, 846 (2004)
24) 大倉睦美ほか, 神経進歩, 医学書院, **45**, 131 (2001)
25) J. T. Willie *et al.*, *Annu. Rev. Neurosci.*, **24**, 429 (2001)
26) J. Hara *et al.*, *Neuron*, **30**, 345 (2001)
27) J. C. Hendricks *et al.*, *J. Appl. Physiol.*, **63**, 1344 (1987)
28) P. Philip *et al.*, *Neurobiol. Dis.*, **20**, 428 (2005)
29) R. P. III Lonergan *et al.*, *J. Appl. Physiol.*, **84**, 531 (1998)
30) Y. Tagaito *et al.*, *J. Appl. Physiol.*, **91**, 2758 (2001)
31) 南一成ほか, 医学のあゆみ, p.299 (2007)
32) C. H. Schenck *et al.*, *Neurology*, **46**, 388 (1996)
33) 酒井一弥, 神経研究の進歩, **39**, 41 (1995)
34) 北浜邦夫, ヒトはなぜ夢を見るのか, 文春親書 (2000)
35) O. I. Lyamin *et al.*, *Behav. Brain Res.*, **129**, 125 (2002)
36) Y. Sekiguchi *et al.*, *Physiol. Behav.*, **79**, 643 (2003)

第Ⅲ編
睡眠のセンシング

第Ⅲ編

競馬のチャンス

第6章　睡眠の脳波・ポリグラフ記録とその解析法

八木朝子*

1　睡眠中の生体現象記録の歴史と終夜睡眠ポリグラフィ

　睡眠をつかさどる基礎的脳機序の研究は現代急速に発展しているものの，睡眠中は脳活動が停止していると長い間信じられていたためその歴史は浅い。動物の睡眠の特徴として，長い不活動状態，サーカディアンリズム，特異的な睡眠姿勢，刺激に対する反応閾値の上昇などがあるが，哺乳類は脳波の変化を伴う。進化の過程で獲得された睡眠中の脳波変化とは高振幅徐波の出現である。脳波は特に大脳皮質の機能状態と密接に関係しており，意識水準と関連して変化する。脳の活動水準が高いほど周波数の高い波（速波）が多くなり，活動が低下すると周波数の低い波（徐波）が多くなる。ヒトの脳からの電位記録を最初に成功させたのはドイツの精神科医 Hans Berger であり，ヒトの覚醒閉眼時に10Hz前後の律動的な波が起こることを発見しアルファ波（α波）と呼んだ。睡眠中の脳波の測定は1936年の Loomis らが最も初期に行った。その後，1953年にシカゴ大学の Kleitman と Aserinsky が眼球運動を測定し急速眼球運動パターンを発見したことが初めてのレム睡眠の記述となり，ヒトの睡眠研究の基礎となった。睡眠科学の歩みは，脳波とその他の生体信号の記録の歴史とともにあると言える。

　1968年に Rechtschaffen と Kales らがまとめた睡眠中の脳波記録方法[1]が，現在まで国際的な睡眠脳波測定および判定法（通称 R & K 法）として汎用されている。R & K 法では，脳波，眼球運動および筋電図が必須な測定項目とされており，睡眠中の複数の生体現象を同時に記録する睡眠ポリグラフィ（PSG；polysomnography）として初期の方法である。当時の脳波計の記録可能なチャンネル数が8つだったことで測定項目とその数が制限された。その後医療機器の技術進歩に伴い，研究の目的に応じて必要な生体電気信号を同時記録するようになり PSG は普及した。また睡眠医療分野での臨床応用は，1970年代に睡眠時無呼吸症候群（SAS；Sleep Apnea Syndrome）が発見された後 SAS がもたらす多大な社会的損失を考慮し，睡眠医療が急速に拡大していく中において，SAS の診断の標準的検査法として用いられてきた。その他の代表的な睡眠障害である周期性四肢運動障害（PLMD；periodic limb movement disporder），レム睡眠行動

＊　Tomoko Yagi　医療法人愛仁会太田総合病院記念研究所附属診療所
　　太田睡眠科学センター

異常症（RBD；REM sleep behavior disorder），睡眠関連てんかん等の診断やその治療効果の判定に有用な検査方法として特に欧米の睡眠医療において用いられている．現在では米国睡眠学会（AASM；American Academy of Sleep Medicine）が，脳波，眼球運動，筋電図，心電図，口鼻孔気流，胸腹部の呼吸努力，動脈血酸素飽和度（SpO_2），前脛骨筋筋電図等を同時に記録し，また同時に赤外線カメラ等で被験者の睡眠中の寝姿を観察・記録することが最も精度の高いPSGの施行法として推奨している[2]．この方法によって睡眠中に起きるてんかん発作の分析，各種異常運動や行動の分析がより正確にできるようになった．さらにコンピュータ技術の進歩により記録はデジタル化され，脳波の定量的解析，周波数分析等のこれまでの視察判読では把握できなかった脳波と睡眠の関係についての電気生理的所見の解明にPSGは今後益々寄与するだろう．

2 PSGの記録

2.1 睡眠段階判定のための記録

R&K法では睡眠段階判定のために，脳波，眼球運動および筋電図の記録が必要とされる．

2.1.1 脳波

左右耳垂（耳朶）または乳様突起に基準電極をおき，10～20電極法のC_3またはC_4の単極導出が最低限必要であり，O_1またはO_2からも同時導出することが望ましいとされる．基準電極は反対側にとり，C_3–A_2あるいはC_4–A_1の単極誘導となる．睡眠段階判定では，睡眠と覚醒の区別をするため，睡眠深度を判定するために特徴的な脳波（頭蓋頂鋭波，紡錘波，K複合波，$α$波，$δ$波など）を検出するために，導出部位が選択されている．C_3, C_4は$δ$波が，O_1, O_2は$α$波が優勢に出現しかつ振幅が大きい部位であるため，それらが睡眠脳波の導出部位として採用されている．最低導出数が少ないのは，当時の脳波計の記録チャンネル数に限りがあったからである．現在の脳波計やPSG機器では多チャンネル記録が可能なため，C_3, C_4, O_1, O_2の全てのみならずさらに誘導を増やして記録するとことが可能である．夜間てんかん発作を疑った場合は，双極誘導を追加する．また自覚的眠気と相関があるとされるCAP（Cyclic Alternating Pattern）法を用いる場合の標準誘導法[3]は，Fp_1–F_3・F_3–C_3・C_3–P_3・P_3–O_1またはFp_2–F_4・F_4–C_4・C_4–P_4・P_4–O_2の双極導出とC_3–A_2またはC_4–A_1の単極導出の組み合わせである．

2.1.2 眼球運動

眼窩外側縁から1cm外側1cm上方と，対側の眼窩外側縁から1cm外側1cm下方の2ヵ所に電極を置く．耳垂（耳朶）または乳様突起に基準電極を置くが，一方は反対側に，もう一方は同側に導出する方法（例えば，ROC/A_1, LOC/A_1）と，両方とも反対側の基準電極を導出する方法（ROC/A_1, LOC/A_2）がある．眼球運動は眼球の帯電による電位差を利用して記録される．角膜

第6章 睡眠の脳波・ポリグラフ記録とその解析法

は陽極に,網膜は陰極に帯電しており,目の動きにより角膜および網膜の位置が,導出部位に対し相対的に変化をもたらし,その際の電位変化が振れとなり記録される。眼球運動記録により,REM睡眠期を特徴づける急速眼球運動(REMs;rapid eye movements)と,入眠期の緩徐な眼球運動(SEMs;Slow Eye Movements)など睡眠段階判定の重要な特徴所見が検出され,睡眠段階判定の一助となる。

2.1.3 筋電図

頤筋,下頤筋などの抗重力筋上に電極を置き,双極導出する。記録中の予備電極を含めて電極は3ヵ所置くのが望ましいとされている。筋電図記録の目的は,REM睡眠期に特有な骨格筋の脱力状態を検出しREM睡眠期を判定するためである。

2.2 呼吸障害判定のための記録

2.2.1 気流(口鼻孔フロー)

PSGでは初期より温度センサ法(サーミスタやサーモカップル)が用いられていた。しかしニューモタコグラムでの気流変化量と比較した場合直線性は示さず,サーミスタ法では気流を過大評価する傾向がある[4]。そのためAASMのタスクフォース[5]では温度センサ法の信頼度は低い。それより信頼度の高い方法として,鼻圧法,呼吸インダクティブプレチスモグラム(RIP;Respiratory Indactance Plethysmography)法がある。鼻圧法では,換気量と相関を認めるが,気流量を過小評価する傾向がある。そのためサーミスタに比べ反応が鋭敏で容易に波形が平坦化し無呼吸となりやすい。また鼻閉でも波形が平坦化するため,呼吸イベントに対する偽陽性波形の鑑別を慎重にすべきである。校正の施行で定量化が可能なのがRIP法であるが手間がかかる。校正を行わず定性的に用いることも可能である。

2.2.2 胸腹部呼吸運動

ストレンゲージ法やピエゾセンサ法が汎用されている。胸腹部からの呼吸運動の測定は,気流の測定と照らし合わせることにより,無呼吸(気流の停止)や低呼吸(気流の低下)の病態の型(閉塞型か中枢型)を判別することができる。典型的には胸腹部の逆相運動は,無呼吸や低呼吸が閉塞型であると認識できる。胸腹部呼吸運動の測定の目的は呼吸障害(無呼吸や低呼吸)の病態について,気道の閉塞が存在しているのか,呼吸中枢の抑制が関与しているのかを知ることである。

2.2.3 動脈血酸素飽和度(SpO_2)

パルスオキシメータを用いて,酸化ヘモグロビンと還元ヘモグロビンの近赤外光に対する吸光度の差からSpO_2を非観血的・連続的に測定する。無呼吸や低呼吸に伴う低酸素血症の程度を把握し,睡眠呼吸障害の重症度評価に用いられる。またSpO_2の下降の様子から,睡眠呼吸障害と

その他の肺疾患（慢性閉塞性肺疾患，夜間喘息，肺胞低換気など）との鑑別もできる。拍動（パルス）に伴って変化する成分を取り出すため被験者に不整脈を認める場合は正しく検知できないことがある。また一般的には指先や耳朶に装着するので，装着部位の血液循環が悪い病態や状況下では正しく測定されない。

2.2.4 いびき音

測定部位は咽頭部で，マイクロフォンまたはピエゾセンサが用いられる。いびきの発生は上気道抵抗増大を意味するため，いびき音の検出は無呼吸や低呼吸が閉塞型であることを証明する。

2.3 心循環の記録

2.3.1 心電図

誘導数や誘導法が定められてはいない。一般に，CM_5誘導，CC_5誘導，NASA誘導および修正Ⅰ誘導などから選択される。睡眠中の不整脈，心拍変動，ST-T変化の検出に用いられる。

2.4 神経活動の記録

2.4.1 下肢表面筋電図

下肢表面筋電図の測定[6]では，前脛骨筋が用いられる。電極は脳波で使用する皿電極を用いるのが一般的であるが，ピエゾセンサ（圧電素子）の場合もある。睡眠中の四肢，特に下肢の周期的に反復持続する不随意運動を特徴とする周期性四肢運動障害（PLM；periodic limb movements）の診断のためには，前脛骨筋電図の測定が有用である。PLMは日中過眠や不眠症の原因にもなりうる。その運動は主として足の背屈と第一趾あるいは全趾の背屈に膝関節と股関節の背屈として観察される。

2.5 体位の記録

体位の向きにより異なる電圧を発生する小型のスイッチセンサを前胸部に固定する方法がPSGでは一般的である。睡眠時呼吸障害では，無呼吸や低呼吸の発生が体位によって変化することがある。重力による気道の閉塞を来しやすい仰臥位において，無呼吸や低呼吸の頻度が側臥位の頻度の2倍以上の場合を体位依存性の睡眠呼吸障害と定義される。そのような病態の把握に体位の測定は有用である。ビデオカメラを用いれば，より正確で詳細な体位・寝姿勢の観察が可能である。睡眠中の室内は暗いため，赤外線カメラを用いるか赤外線投光するかなど工夫が必要となる。

第6章　睡眠の脳波・ポリグラフ記録とその解析法

2.6　その他生体信号の記録
2.6.1　食道内圧測定

食道内圧は胸腔内圧を鋭敏に反映するため，胸腔内圧測定の代わりに食道内圧測定が行われる。食道内圧測定は，呼吸努力の測定法として最も信頼度の高いゴールデンスタンダードとして位置づけられ[5]，その測定により睡眠呼吸障害の病態の型分類を正確にできる。閉塞型の場合の食道内圧曲線は，気流の停止あるいは低下時に，一息毎の吸気位に陰圧値が徐々に増大し，換気再開時点で一気に軽減する曲線パターンを示す。それに対し中枢型の場合は，気流の停止または減衰に合わせて食道内圧曲線も平坦または減弱パターンを示す。

2.6.2　炭酸ガス測定

炭酸ガス測定は，睡眠呼吸障害の重症度評価のみならず，高炭酸ガス血症および低炭酸ガス血症を来す病態を観察するために行われる。呼気終末炭酸ガス（$PETCO_2$）測定と経皮炭酸ガス（$PtcCO_2$）測定がある。$PETCO_2$測定は，赤外線吸光度から呼気ガスのCO_2濃度を求める方法で，一呼吸ごとのPCO_2変化を捉える。動脈血のPCO_2との相関もよいとされるが，測定時アーチファクトが混入しやすく，技術的にはやや困難な検査である。$PtcCO_2$測定は，平均値としてPCO_2の変化を見る。皮膚を加熱させて毛細血管血を動脈化し，皮膚へ拡散したCO_2を測定する。アーチファクトに強く，技術的には容易であるが，一過性のPCO_2の変化は観察しにくい。

2.6.3　深部体温測定

深部体温はメラトニンと同様に概日リズムを示すことを利用し，生体リズムの指標として用いられる。小型軽量な測定機器があるため，連続長時間測定が可能であるが，PSGに外部入力して睡眠と体温の変化を同軸上にて経時的に観察することも可能である。体温リズムはメラトニンリズムに比べると種々の外的要因によるマスキング効果をうけやすい。

3　PSG機器とセンサ・トランスデューサ

数μV〜数mVと微弱な生体信号を増幅し，かつ交流などのノイズを排除し安定した記録を得るために差動増幅器を使用している。現在ではアナログ脳波計に代わりデジタル脳波計がPSG記録として使用されるようになった。デジタル脳波計では導出された脳波は電極ごとに設けられた差動増幅器で増幅され，その後AD変換器でデジタル信号化され保存される。アナログ脳波計との違いとしてモンタージュの選択・変更，フィルタの設定を保存された信号を読み出し，再生する際に行えることがデジタル脳波計の利点である。

3.1 デジタル脳波計の構成[7]

① サンプリング周波数

脳波の連続的なアナログ信号をAD変換器によって一定間隔(時間)ごとに数値化(量子化)することをサンプリングという。この一定間隔(時間)のことをサンプリング周期(またはサンプリング時間)，その逆数で1秒間のサンプリングする回数をサンプリング周波数という。脳波では200Hz以上で記録されている。

② AD分解能

信号の振幅についての分解能はAD変換器の精度(AD分解能)で決定される。一般的には12bitから16bitのものが使用されている。12bit (2^{12} = 4,096段階)の場合，脳波を $0.1\mu V$ の精度で数値化しようとすると，$409.6\mu V$ までの信号を取り扱うことができる。脳波記録時に低すぎる場合は δ 波や高振幅なK複合波などが振り切れることがある。

③ アンチエリアジングフィルタ

設定したサンプリング周波数の1/3程度の付近に生じるエリアジング現象への対策のため高域遮断フィルタが設けられている。

④ システムリファレンス

システムリファレンスと呼ばれる共通の基準とすべての電極間で差動増幅されている。

⑤ リモンタージュとリフィルタリング

システムリファレンスを用い電極単位で保存されているため，記録後再生する際にモンタージュの組み換え(リモンタージュ)をしたり，フィルタの条件を設定し直したり(リフィルタリング)が自在にできる。

3.2 センサ・トランスデューサ[8,9]

生体現象の測定には，生体内の電気量を直接測定するもの，生体内に起こった圧，力，量などの物理的現象をトランスデューサによって電気的量に変換して測定するものなど，その目的に合致したセンサ，トランスデューサ，増幅器などを組み合わせる必要がある。PSG機器ではこれらをユニット化し，各種生体現象が測定記録できるようになっている。

(1) 気流変化の測定

① サーミスタ

サーミスタとは，温度変化に対して電気抵抗変化の大きい抵抗体のことである。金属酸化物を主原料として，高温で焼結して得られるセラミック半導体であり，温度変化を抵抗値の変化として検出する。一定の電流を流し，抵抗値の変化を電圧の変化として検出する。呼気と吸気の温度変化を口鼻孔の計3ヵ所で検出できるが，まとめて1つの記録として出力される。

第6章 睡眠の脳波・ポリグラフ記録とその解析法

② サーモカップルス(熱電対)

サーモカップルス(熱電対)は温度差を測定するセンサである。熱電能の異なる2種類の金属を接合して2つの接合点を異なる温度にすると，一定の方向に電流が流れ熱起電力が生じる現象(ゼーベック効果)を利用している。サーミスタ同様に呼吸時の温度変化を口鼻孔の3ヵ所から検出するが，まとめて1つの記録として出力されている。

③ 圧トランスデューサ

鼻孔または口鼻孔カニューラによって気流を圧トランスデューサまで導き，受圧膜に加えられた圧力に比例した出力電圧を増幅し，差圧変化を気流の変化として出力する。反応時間が速い。気流制限(flow limitation)を検知する。

(2) 呼吸運動の測定

① ピエゾ(圧電素子)

物体に外力が作用すると変形するが，このとき与えられたエネルギーが物体内に蓄積された起電力に変換することをピエゾ効果という。水晶，ロッシェル塩，チタン酸バリウムなどを素材としたセラミック素子であり，呼吸運動測定では伸縮ベルトに固定されている。

② インダクタンス

インダクタンスは，コイルなどにおいて電流変化が誘導起電力となって現れる性質であり，コイルとはインダクタンスを利用するために電線を巻いた受動素子である。コイルをベルトに縫いつけ，呼吸運動によってコイルが伸縮するとインダクタンスが変化し，変化分に応じた周期のパルスが発振される。このベルトを用いた呼吸測定が呼吸インダクタンスプレチフモグラフィ(RIP；respiratory inductance plethysmography)であるが，あらかじめ換気量とインダクタンス変化量との校正を行うことにより換気量の定量化が可能となる。

(3) 体位センサ

内部の水銀や球体が体位の向きによって移動しスイッチが入ることにより，体位ごとに異なる電圧を得ることができるスイッチセンサが一般的に用いられている。また加速度センサの場合は，3軸に配置し重力加速度の変化を電圧の変化としてとらえ，信号処理によって体位を求めるものである。いずれのセンサも5方向(仰臥位，右位，左位，立位，伏臥位)の体位を求めることが多いが，9方向検出するものもある。

(4) いびきセンサ

コンデンサ型マイクや圧電マイクを用いる。コンデンサマイクは，互いに平行な2枚の金属板のうち一方のダイヤスラムがいびきの振動に応じ電極間の距離が変わるため，音声信号に比例した静電容量が発生する。圧電マイクではいびきの振動をピエゾ効果として検知することができる。その他鼻圧トランスデューサでもいびきに伴った気流の振動を検知することができる。フィ

(5) **動脈血酸素飽和度（SpO$_2$）センサ**

　動脈血中の酸化ヘモグロビンと還元ヘモグロビンの吸光スペクトルの違いを利用して，血液に波長の異なる光を当て，透過したそれぞれの光の量を測定し，吸光度の比から動脈血酸素飽和度を求めることができる。指尖などに装着したプローブ（センサ）部分の発光部から，波長が660nm の赤色光と910nm の赤外色光を交互に発し，受光部でこれを電圧として感知し，吸光度が求められる。

4　睡眠の判定と評価[1)]

　脳波，おとがい筋筋電図，眼球運動の3種類の波形の特徴を組み合わせて睡眠深度が判定される。コンピュータによる自動解析も可能であるが，アーチファクト波形を誤判定をするため，判定精度は高いとは言えない。一般的には自動解析後に視察で修正するか，または自動解析は行わず視察判定のみで解析する。睡眠深度には，覚醒と，段階1から段階4で構成されるノンレム睡眠，およびレム睡眠がある。判定とは記録を経時的に一定区間（通常1エポックと呼び，30秒が一般的）ごとに睡眠段階値を割り当てる作業である。もしエポック内に2種類の睡眠段階が存在した場合は，50％以上を占める睡眠段階をそのエポックの睡眠段階値として割り当てる。各睡眠段階における特徴所見と波形を図1～6に示す。その他の睡眠に関係する所見の微小覚醒反応やCAP（cyclic alternating pattern）と，呼吸イベントまたは周期性四肢運動（PLM；periodic leg movement）の判定について以下に示す。

4.1　安静覚醒（Relaxed Wakefulness，図1）

　安静閉眼時は後頭部優位に周期的な α 活動（8～13Hz）の脳波を示す。開眼時では比較的低電位の様々な周波数の混在した（Low voltage mixed frequency；LVMF）脳波活動を示す。眼球運動は，閉眼時は認めないかまたは緩慢な運動（Slow Eye Movements；SEMs）が認められる。SEMs は緩やかで滑らかな正弦波様の眼球運動である。開眼時には急速眼球運動（Rapid Eye Movements；REMs）やまばたきで構成される。筋電図は，相対的に高電位である。

4.2　睡眠段階1（stage1，図2）

　周期的な α 活動に代わり LVMF の脳波活動が背景波を構成するようになる。覚醒時の α 波の振幅が低下し連続性がとぎれるようになり α 活動が1エポックの50％以下となったら睡眠段階1と判定する。入眠からまもなく背景波から際立った振幅の増加を示す頭蓋頂鋭波が出現するよう

第6章 睡眠の脳波・ポリグラフ記録とその解析法

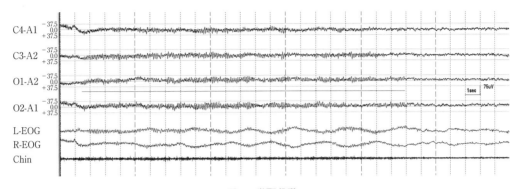

図1 覚醒段階

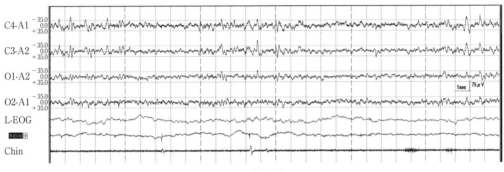

図2 睡眠段階1

になる。頭蓋頂鋭波は，頭頂部で75μV以上の振幅を持つ5Hz以上で14Hz以下の先鋭な波形である。また比較的高振幅のθ波(3〜7Hz)の活動も認められる。眼球運動は安静覚醒から睡眠段階1への移行時にSEMsを認める。筋電図は，相対的に高いままで，覚醒から睡眠への移行に筋電図振幅の変化は一般的でない。

4.3 睡眠段階2 (stage2, 図3)

背景脳波活動はLVMFであり，散在的な睡眠紡錘波およびK複合波の混入により睡眠段階1と区別される。判定の際は睡眠紡錘波およびK複合波の出現により睡眠段階2の開始とされる。睡眠紡錘波は波形の輪郭が漸増漸減の紡状形を呈し，周波数は12〜14Hz(12〜16Hz)の範囲で，持続時間は0.5〜1.5秒である。K複合波は陰性(上向き波形)鋭波から急速に陽性波に続くはっきりとした二相性の輪郭をもった波形である。持続時間は0.5秒以上とされる。睡眠段階2におけるK複合波はLVMFの背景脳波から明確に区別され，容易に認識できる活動であるが，深睡眠期中では一連の高振幅徐波活動内に埋没されるため，認識が困難となってくる。またK複合波が睡眠の進行過程で自然に出現するのとは別に聴覚刺激に誘発され出現することもあり，後者

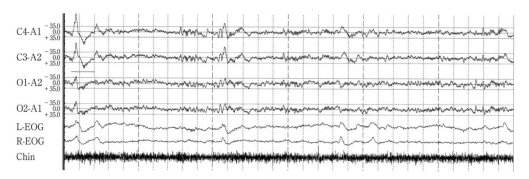

図3　睡眠段階2

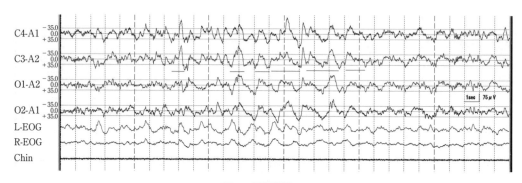

図4　睡眠段階3

の存在は睡眠段階2への移行を示すものではない。

眼球運動はほとんど消失しているが，脳波活動の混入を認めるようになる。筋電図は持続的な活動を認めているが，覚醒時に比しその振幅は一般的に小さくなっている。

4.4　睡眠段階3 (stage3, 図4)

脳波は高電位で周波数の低い波の存在によって定義される。2Hz以下で75μV以上のδ波活動が1エポックの少なくとも20%以上50%未満割合を占めた場合に睡眠段階3と判定される。δ波の振幅の計測は，R&K法では波の最下点から最上点までの距離とする。眼球運動は生じないが脳波活動の混入が顕著となる。筋電図は相対的に振幅が減少している。

4.5　睡眠段階4 (stage4)

2Hz以下で75μV以上のδ波活動が，1エポックの50%以上の割合を占めた場合に睡眠段階4と判定される。睡眠段階3と同様に眼球運動は認めず筋電図は相対的に振幅が減少している。

第6章　睡眠の脳波・ポリグラフ記録とその解析法

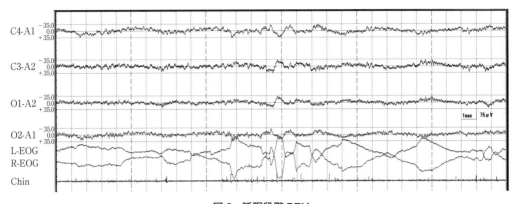

図5　睡眠段階 REM

4.6　REM 睡眠（stageREM，図5）

　脳波は LVMF 活動を呈す．睡眠段階1の背景波に類似しているが，さらに低電位な傾向である．また，低振幅でのこぎりの歯状な輪郭を呈す θ 波（4～7Hz）帯域の鋸歯状波が，REM 睡眠の開始時に認められることがよくある．しかし鋸歯状波の存在は，REM 睡眠の判定の際必要条件ではない．覚醒時より1～2Hz 程度遅い α 波帯域の脳波活動も REM 睡眠中に観察される．この活動は，覚醒反応時の α 波混入とは区別される．眼球運動では REMs が明確となるが，REMs が観察されない区間もある．また REMs 群発の頻度は，睡眠の経過に従い変化することが知られている．筋電図の電位は骨格筋緊張の抑制の結果として，その他の睡眠段階に比較し最も抑制される．散発的にごく短い持続時間（0.5秒未満）の筋電図電位上昇を認めることがあるが，twitch と呼ばれる遠位筋のひきつけによる筋放電現象であり，REMs 付近に出現するのが一般的である．

4.7　微小覚醒反応（arousal）

　睡眠段階判定に影響しない程度に短い覚醒が頻回にみられることがある．このような微小な覚醒反応（arousal）は，睡眠時無呼吸低呼吸症候群や周期性四肢運動障害などで高頻度に検出され，それらが日中の眠気と関連することが報告[10]されてから，睡眠分断化の指標とされた．1992年に ASDA（American Sleep Disordered Association）から「3秒以上の突然な周波数変化」として微小覚醒反応の定義とその細則[11]が発表された．定義された周波数変化とは，α 波，θ 波または 16Hz 以上の周波数の波で睡眠紡錘波は含まれない．覚醒反応の前には 10 秒以上の睡眠が存在しないと判定できない，筋電図のみが増強する反応は覚醒反応としない，NREM 期では筋電図の増強の有無に関係なく脳波の変化のみで判定できるが，REM 期では筋電図の増強がなくては判定できないと定義されている．現在，この基準では定義を満たさない3秒以下の覚醒反応，

呼吸異常後換気再開時δ波のバースト反応などの取り扱いについては，今のところ同意の得られた見解がない。判定では覚醒反応の印付け（マーキング）を行い，数や指数の算出は自動的に行う。覚醒反応の存在により睡眠段階が浅い方向に変化するなど，覚醒反応は睡眠段階に影響を与えるため，判定は睡眠段階と同時に行うのが一般的である。

4.8 CAP (cyclic alternating pattern, 図6)

イタリアのTerzanoらは，ノンレム期の背景脳波活動とそれとは形態，周波数および振幅の違いで区別される脳波像の周期的な活動（CAP；cyclic alternating pattern）を，睡眠分断化や不安定性の評価法[3]とした。CAPは通常ノンレム睡眠期に出現するが，明らかな睡眠障害（例：睡眠時呼吸障害や周期性四肢運動の活動）が存在する場合は活発な活動を示すことが多く[12,13]。またR&K法では，明確な評価が困難であった精神生理性不眠症でも正常よりも活発になることが報告[14,15]されている。当初，CAPは覚醒反応としてその意義が見出されていたが，その後睡眠の維持過程と断片化（覚醒反応）の両プロセスを包含する現象という理論に発展している。CAPを構成している一過性の脳波活動部分の特徴は，急激な周波数の変化（速波化または徐波化）または振幅の変動（低振幅化または高振幅化）である。この特徴的な脳波部分をphase A，それに介在する背景活動部分をphase Bとし，いずれも間隔（interval）は2〜60秒とされる。CAPの基本単位はphase A + phase Bのサイクル（cycle）であり，CAPと定義できるのは，最初のphase Aとphase Bに続いてphase Aが認められたと時からである。自動判定機能付きのPSG機器もあるが精度は不確かである。一般的に判定ではphase Aを印付け（マーキング）を行い，phase Bの認識と諸指標の算出はコンピュータ処理で行う。終夜の周期的脳波活動時間がノンレ

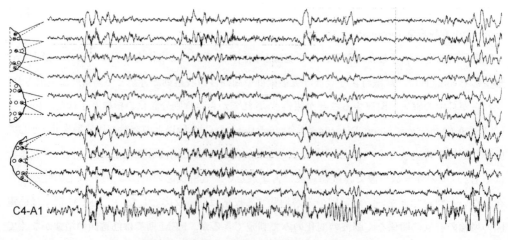

図6　CAP (cyclic alternating pattern) のサンプル

ム睡眠時間中に占める割合をCAP率とする。

4.9 呼吸イベント (respiratory event)

口鼻孔の気流，胸腹部呼吸運動，SpO_2，いびき音，脳波（覚醒反応）記録より呼吸イベント（無呼吸・低呼吸）の判定を行う。最も利用されている呼吸イベントの定義は，1999年のAASMの基準である[5]。無呼吸は10秒以上の気流の停止，これに胸腹部が伴うものを閉塞型，胸腹部運動の消失しているものを中枢型と定義する。無呼吸の開始時の胸腹部運動は消失しているが，後に出現するものを混合型とする。低呼吸は前後の安定した呼吸より50％以上の換気量，あるいは気流の低下が10秒以上持続したものであり，通常SpO_2の低下を認める。気流の低下が50％に満たない場合でも，3％以上のSpO_2の低下か覚醒反応を伴うものを低呼吸と判定する。閉塞型の無呼吸と低呼吸は同様な病態生理であるため臨床的には両者の区別は重要ではなく，無呼吸・低呼吸が閉塞型か中枢型かの鑑別の方が重視されている。

4.10 周期性四肢運動 (periodic leg movement)

周期性四肢運動(periodic leg movement)の定義は1993年のASDAの基準[6]が汎用されてきたが，2006年にはIRLSSG(International Restless Legs Syndrome Stugy Group)とWASM(World Association of Sleep Medicine)が共同で提案している[16]。前者の基準では，筋収縮の持続時間は0.5〜5秒であること，筋収縮の振幅は校正波振幅の25％以上であること，4回または

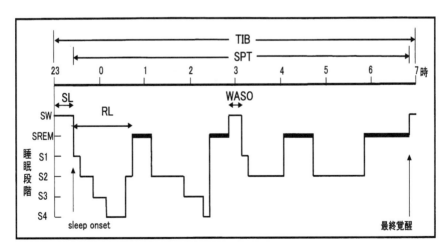

図7 睡眠経過図（ヒプノグラム）

TIB：time in bed（全就床時間），SPT：sleep period time（睡眠期間），TST：total sleep time（総睡眠時間），SL：sleep latency（入眠潜時），RL：REM latency（REM潜時），WASO：wake after sleep onset（中途覚醒時間）

表1 PSGで用いられるパラメータ

睡眠	長さ	総就床時間	time in bed: TIB, (min)	Lights outからLights onまでの期間
		睡眠期間	sleep period time: SPT, (min)	Lights outからLights onまでの期間で覚醒時間を除いて時間の総和
		全睡眠時間	total sleep time: TST, (min)	Lights outからLights onまでの期間で覚醒時間を除いて時間の総和
	潜時	睡眠潜時・入眠潜時	sleep latency: SL, (min)	消灯から入眠までの時間（入眠の定義は目的で異なる）
		REM潜時	REM sleep latency, (min)	入眠から最初のREM睡眠までの時間
		徐波睡眠潜時	slow wave sleep latency, (min)	消灯から最初の睡眠段階3（または4）までの時間
	効率	睡眠効率	sleep efficiency: SE, (%)	入眠から最終覚醒までの時間に対する全睡眠時間の割合
	覚醒・分断化	中途覚醒回数	No. of awakening, (n)	入眠以降の覚醒となった回数
		中途覚醒時間	wake time after sleep onset: WASO, (min)	入眠後の覚醒時間の合計
		覚醒反応回数	No. of arousals, (n)	睡眠期間の中で覚醒反応（arousal）と判定された回数
		覚醒反応指数	arousal index: ArI, (/hr)	睡眠1時間あたりの覚醒反応回数
	睡眠段階量	各睡眠段階時間	stage1, stage2, stage3+4, stageREM, (min)	入眠から最終覚醒までの期間での各睡眠段階の時間
		各睡眠段階率	%stage1, %stage2, %stgage3+4, %stageREM, (%)	総睡眠時間に対する各睡眠段階（睡眠段階1, 睡眠段階2, 睡眠段階3+4, 睡眠段階REM）時間の割合
	REM睡眠関連	REM期数	total number of REM episodes, (n)	REM睡眠期の出現回数
		REM密度	REM density	REM睡眠における急速眼球運動の頻度
	CAP関連	CAP時間	CAP time, (min)	入眠から最終覚醒までのNREM睡眠中の総CAP時間
		CAP率	CAP rate, (%)	NREM睡眠時間に対するCAP時間の割合
		CAPサイクル回数	No. of CAP cycle, (n)	フェーズAとそれに続くフェーズBの一連の波形をひとつのサイクルとし, 入眠から最終覚醒までのCAPサイクル数
		CAPサイクル時間	CAP cycle time, (min)	フェーズAとそれに続くフェーズBの一連の波形をひとつのサイクルとし, 入眠から最終覚醒までのCAPサイクルの平均時間
その他	PLM関連	PLM回数	No. of PLM, (n)	PLMの回数
		PLM指数	PLM index, (/hr)	睡眠1時間あたりのPLM回数
	呼吸関連	無呼吸低呼吸数	No. of apnea hypopnea, (n)	無呼吸・低呼吸の回数
		無呼吸低呼吸指数	apnea hypopnea index; AHI, (/hr)	睡眠1時間あたりの無呼吸低呼吸回数

それ以上連続していること，次の筋収縮との間隔は5秒以上90秒以下であることを満たした場合にPLMとして判定される。後者の基準では，筋収縮の出現と消失基準をμV単位での変化に基づいていることがASDAの基準と異なっている。

5 まとめ─睡眠の評価法─

　睡眠の評価法として，睡眠段階判定後にマクロ的構造評価として睡眠変数や睡眠経過図(ヒプノグラム，図7)に総括する方法が一般的である。睡眠変数とは，経時的に睡眠段階を割り当てた後各睡眠段階とそのエポック数を集計し，睡眠の長さ，深さ，効率，中途覚醒などの睡眠の質や量を評価したものである(表1)。またPSGでは，睡眠のみならず様々な生理的現象の変化・事象を定義づけ，それらの発生回数を数値化する(表1)。睡眠経過図とは各睡眠段階の経時的変化を図で表すことで，各睡眠段階の出現状況や睡眠の安定性など，睡眠構築を視覚的に把握することができ，睡眠中の様々な事象との時間的関連性を知る上で大変有用である。PSGでは，睡眠とその他生体現象との関係の読み取りと，そして現象をもたらす病態生理を理解することがPSGを解釈することであり，PSGの最終的評価となる。

文　　献

1) Rechtschaffen A., Kales A. (eds.), A manual standardized terminology, techniques and scoring system for sleep stages of human subjects, Public Health Services US Government Printing Office (1968)
2) Ferber R., Millman R., Coppola M. et al., ASDA Standards of Practice. Portable recording in the assessment of obstructive sleep apnea, Sleep, **17**, 378-394 (1994)
3) Terzano M. G., Parrino L., Smerieri A. et al., Atlas, rules and recording techniques for the scoring of cyclic alternating pattern (CAP) in human sleep, Sleep Med., **2**, 537-53 (2001)
4) Hosselet J., Norman R. G., Ayappa I. et al., Detection of flow limitation with nasal cannula/pressure transducer system, Am. J. Respir. Crit. Care Med., **157**, 1461-1467 (1998)
5) AASM task force, Sleep-related breathing disorders in adults: Recommendations for syndrome definition and measurement techniques in clinical research, Sleep, **22**, 667-689 (1999)
6) ASDA task force: Recording and scoring of leg movements, Sleep, **16**, 749-759 (1995)
7) 桑原啓郎，内村直尚，トランスデューサの原理，臨床睡眠検査マニュアル，日本睡眠学会

編（2006）
8) 桑原啓郎，内村直尚，生体アンプ・各種フィルタの特性とデジタル脳波計の特徴，臨床睡眠検査マニュアル，日本睡眠学会編（2006）
9) 末永和栄，岡田保紀，最新脳波標準テキスト，メディカルシステム研修所（1998）
10) Kimoff R. J., Sleep fragmentation in obstructive sleep apnea, *Sleep*, **19**, S61–66 (1996)
11) ASDA task force, EEG arousal scoring rules and examples, *Sleep*, **15**, 174–184 (1992)
12) Parrino L., Boselli M., Buccino G. P. *et al.*, The cyclic alternating pattern plays a gate-control on periodic limb movements during non-rapid eye movement sleep, *J. of Clin. Neurophysiol.*, **13**, 314–23 (1996)
13) Terzano M. G., Parrino L., Boselli M. *et al.*, Polysomnographic analysis of arousal responses in obstructive sleep apnea syndrome by means of the cyclic alternating pattern, *J. of Clin. Neurophysiol.*, **13**, 145–55 (1996)
14) Terzano M. G., Parrino L., Spaggiari M. C. *et al.*, CAP variables and arousals as sleep electroencephalogram makers for primary insomnia, *Clin. Neurophysiol.*, **114**, 1715–23 (2003)
15) 八木朝子，小曽根基裕，千葉伸太郎ほか，睡眠パラメータ cyclic alternating pattern (CAP) を用いた睡眠の安定性の検討―日本における不眠症患者と健常人との比較―不眠研究，13-9 (2006)
16) Zuccni M., Ferri R., Allen R. *et al.*, The official World Association of Sleep Medicine (WASM) standards for recording and scoring periodic leg movements in sleep (PLMS) and wakefulness (PLMW) developed in collaboration with a task force from the International Restless Legs Syndrome Study group (IRLSSG), *Sleep Medicine*, 175–183 (2006)

第7章　睡眠と眠気の評価技術

榎本みのり[*1]，有竹清夏[*2]，松浦雅人[*3]

1　はじめに

　本稿では，在宅で行う閉塞性睡眠時無呼吸低呼吸症候群（Obstructive sleep apnea hypopnea syndrome；OSAHS）のスクリーニング検査，および日中の眠気の客観的検査の現状を紹介する。在宅で行う簡易検査は OSAHS についてのものがほとんどであるが，医療経済面からは今後さらに注目されてよいと考えられる。眠気の客観的検査については，標準的な評価法とともに新たに試みられつつある手法にもふれたい。

2　OSAHS のホームモニタリング検査

　米国睡眠学会（American Academy of Sleep Medicine；AASM）が推奨する OSAHS の診断は，専門の技師による常時監視下での終夜睡眠ポリグラフィ（Nocturnal Polysomnography；PSG）検査が標準である[1]。AASM ではこれをレベル I とし，非監視下での PSG 検査をレベル II，脳波，眼球運動，筋電図による睡眠段階判定を省略した簡易モニターをレベル III および IV としている（表1）。OSAHS 患者を連続して終夜 PSG 検査を行っても無呼吸低呼吸指数（apnea hypopnea index；AHI，1時間あたりの無呼吸および低呼吸の発生回数）はあまり変動しないという報告[2]があるが，実際には検査室での睡眠は普段の自宅での睡眠と異なり，不眠が生じる可能性がある。また，検査前夜に睡眠不足があれば，入眠潜時が短縮し，深睡眠や総睡眠時間が増加する。検査室の寝具が自宅と違う場合，普段よりも仰臥位での睡眠が増加して，AHI を過大評価するおそれがあるかもしれない。疲労や飲酒等の様々な要因によっても睡眠中の呼吸状態はダイナ

[*1]　Minori Enomoto　東京医科歯科大学　大学院保健衛生学研究科　生命機能情報解析学分野；国立精神・神経センター　精神保健研究所　精神生理部

[*2]　Sayaka Aritake　東京医科歯科大学　大学院保健衛生学研究科　生命機能情報解析学分野；国立精神・神経センター　精神保健研究所　精神生理部

[*3]　Masato Matsuura　東京医科歯科大学　大学院保健衛生学研究科　生命機能情報解析学分野　教授

ミックに変化する。

　標準PSG検査は高価な装置，熟練した技術，高額の患者負担を必要とする。在宅でも検査（ホームモニタリング）が可能で，かつ患者の経済的負担が軽減される簡易モニター検査は，患者の普段に近い状態を把握するのに有用性が高いと考えられる。米国AASMの勧告では簡易モニター検査の適応は，①重症の患者で緊急に検査が必要な場合，②検査室で検査を行うことのできない場合，③一度PSG検査で診断をしている患者のフォローアップを行う場合に限り用いても良いとしている[1]。一方，英国胸部学会（Scottish Intercollegiate Guidelines Network；SIGN）ではOSAHSの診断に経済的効率を考慮して，簡易モニター検査をファーストチョイスとして推奨している[3]（表2）。

表1　米国睡眠学会（AASM）による検査分類と日本の保険点数

AASM 分類 指標	Level Ⅰ （監視下での PSG検査）	Level Ⅱ （非監視下での PSG検査）	Level Ⅲ （簡易無呼吸検査）	Level Ⅳ （1つもしくは2つの生 物学的指標の連続記録）
脳波	＋	＋	－	－
眼球運動	＋	＋	－	－
おとがい筋筋電図	＋	＋	－	－
心電図	＋	＋	＋	－
呼吸フロー	＋	＋	＋	－
呼吸努力	＋	＋	＋	－
SpO_2	＋	＋	＋	＋
体位	＋	オプション	オプション	－
前頸骨筋筋電図	＋	オプション	－	－
監視	＋	－	－	－
日本での保険点数 （平成16年2月 26日現在）	3,300点	3,300点	720点	鼻呼吸センター，気道音センサーによる呼吸状態およびSpO_2を終夜連続測定した場合：720点
自宅での検査	不可	可	可	可

表2　英国胸部学会（SIGN）によるOSAHS診断のガイドライン

評価		指標
B	簡易モニター	呼吸フロー，胸部・腹部呼吸努力，SpO_2，心拍数，イビキ
＊	Full PSG検査	脳波，眼球運動，おとがい筋筋電図，心電図，呼吸フロー，呼吸努力，SpO_2，体位，イビキ，監視
＊＊	オキシメトリー	SpO_2

B：A, B, C, Dの4段階評価のBに分類されている
＊：推奨はされているが4段階評価中には分類されていない
＊＊：推奨はされているが診断に用いることは出来ないと記載されている

第 7 章　睡眠と眠気の評価技術

2.1　簡易モニターによるスクリーニング

　米国 AASM[1]，英国 SIGN[3]によると，簡易モニターとは呼吸フロー，胸部呼吸努力，腹部呼吸努力のうち 2 つ以上の呼吸センサー，心電図もしくは心拍数，血中酸素飽和度（SpO_2）が最低限記録可能な携帯型計測装置（portable monitoring device）をいう。これらに加え，イビキ，体位等も記録できるような装置もある。PSG 検査と比較して脳波，眼球運動，筋電図等を測定しないためセンサー数が少なく，取り付け方法も容易となる。技師が被検者へ機器についての使用方法の説明を行うことで，被検者は在宅で検査を行うことが可能である。被験者が記録装置の電源を入れてから，起床して電源を切るまでの総記録時間と，呼吸モニターの結果より AHI を算出する。しかし，記録不良が生じた場合や睡眠がほとんど取れなかった場合には，呼吸異常がないと誤判定されてしまう。そのため，判定には自動解析の結果をそのまま信用することなく視察によるマニュアル解析によって修正する必要がある。

　簡易モニターで記録したデータより AHI を算出するにあたって，総睡眠時間（total sleep time ; TST）の値が必要となる。被検者に睡眠日誌をつけてもらい就床・起床時刻，夜間トイレ等で覚醒していた時刻を自己申告してもらうが，この方法では実際の睡眠時間と異なる可能性がある。アクチグラフ（後述）は，微小な重力変化を感知する腕時計型のセンサーである。体動量があらかじめ設定した閾値以下になると睡眠と判定する計算式を用いて TST を推定することができ，実際に終夜 PSG 検査で計測された TST と高い相関を示したとの報告[4]がある。そこで筆者らも，実際に簡易モニター検査にアクチグラフを併用し，軽症例を含めて無呼吸・低呼吸イベントを検出するのに有用であったことを報告した[5]。

2.2　パルスオキシメータによるスクリーニング

　長時間記録可能な小型のパルスオキシメータを用いて，一晩の SpO_2 の変動を経皮的に測定する方法である。重症の OSAHS では，無呼吸とそれに続く呼吸再開に伴って SpO_2 が周期的に変動するので，この方法によって呼吸の状態をチェックできる。記録されたデータより，oxygen desaturation index（3%ODI，4%ODI ; 1 時間あたりの SpO_2 が 3% もしくは 4% 以上減少した回数），oxygen desaturation time（OD < 90% time ; SpO_2 が 90% 以下に低下した時間）等を求め判定する。

　パルスオキシメータのセンサーは指の爪に動かないようにテープで固定するものとクリップ式で指を挟むタイプのもの等数種類がある。また，機種によってセンサーの形状やアーチファクトの対処機能等が異なり，同機種でもソフトウェアのバージョンによって結果が異なるという問題もある。ヘビースモーカーの患者では血中の一酸化炭素ヘモグロビン（carboxyhemoglobin ; HbCO）の増加により SpO_2 の値が過大評価されることがある[6]。そのため，英国の SIGN[3]では

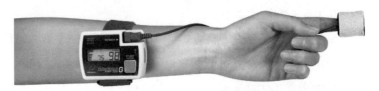

図1 SpO$_2$センサーとアクチグラフが同時記録可能な機器
（フジ・レスピロニクス㈱提供）

パルスオキシメータのみではOSAHSの診断は出来ないが，一次スクリーニングの手段としては有用であるとしている。

最近では，夜間睡眠中の無呼吸に伴うSpO$_2$の低下を測定するためにこのパルスオキシメータに，アクチグラフ（後述）の機能を持たせた機器も発売されている（図1）。

2.3 アクチグラフ

これは微小な加速度変化を感知する腕時計型の超小型ロガーを装備し，体動量があらかじめ設定した閾値以下になると「睡眠」と判定する計算式を用いて，睡眠覚醒リズムを客観的に評価する。上述のようにOSAHSの診断に併用されるだけでなく，精神生理性不眠や睡眠状態誤認の患者に適用すると，患者自身が思っていたほどは睡眠が障害されていないことを客観的に知ってもらう効果もある。三次元の加速度変化を感知するタイプや皮膚温が同時測定できるものもある。腕時計型の睡眠モニター機器については次章で詳述されることと思われる。

3 眠気の評価法

日中の過度な眠気を評価することは，睡眠障害を診断する上で重要な検査の一つである。眠気はナルコレプシー，特発性過眠症，睡眠不足症候群，OSAHS，周期性四肢運動障害，服薬の影響，その他多くの精神・神経疾患，内科疾患において日中の症状として現れる。過度な眠気は例えば車の運転中などの，起きていなければならない，注意していなければならない状況で起こるものとされており，一般健常人においても約5%の人でみられるといわれている[7,8]。眠気を量的に測定することは難しく，眠気の指標については必ずしも定説はない。ここでは臨床において広く用いられている日中の眠気の客観的検査法を紹介する。

日中の眠気を客観的に検査する方法として，MSLT（multiple sleep latency test）とMWT（maintenance of wakefulness test）がある[9]。どちらも，脳波，眼球運動，おとがい筋筋電図などのポリグラフ測定を日中に2時間間隔で4～5回施行する。MSLTは被験者に「眠ってください」と指示し，どれだけ早く眠るかという入眠傾向を評価するのに対し，MWTでは「起きてい

第7章 睡眠と眠気の評価技術

てください」と指示してどれだけ長く起きていられるかという覚醒維持能力を評価する。MSLTとMWTはポリグラフ記録を用いるため手技が煩雑で，解析にも労力と費用を要するため，MWTの簡便法としてOSLER (Oxford sleep resistance) テスト[10]などが提案されている。

　MSLTはCarskadonらによって開発され，1986年に標準的な測定方法の手順が作成された[11]。その後1992年にAmerican Sleep Disorders Association (ASDA) がその臨床使用についてのガイドラインを作成した[12]。MWTは1982年にMSLTとは別の施設でMitlerらが考案し[13]，2005年にはMSLTとMWT両検査の実施手順がAASMによって発表されている[9]。

3.1 MSLT

　眠気が強いほど入眠しやすく，入眠するまでの時間は短くなるため，MSLTはこれを応用して，入眠潜時を測定することにより眠気の程度を客観的に評価する検査法である。ナルコレプシーや特発性過眠症などの鑑別診断に用いられ，病気の診断以外では睡眠薬を用いて不眠症治療をしている場合に，翌日への睡眠薬の持ち越し効果があるかどうかを調べるためにも用いられる[14]。夜間の睡眠の分断や断眠によって入眠潜時が左右されてしまうので，OSAHS患者，経鼻的持続陽圧呼吸 (nasal continuous positive airway pressure ; nCPAP) 療法中の患者，不眠症，概日リズム障害，薬物，精神障害，神経障害による睡眠障害患者の日常評価に用いることは推奨されていない。睡眠不足の影響をなくすために，被験者は検査前夜に6時間以上の睡眠をとっていることが必要である。また，MSLT実施1～2週間前から日中の眠気や昼寝，夜間睡眠について睡眠日誌を記録したり，アクチグラフを装着して活動量を測定し，被験者の睡眠習慣を把握することも重要である。

　標準法では，検査前夜に終夜PSG検査を行い，起床後1時間半～3時間後に1回目のポリグラフ測定を開始することが推奨されているが，コスト面を考え日本では連続して施行している施設は少ない。検査には遮音，遮光，温度調節された部屋を使用する。各ポリグラフ測定前に被験者にベッドの上に横になってもらい，バイオキャリブレーション (生体情報波形の確認) を行う。消灯直前にSSS (Stanfold sleepiness scale) などの眠気の自覚評価を行ってから「目を閉じて眠ってください」と声をかけ，消灯する。

　睡眠段階2，3，4またはレムが1エポックでも出現，もしくは睡眠段階1が3エポック以上連続して出現した最初のエポックを入眠とする。消灯から入眠した時間までを入眠潜時とする。被験者が入眠した場合，そのまま15分間記録を続け，20分間入眠しなかった場合は測定終了とする。レム睡眠が出現した場合はそこで検査を終了とする。

　入眠潜時判定後，4～5回の平均睡眠潜時を算出する。また，入眠後15分以内に出現するレム睡眠 (sleep onset REM period ; SOREMP) の回数を評価する。ナルコレプシーの診断基準は，

表3 MSLTとMWTの相違点

	MSLT	MWT
適　応	ナルコレプシー・特発性過眠症の診断など	過眠に対する治療効果の判定など
前夜の睡眠	6時間以上 （PSGで確認，Splitnight PSG後は不可）	規定なし
モンタージュ	脳波（C3-2, C4-A1, O1-A2, O2-A1）， 左右眼球運動，おとがい筋筋電図，心電図	脳波（C3-2, C4-A1, O1-A2, O2-A1）， 左右眼球運動，おとがい筋筋電図，心電図
検査環境	暗い（消灯）	ほの暗い（0.10～0.13 lux）
検査時の姿勢	臥位	起座位
測定開始時の指示	目を閉じて眠ってください	前を見て，できる限り起きていてください
測　定	2時間間隔4～5回	2時間間隔4～5回
初回測定	朝の起床後1.5～3時間で開始	朝の起床後1.5～3時間で開始
個々の測定	最低20分，入眠した場合は最初の入眠 15分後まで（SOREMP判定のため）	最大40分（20分），入眠した場合はただち に終了
測定の合間	カフェイン摂取不可，各測定開始30分前より 禁煙，各測定開始15分前より運動禁止	カフェイン摂取不可，各測定開始30分前より 禁煙，各測定開始15分前より運動禁止
入眠の判定	睡眠段階1が3エポック出現した最初のエポック またはそれ以外の睡眠段階が出現したエポック	睡眠段階1が3エポック出現した最初のエポック またはそれ以外の睡眠段階が出現したエポック
正常値	平均入眠潜時10分以上 SOREMP1回以下	平均入眠潜時8分以上（40分法）
保険適応 （2007.4.4現在）	なし	なし
備　考	鼻口呼吸フローといびき音をいびきがある 患者に必要であるならば追加する	40分法が推奨されている

平均睡眠潜時が8分以下で，SOREMPが2回以上出現することが必要とされる[15]。成人健常者の平均睡眠潜時は5回測定の場合で11.6±5.2分であった[9]。

3.2 MWT

検査手順はMSLTと似ているが，MWTでは眠気を評価するのではなく決まった時間の中で起きていられる能力（覚醒維持能力）を測定する。ナルコレプシーやOSAHSの治療効果を判定するのにMSLTよりも鋭敏であるといわれている。MWTでも睡眠時間の影響を減らすために，被験者が検査施行前に夜間きちんと睡眠をとっているかを担当者は知っておく必要がある。

MSLTと同様に起床してから1.5～3時間後に1回目のポリグラフ測定を開始し，ポリグラフ測定は2時間間隔で4回行う。1回目の測定は午前9時から10時の間に開始することが望ましい。測定時間については20分法（MWTの原法）[13]，30分法，40分法があり，病的な眠気のある患者でも個人のモチベーションによりしばしば20分以上起きていられることがあり，この天井効果の影響をなくすために，現在では40分法が推奨されている[16～18]。

第7章　睡眠と眠気の評価技術

MSLTでは被験者はベッドに横になって検査を行うが，MWTではリクライニングチェアやベッドの上に座り，頭はクッションや背もたれに寄りかかった状態で行う。部屋の照明は0.10〜0.13ルクスが望ましい。検査開始までの手順はMSLTと同じであるが，MWTでは検査開始時に験者は被験者に「出来る限り起きていてください。前を見て，電気は見ないようにしてください」と指示を出す。1エポックのうち15秒以上睡眠が見られたエポックを入眠したところと判定し，4〜5回の平均入眠潜時を算出する。平均入眠潜時が8分以下であると覚醒維持能力に問題があるとされる。成人健常者の平均入眠潜時は30.4 ± 11.2分であった[9]。

3.3　OSLERテスト

ポリグラフ記録は煩雑で，施行，解析に労力と費用を要することから，脳波などのポリグラフ測定を行わずに覚醒度を判定するMWTの簡便法としてOSLERテストが英国では提案されている[10]。筆者らが日本の健常成人を対象に行ったMWTとOSLERテストの同時測定では，平均睡眠潜時についてMWTとOSLRERテストの間に強い相関が得られ（$r = 0.973$, $p < 0.0001$），各施行毎の睡眠潜時もよく相関していた[19]。

MWTと同様のスケジュールで，40分の測定を1日に4〜5回，薄暗い遮音された部屋で行う。MWTとの一番の違いはOSLERテストでは，脳波などのポリグラフ測定は行わず，ランダムな間隔で点灯する視覚刺激に反応してボタンを押すという行動指標を用いる。そのため簡便に施行することができる。ボタン押しができているうちは「覚醒」とみなす。脳波上睡眠段階1の状態でも刺激に対して反応できてしまうという問題があるため[10]，連続7回ボタン押しが消失した時点を入眠潜時とし，4〜5回の平均入眠潜時を算出する。

3.4　新しい眠気指標

Murryは眠気を評価する新しい装置（Optalert™）を開発し[20]，トラック運転手などに用いている。この装置は，サングラスのように装着し，赤外線により眼球の位置，瞼の位置，眼球と瞼の動きの速度を測定するものである。眠気の程度は，1分毎の総瞬目時間，瞬目回数，瞬目中における瞼を閉じる速度，瞼を開く速度，瞼を閉じている時間，衝動性（視線に沿っての急速眼球運動）の速度を計算し，Johns Drowsiness Scale（JDS）に変換して0〜10で評価する。5以上になると眠気が強いということを表している。JDSは断眠後，アルコール摂取後で高く，カフェイン摂取後に低くなることが確認されている。

4 おわりに

　本稿では，機器を用いたOSAHSのホームモニタリング検査と客観的な日中の眠気の評価法を紹介した。ホームモニタリング検査では技師が夜間の状態を監視しないため，患者の夜間の状態を患者本人や家族から問診して把握することが必要である。また，患者の訴えを丁寧に問診し，日中の眠気は客観的指標と主観的指標が乖離することも多くあることを認識しておくことも重要である。

文　　献

1) Standards of Practice Committee of the American Sleep Disorders Association : ASDA standards of practice. Practice parameters for the use of portable recording in the assessment of obstructive sleep apnea, *Sleep*, **17**, 372-377 (1994)
2) Lord S., Sawyer B., O'Connell D. *et al.*, Night-to-night variability of disturbed breathing during sleepin elderly community sample, *Sleep*, **14**, 252-258 (1991)
3) http://www.sign.ac.uk/guidelines/fulltext/73/index.html
4) Elbaz M., Roue G. M., Lofaso F. *et al.*, Utility of actigraphy in the diagnosis of obstructive sleep apnea, *Sleep*, **25**, 525-529 (2002)
5) 早川梓，井上雄一，木村眞也ほか，閉塞性睡眠時無呼吸症候群スクリーニングにおける在宅簡易型無呼吸計測装置の有用性について，自律神経，**41**，537-546 (2004)
6) Barker S. J., Tremper K. K., Hufstedler S., The effects of carbon monoxide inhalation on pulse oximetry and transcutaneous P_{O_2}, *Anesthesiology*, **66**, 677-679 (1987)
7) Bixler E. D., Kales A., Soldatos C. R. *et al.*, Prevalence of sleep disorders in the Los Angeles metropolitan area, *Am. J. Psychiatry*, **136**, 1257-1262 (1979)
8) Lavie P., Sleep habits and sleep disturbances in industrial workers in Israel ; main findings and some characteristics of workers complaining of excessive daytime sleepiness, *Sleep*, **4**, 147-158 (1981)
9) Standards of Practice Committee of the American Academy of Sleep Medicine : Practice parameters for clinical use of the multiple sleep latency test and the maintenance of wakefulness test ; An American Academy of Sleep Medicine Report, *Sleep*, **28**, 113-121 (2005)
10) Priest B., Brichard C., Aubert G. *et al.*, Microsleep during a simplified maintenance of wakefulness test ; A validation study of the OSLER test, *Am. J. Respir. Crit. Care Med.*, **163**, 1619-1625 (2001)
11) Carskadon M. A., Dement W. C., Mitler M. M. *et al.*, Guidelines for the multiple sleep

latency test (MSLT); a standard measure of sleepiness, *Sleep*, **9**, 519–524 (1986)
12) America Sleep Disorders Association : The clinical use of the multiple sleep latency test, *Sleep*, **15**, 268–276 (1992)
13) Mitler M. M., Gujavarty K. S., Browman C. P., Maintenance of wakefulness test; a polysomnographic technique for evaluation of treatment efficacy in patients with excessive somnolence, *Electroencephalogr Clin. Neurophysiol.*, **53**, 658–661 (1982)
14) America Sleep Disorders Association : The clinical use of the multiple sleep latency test, *Sleep*, **15**, 268–276 (1992)
15) American Academy of Sleep Medicine. International Classification of Sleep Disorders, 2nd edn, Diagnostic and Coding Manual, Westchester, IL : American Academy of Sleep Medicine (2005)
16) Doghramji K., Milter M., Sangal R. B. *et al.*, A normative study of the maintenance of wakefulness test (MWT); preliminary report, *Sleep Res.*, **25**, 233 (1996)
17) Poceta J. S., Timms R. M., Jeong D. U. *et al.*, Maintenance of wakefulness test in obstructive sleep apnea syndrome, *Chest*, **101**, 893–897 (1992)
18) Sangal R. B., Thomas L., Mitler M. M., Maintenance of wakefulness test and multiple sleep latency test ; measurement of different abilities in patients with sleep disorders, *Chest*, **101**, 898–902 (1992)
19) 榎本みのり, 有竹清夏, 山崎まどかほか, 睡眠の評価技術, BIO INDUSTRY, **23**, 42–47 (2006)
20) M. W. Johns, The amplitude-velocity ratio of blinks: A new method for monitoring drowsiness, *Sleep*, **26** (Suppl), A51–52 (2003)

第8章　腕時計型睡眠モニター

亀山研一[*1]，鈴木琢治[*2]，大内一成[*3]，森屋彰久[*4]

1　はじめに

　睡眠状況を客観的に知るには，脳波，筋電，眼電等を同時計測し，解析する睡眠ポリグラフ法（PSG法）がスタンダードである。しかし，この方法は病院や睡眠クリニックなど限られた場所で専門医等が行うもので，自宅で手軽に睡眠を計測する目的では使えない。筆者らは，睡眠の状態と心拍変動の間に関連があることに着目し，睡眠中の脈波と体動データを手軽に収集する腕時計型のセンサーと，そのデータから睡眠状況を推定するソフトウェアを開発した。一般の健常者，延べ100名に対し，このシステムの結果と睡眠ポリグラフに基づく睡眠段階目視判定結果とを比較したところ，平均75％の一致度を得た。本稿では，開発したシステムとその応用について述べる。

　ストレスや不適切な生活習慣，就業体系のために不眠症が増加し，社会問題化するにつれ，ヘルスケアにおける睡眠の重要性が広く認識されるようになりつつある。良質の睡眠は心身をリフレッシュし，体の免疫力を高める等の効果もあるため，快眠市場の規模は寝具やサプリメントを中心に1.2～1.5兆円にも達する。

　ところで，睡眠が脳や体の疲労回復，恒常性維持に必要なことは知られているが，睡眠の良し悪しは一概には言えない。疲労度が人により，あるいは状況に応じて異なるのと同様，必要な睡眠も個人個人，あるいは，その時の体調や精神状態によっても異なる。また，睡眠は24時間強を周期とする生体リズム（概日リズム）にも強く影響されるが，このリズムも人それぞれ異なっている。すなわち，万人に共通する快眠法のスタンダードはなく，自分の睡眠の特性を知った上で自分に適した方法を試すしかない[1,2]。そのためには，生体情報に基づく客観的な睡眠状況を

[*1]　Ken-ichi Kameyama　㈱東芝　研究開発センター　ヒューマンセントリックラボラトリ
　　　主任研究員
[*2]　Takuji Suzuki　㈱東芝　研究開発センター　ヒューマンセントリックラボラトリ
　　　研究主務
[*3]　Kazunari Ohuchi　㈱東芝　研究開発センター　ヒューマンセントリックラボラトリ
[*4]　Akihisa Moriya　㈱東芝　研究開発センター　ヒューマンセントリックラボラトリ

第 8 章　腕時計型睡眠モニター

自宅で毎日記録できるような計測装置があると便利である。

　ヒトの睡眠は大脳の休息と定義できる。従って，睡眠状況を知るには，脳の活動状況を示す脳波を中心に筋電，眼電等を計測・解析する PSG 法（睡眠ポリグラフ法）が妥当だが，機器操作やデータ判読に専門的知識が必要であり，前述のようなセルフケア用途に使えない。そこで筆者らは，体動量の変化から睡眠・覚醒を判定するアクチグラフの手法[3]と，レム・ノンレム睡眠等の状態と心拍変動との間に一定の相関があるという知見[4]を組み合わせ，睡眠状況を推定するシステムを構築した[5,6]。ただし，計測するのは脈拍と手の動きであって，大脳の活動状態ではない。従って，推定結果はあくまでも目安である。

　脳波以外のモダリティを利用して睡眠状況を推定する方法は，他にも様々な提案がある。例えば，マット型圧力センサーを用いて心拍や呼吸に伴う体の動きを計測するもの[7]，心電センサーを利用する方法等である。また，脈拍・心拍変動の解析も，心拍間隔の標準偏差を利用する方法[8]や，カオス分析を利用する方法等が提案されている[9]。いずれも，体動や自律神経活性度の変動の特徴を捉えるものだが，これらの方法の課題として，個人差が大きいこと，同じ個人でも季節や体調によりデータがばらつくことが挙げられる。

　筆者らのシステムでは，睡眠中の自律神経バランスを統計的に分析し，適応的に睡眠状況を判定する方法を開発したことで，安定して睡眠状況を推定できるようになった。以下では開発した腕時計型睡眠モニターとその応用について述べる。

2　睡眠モニターの概要

2.1　センサーハードウェア

　睡眠中に身に着ける生体計測ハードウェアとしては，
　①睡眠を妨げない大きさ，形状であること
　②生体情報をできるだけ正確に計測できること
が重要だが，その他に利便性も考えて，
　③どこでも使えること
も要件として捉え，腕時計型の形状とした。

　図 1 にセンサーモジュール外観を，また，表 1 にその仕様を示す。脈波計測には反射式の光電脈波センサーを用い，指の掌側で皮膚近くの毛細血管の動脈流を計測する。一般に心拍に比べ脈波には高周波成分が含まれていないため，サンプリング周波数は 20Hz 以上あれば十分である。体動については，モジュール本体に内蔵された 3 軸の加速度センサー値を脈波と同じタイミングで記録する。これら計測データはセンサーモジュールに付随する miniSD カードに日付・時刻と

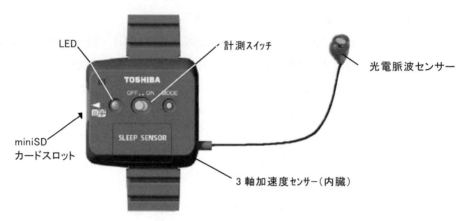

図1 センサーモジュール外観

表1 センサーモジュールの仕様

項　目	仕　様
動作電圧	3.3 V
搭載センサー	光電脈波センサー
	3軸加速度センサー
外部インターフェース機能	miniSD カードスロット
連続動作時間	50 h
サイズ（本体）	46 × 50 × 13 mm
質量（本体）	68 g

共に記録される。

電源にはLiイオン充電池を用いており，1回のフル充電でのデータ収集可能時間は50時間ほどである。充電には専用の充電器を用いる。使い方は，就寝前にセンサーモジュールを利き手の反対側に着け，計測スイッチをON，起床時にOFFするだけである。ディスプレイは付いていないが，計測ボタンON時に，モジュール表面のLEDを心拍に合わせて点滅させることで，脈拍が正しく計測できているかどうか簡単にチェックできる。

2.2 睡眠解析方法

miniSDカードに記録された脈波・体動データは，PC上の睡眠解析ソフトにより読み込まれる。体動データは睡眠・覚醒判定に用い，脈波データは自律神経バランス，さらには睡眠の質の解析に用いる。

自律神経バランスは，脈拍間隔の揺らぎ成分から算出する（図2）。そのためにまず，計測した脈波データのクリーニングを行う。脈波に重畳されるノイズの多くは体動に起因するため，一定

第8章　腕時計型睡眠モニター

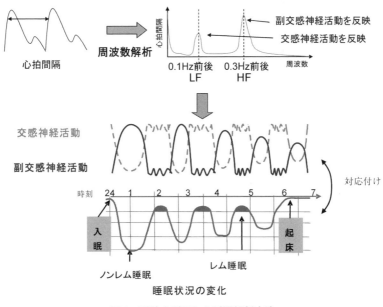

図2　脈波を利用した睡眠解析方法

の大きさ以上の体動があった場合の脈波データは不良と見なすことにした。大きな体動が連続する場合は，覚醒と判定されるので，脈波データが不良でも睡眠解析精度には影響しない。単発的な体動に関しては，「脈拍数は緩やかに変動する」という仮定を置いて，その影響を除去する。

次に，得られた脈波から脈拍の間隔を取得する。まず，脈波データの各サンプル点を補間して脈波曲線を求め，そこから脈拍間隔を算出する。同時計測した心電から求めた心拍間隔と比較したところ，その相関は極めて高く，得られた脈拍間隔は心拍間隔と見なせることがわかった。この脈拍間隔の変動(揺らぎ)を周波数解析することにより，交感神経(LF：0.1Hz前後のパワー)，副交感神経(HF：0.3Hz前後のパワー)の活性度を指標化する。

自律神経活性度から睡眠状況を推定するには，副交感神経成分が優位の場合はノンレム睡眠，交感神経成分が優位の場合はレム睡眠であることが多いという知見を利用する。ただし，これだけでは交感神経指標が副交感神経指標に比べてどのくらい優位なら，レム睡眠として判定して良いのか等がわからない。前述の通り，個人間でも個人内でも状況により自律神経バランスが異なるため，固定閾値で睡眠状況を判定する方法では，解析精度が安定しない。

そこで，自律神経バランスも睡眠のレム睡眠，ノンレム睡眠の入れ替わり周期に合わせて変動することに注目した。すなわち，睡眠の一周期に当たる90分以上の自律神経活性指標データ内には，レム睡眠状態，あるいはノンレム睡眠状態が必ず含まれるはずである。統計的手法により，それぞれの睡眠状況に対応した自律神経指標を対応させることで，上述の個人差や個人内で

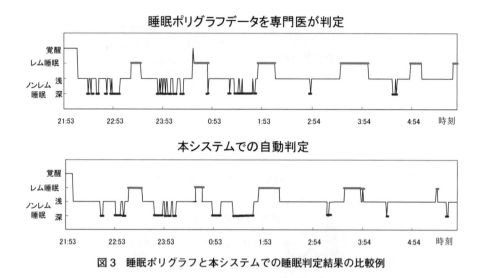

図3　睡眠ポリグラフと本システムでの睡眠判定結果の比較例

の結果のばらつきを抑えられるようになった。

　20代から70代までの男女約80名(本人申告による健常者)で延べ100夜以上，睡眠ポリグラフのデータに基づく睡眠判定結果と本システムの睡眠推定結果を比較する実験を行った。図3にその結果の一例を示す。一般的に睡眠段階は，レム睡眠とノンレム睡眠4段階，覚醒の6つの状態に分けるが，ここではノンレム睡眠2段階とした(浅いノンレム睡眠―睡眠段階1と2を合わせたもの，および深いノンレム睡眠―睡眠段階3と4を合わせたもの)。1分ごとの睡眠判定結果を比較すると，正答率は約75%であり，脳波の自動判定精度と比較しても遜色ないものとなった。実際には睡眠中の大部分は浅いノンレム睡眠だが，深いノンレム睡眠だけで精度を比較した場合でも，的中率は72%であった。

3　腕時計型睡眠モニターの応用[10]

　上述の睡眠モニターは計測が手軽で自宅や旅行先でも使えるため，個人個人に快眠のヒントを提供する応用が考えられる。快眠のニーズとしては，例えば，

①寝つきを良くしたい
②グッスリ眠りたい
③効率良く眠りたい
④スッキリ目覚めたい

等がある。また，生活上は日中に強い眠気に襲われないようにすることも重要である。従って，これらに関連し，かつ計測によって把握可能な項目―寝つきの良さ，眠りの深さ，夜中の目覚

第8章　腕時計型睡眠モニター

め，睡眠のリズム性を評価する応用システムを開発した．評価は，求められた値をその人の，あるいは標準的な人の平均値との比較によって行う．例えば，寝つきの良さならば，就寝してから実際に寝入るまでの時間，眠りの深さは深睡眠と推定された時間の合計，夜中の目覚めは覚醒時間の合計を平均値と比較する．また，睡眠のリズム性評価にはレム睡眠，ノンレム睡眠入れ替わり周期の規則性を指標化したものを用いる．スッキリした目覚めは，このレム睡眠，ノンレム睡眠の周期と関連する．いずれも，目安としての利用のため，評価結果は数値データよりも，3段階程度で示した方がわかりやすい（図4）．

これらの結果から，例えば，寝つきに時間がかかる場合が多いなら，就寝前にリラックスでき

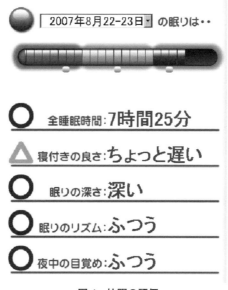

図4　快眠の評価

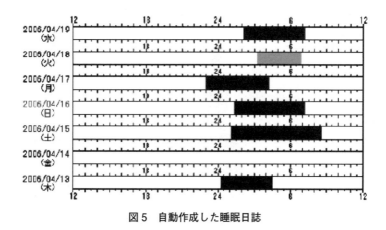

図5　自動作成した睡眠日誌

る雰囲気を作ったり，夜中の覚醒が多ければ，寝室の温湿度環境や寝具を工夫する等の対策が考えられる。日中の強い眠気には，様々な原因があるが，健康な人の場合は睡眠が不十分な場合や，時差ボケのように体内時計が生活時間と合わないケースが多い。従って，睡眠時間と共に眠りの深さが十分であったかどうか，また，全睡眠の前半に深睡眠が集中し，睡眠と体内時計とが合っているかどうかを客観的に見られれば，自分の状況を把握できる。この目的には，図3のような一晩の睡眠状況の変化図，すなわちヒプノグラムが適している。

なお，快眠を続けるには休日，平日問わず，起床時刻を一定にするのが望ましいとされている。そこで，本システムでは，日々の就寝，起床時間を一覧できる睡眠日誌も自動的に作成できるようにした（図5）。

4 おわりに

以上，腕時計型の睡眠モニターとその応用について述べた。ここではPSG法に近い睡眠状況を脈拍から推定する手法について述べたが，今後は睡眠時の自律神経指標の変動の意味づけや計測限界を明確にし，自律神経から直接睡眠を評価する方法についても確立していきたい。また，簡易に使える睡眠計では，連続した複数日のデータ計測が可能である。ここではその一例として，睡眠日誌を挙げたが，この他にも睡眠という生活習慣の様々な側面が見えてくるはずである。例えば，日々の睡眠の過不足等から，日中の眠気を予測したり，行動パターンを変える等，

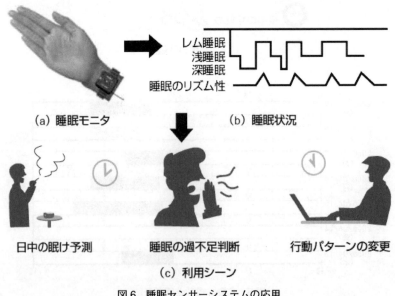

図6　睡眠センサーシステムの応用

第8章 腕時計型睡眠モニター

自分流快眠法[1]獲得に向けた様々な使い方が考えられる（図6）。

文　献

1) 「ぐっすり眠ってスッキリ起きる「快眠」最強の知恵」(すばる舎), 井上昌次郎著, ISBN4-88399-431-7 (2005)
2) 最強の睡眠法（小学館），協力：白川修一郎，山本晴義，三輪恵美子，ISBN4-09-310373-9 (2005)
3) Cole R. J., Kripke D. F., Gruen W., Automatic sleep/wake identification from wrist Activity, *Sleep*, **15**(5), 461-469 (1992)
4) Baharav A., Kotagal S., Gibbons V., Rubin B. K., Pratt G., Karin J., Akselrod S., 'Fluctuations in autonomic nervous activity during sleep displayed by power spectrum analysis of heart rate variability', *Neurology*, **45**, 1183-7 (1995)
5) 鈴木琢治，大内一成，森屋彰久，亀山研一, "心拍変動を用いたウェアラブル睡眠センサの開発", 第二回 生体医工学シンポジウム予稿集，339 (2004)
6) 森屋彰久，鈴木琢治，大内一成，亀山研一, "自律神経解析によるREM睡眠検出とその応用", 第19回生体・生理工学シンポジウム論文集，207-208 (2004)
7) Watanabe K., Watanabe T., Watanabe H., Ando H., Ishikawa T., Kobayashi K., 'Noninvasive Measurement of Heartbeat, Respiration, Snoring and Body Movements of a Subject in Bed via a Pneumatic Method', *IEEE Trans. Biomed. Eng.*, **50-12**, 2100-2104 (2005)
8) 道盛章弘，福島薫，萩原啓, "心拍変動解析による睡眠モニタリングシステム", 松下電工技報, **82**, 29-33 (2003)
9) 福田敏男，湧田雄基，長谷川泰久，新井史人，川口三夫，野田明子, "心拍変動のカオス解析に基づく睡眠状態推定手法", 電学論C, **125**(1), 43-49 (2005)
10) 亀山研一，鈴木琢治，行谷まち子, "快眠のための睡眠判定と睡眠モニタシステム", 東芝レビュー, **61**(10), 41-44 (2006)

第9章　居眠り運転防止のためのセンシング技術

大見拓寛[*1], 三林浩二[*2]

1　はじめに

　近年, 道路インフラの整備や交通安全に対する啓蒙活動・指導取締まりの強化によるシートベルト着用率向上, エアバッグ装着車の普及, 緊急医療体制の整備などにより, 国内における交通事故死者数は減少傾向にあり, 2006年は6,352人と6年連続の減少となった(図1)。しかしながら, 負傷者数は8年連続して100万人を超えるなど交通事故が引き起こす深刻な事態は続いており, 内閣府が試算した2004年の経済的損失は国内総生産の1.4％に相当する6兆7,000億円と予想されるなど早急な改善が求められている。交通事故死傷者の低減は国家的課題であり, 内閣府から示された2012年までに交通事故死者数を5,000人以下とする目標を実現するためには, 交

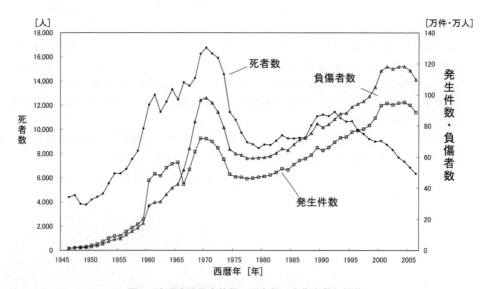

図1　交通事故発生件数・死者数・負傷者数の推移
(警察庁交通局資料「平成18年中の交通死亡事故の特徴および道路交通法違反取締状況について」より)

[*1] Takuhiro Omi　㈱デンソー　情報安全システム開発部　主任部員；東京医科歯科大学
　　　生体材料工学研究所

[*2] Kohji Mitsubayashi　東京医科歯科大学　生体材料工学研究所　教授

第9章　居眠り運転防止のためのセンシング技術

通事故の要因として絡み合う「車」，「道」，「人」の三要素に対し，官民挙げて取り組んでいくことが重要である。

筆者らの属する自動車産業では，交通事故防止の観点から様々な車両安全に取り組んでおり，これまで衝突安全から予防安全分野に至るまで様々な製品を実用化し，自動車がもたらす負の作用を低減すべく開発に取り組んできている（図2）。衝突安全とは，事故が起きた後の乗員や歩行者などへの被害をできるだけ軽減しようとするものであり，衝突または衝突不可避の状態をいち早くセンシングし，それが検出された場合は瞬時に安全システムを作動させるものである。その代表例はエアバッグシステムである。

一方，予防安全とは，事故そのものを未然に防止しようとするものである。ドライバが「走る」・「曲がる」・「止まる」といった運転操作を行う際，一般に，認知⇒判断⇒操作という手順を踏む。この手順が上手く機能していない場合には，認知遅れ，判断遅れ，操作遅れを引き起こし事故のリスクが高まる。そこで，予防安全はドライバに対し，認知・判断面での支援や運転時の操作負荷を軽減することに主眼を置いて開発されている。予防安全ではドライバ自身が制御ループの主要な役割を果たすため，車両側が認知・判断・操作などの支援を行う場合には，どのタイミングでどのように支援するのがドライバにとって受け容れられるかを考慮しないと，お節介な警報やドライバが意味を理解できない状況が頻発することになるので注意が必要である。受容性は，ドライバによる個人差も大きいが，同じ個人であってもその時の心理状態や周辺環境によって変動していくものである。運転リスクの大小が刻一刻と変化していく中で，いかにドライバア

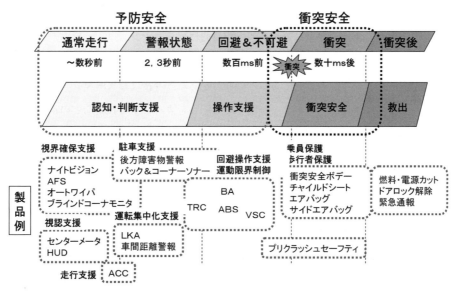

図2　車両安全分野の全体像

ダプティブな運転支援を行うかについても，最近活発に議論されている．リスク・ホメオタシス説[1]によると，ヒトは自動車が安全になれば，その分，ドライバは危険な運転をする可能性があるとも言われており，折角の予防安全が効果を発揮できない可能性もある．したがって，車両とドライバとが共存する領域を扱う予防安全分野では，人間そのものを研究対象とする動きが活発化しており[2,3]，ドライバの受容度を推定するための研究[4,5]や，警報頻度やタイミングの適正化を提唱するシステム[6,7]，運転支援システムがドライバの運転行動に与える影響についての研究[8,9]が盛んに行われるようになった．

本稿では，筆者らが開発中のドライバモニタリングシステムについて，特に居眠り運転防止に焦点を当ててその眠気センシング方法について述べる．他章が睡眠状態のセンシングに主眼を置いていることに対し，本章では覚醒状態の眠気をセンシング対象にしていることが大きく異なる．

2 ドライバモニタリングシステム

2.1 開発の目的

かつて米国NHTSAからの委託で行われた米国での交通事故原因に関する詳細な調査（2001年）[10]では，事故原因の内，環境的要因が5.4%，車両的要因がわずか0.5%であるのに対し，人的要因（ヒューマンエラー）が99.2%を占めるとの驚くべき結果が報告されている（事故には複合の要素が絡み合うため合計は100%を超える）．1979年にインディアナ大学のTreatらによって発表された同様の調査では，それぞれ，34.9%，9.1%，90.3%であったことを考えると，この20年間にインフラ整備，車両の安全対策が進み，相対的にヒューマンエラーの比率が高まったと考えることができる．同様の調査はこれまでに欧州，日本でも行われ，いずれも事故原因の90%以上が少なからずヒューマンエラーであるとの報告がある．今後はヒューマンエラーを生じにくくする技術，あるいはヒューマンエラーが生じてもそれをカバーする技術などの重要性が増大していく．この技術は運転支援システムと呼ばれ，国土交通省の先進安全自動車（ASV）推進計画を始めとする各種プロジェクトで積極的に技術開発が進められている．中でも今後は，ヒューマンエラーの多数を占めると言われるドライバ自身の不注意や不安全行動による事故をいかに低減するかという視点が重要になると思われる．

これらの問題に鑑み，筆者らは，ドライバの不安全な状態を常時監視するドライバモニタリングシステムを開発中である．本システムの究極目標は，ドライバが認知⇒判断⇒操作を適正に行える状態にあるか否かを，リアルタイムに判断することである．そのサイクルを壊すヒューマンファクターとしては眠気（覚醒），疲労，注意力，焦り，快適性（ストレス），緊張度（リラック

第9章 居眠り運転防止のためのセンシング技術

ス），脇見，感情など様々な要因があり，それらを全てセンシングすることが理想である。ドライバの「生理」・「行動」・「心理」状態を物理量として知ることができればそれらは推定可能と言われ，古くから様々なアプローチで研究されているが，人間をセンシング対象として扱う困難さから，これまで十分な検知性能を持った製品は実現されていない。そのような状況下で，何を優先して開発すべきであるかを考えた結果，法令違反別死亡事故要因のワースト1である漫然運転と脇見運転への対応が急務であるとの結論に至った。中でも漫然運転に分類される居眠り事故の致死率は，一般の人身事故に比べ9倍以上[11]とずば抜けて高いとの報告もあることから，眠気検出技術の早期開発が望まれる。

2.2 ドライバ眠気状態センシングの開発事例

ドライバの眠気検出に関する研究事例を表1にまとめる。検出方法は，車両情報や操作情報を用いる方法とドライバの生体情報を用いる方法に大別される。いずれの方法も真の眠気を直接計測しているわけではなく，眠気と相関がある物理量を計測し，その結果から眠気を推測している。

車両情報を用いる方法では，ステアリングの操舵パターンなどから推定する方法[12]がよく知られ，1983年には早くも製品化されている。これは操舵パターンや走り始めてからの運転積算時間などからマイコンがドライバの状態を推定し，休憩を促すシステムであった。最近では，カメラにより車線内での蛇行運転を検出し，その周波数と振幅の特徴から覚醒状態を推定するシステム[13]や，白線認識カメラやレーザレーダ，その他のセンサを組み合わせ，蛇行率・操舵量・操舵の単調度からドライバの注意力レベルを判断し，必要に応じて音声で注意を促すシステムが開発されている[14]。注意力低下判定にはファジー推論を導入し，充分な走行実験を重ねてドライバの感性にあった警報タイミングを実現し，注意力が低下していると判断した場合は早めに警

表1 ドライバ覚醒度の推定事例

	計測対象	計測手段	推定の着眼点
車両情報 操作情報	操舵パターン 車線と車両のズレ 車速・車間距離	ステアリング角センサ 白線認識カメラ レーザレーダ　等	操舵周波数，操舵パターン 横ズレ量によるふらつきパターン
生体情報	心拍	心電図（ECG）	心拍数，心拍数変動の分散
	呼吸	圧力センサ	呼吸数，呼吸量
	脳波	脳電図（EEG）	α波，θ波含有率
	発汗，体温	温湿度センサ	発汗量，深部体温変化
	眼球運動	眼電図（EOG）	低周波成分の含有率
	まばたき（顔画像）	カメラ	開度，まばたき回数，閉眼時間

報する機能も備えている。この方法は簡便ではあるが，ファジー推論の学習に数時間を要すると言われており，また，突発的な眠気の検出が困難であるなど，課題も多い。さらに，今後はACC（アダプティブクルーズコントロール）の普及など車両制御の自動化に伴い，眠気の判定に使えるドライバ操作情報量が減少していくことが予想される中で，検出精度をいかに確保していくかが課題である。

一方，生理指標を計測するものとしては，循環系・呼吸系・中枢神経系・視覚系・基礎代謝系など，さまざまな方式が提案されている。循環系では心電図（ECG）による心拍や，血圧・脈圧，呼吸系では換気量，中枢神経系では脳電図（EEG）による脳波，視覚系では眼電図（EOG）による眼球運動や瞬目，基礎代謝系では皮膚電気活動（EDA）や体温，発汗，内分泌系ではコルチゾールやアドレナリンといった具合に様々な生理指標から覚醒度を推定する多くの研究がなされている[15]。その中でも，瞬目を検出する方法は他の方法に比べて覚醒度低下をよく反映することが知られ，眠気を早期に検知できる可能性があるものとして有望視されている。

瞬目を正確に計測する方法としてはEOG（Electro-Oculogram）がよく用いられる。EOGを解析することで，視覚依存性の強い作業下で高頻度に自発発生するサッケード眼球運動が，覚醒低下時に徐波化（低周波成分の増加）することが確認されている[16]。これを応用して眠気状態を推定できることが期待されるが，計測のためには電極を眼瞼部に貼る必要があり，ドライバへの煩わしさから現実的ではない。それを解決する方法として，メガネフレームに搭載した近赤外LEDとホトダイオードで眼球運動に伴う受光量変化を計測しサッケード眼球運動を検出する方法[17]や，瞬きに伴う受光量変化により瞬目速度と振幅を検出，詳細解析することで眠気を推定する方法なども検討されている[18]が，いずれの方式も計測器を着用することへの抵抗感が解消されたわけではなく，一部ユーザーを除きコンシューマー向け製品として応用できるものではないと思われる。

一方，インストルメントパネル等に設置したカメラにより，ドライバの顔画像を完全無拘束で遠隔撮像し，画像処理により眠気に相関がある物理量を検出する方式が考えられている。EOG計測をパンチルトズームカメラに置き換えた眼球運動計測も一部で検討されているが[19]，事例としては瞬目状態に着目した方式が多い[20〜26]。それらの多くは，瞬目時間（閉眼時間）や眼の開度，瞬目回数などから推定するものであるが，このなかでは，長い閉眼時間の出現比率や一定時間にドライバが眼を閉じている時間割合（PERCLOS）が有効との報告が多い。これは，眠気が増すと瞬目の閉眼時間が長くなるという知見に基づくものである。

瞬目以外でコンシューマー向け眠気検出装置として実用化に向けた開発が行われているものに，心拍センサを使った眠気状態検出装置がある[27]。これは，ステアリングに設置した電極を両手で握ることで心拍信号を計測し，心拍数の低下量で眠気の兆候を，心拍ゆらぎの高周波成分

第 9 章　居眠り運転防止のためのセンシング技術

である HF の上昇により眠気発生を検出するものである．しかしながら，心拍センサを使った眠気検出は一定時間以上の連続した心拍信号データを必要とすること，実際の運転では両手で安定してステアリングを握っている時間は限定されるなどの制約があり，運転中のドライバの状態をリアルタイムに常時モニタリングすることは困難である．

　また，リアルタイムな眠気検出手法ではないが，産学研究グループ入眠予兆研究会から入眠予兆検知着座センサによる居眠り運転防止シートが提案されている．これは，覚醒時の入眠予兆（眠くなる前の前兆）を脈波や呼吸数といった生体信号から検出するもので，入眠状態になる 10 分程度前に一定の前兆信号が現れることを突き止めたとの発表[28]があり，ユニークな技術として期待される．

　以上，ドライバ眠気状態モニタリングの開発事例について概説したが，これらの取り組みは企業，大学での研究に留まらず国家規模のプロジェクトでも行われている．日本では，国土交通省主導下の先進安全自動車（ASV）推進計画の中で進められている．米国では SAVE-IT（SAfety VEhicle(s) using adaptive Interface Technology）プログラムが 2003 年から進行中で，NHTSA がスポンサーとなり予算 600 万ドルで注意散漫の検出を目標に研究を進めている．また，欧州では，欧州委員会がスポンサーとなり 2001 年から 3 年計画，600 万ユーロの予算で始まった AWAKE プロジェクト（System for effective Assessment of driver vigilance and Warning According to traffic risK Estimation）が終了し，現在は SENSATION プロジェクト（Advanced SENSor development for ATtentION, stress, vigilance & sleep/wakefulness monitoring）などに引き継がれている．このように世界各地で眠気状態推定への取り組みが活発化しており，近い将来には何らかの方法で実現されていくものと思われる．

2.3　開発ターゲット

　ドライバの眠気状態をセンシングするにあたり，実用面から以下の要件を考慮する必要があると考えている．

　①　ドライバの安全運転環境を妨げないこと

　センサがドライバの安全視界を妨げることがあってはならない．また事故の衝撃などで乗員がセンサに衝突しても人体がダメージを受けにくい搭載位置や形状であることが必要である．さらに，ドライバにセンサを装着するなど運転への煩わしさを感じさせることがないようにセンサは非拘束，非接触であることが望ましい．

　②　車両搭載が物理的に可能で厳しい使用環境に耐えること

　車両搭載可能なサイズで，電磁波ノイズの厳しい車両環境において EMI，EMC 双方に強いセンサである必要がある．また，広範囲に亘る温度・湿度，振動環境に長期間耐え，メンテナンス

なしで実現可能な信頼性の高いハードウェアである必要がある。

③ 常時，リアルタイムにセンシングが可能なこと

逐次変化していくドライバの状態を運転開始直後から速やかにセンシングでき，かつ昼夜問わず常時センシングが可能なことが必要である。

④ 浅い眠気から深い眠気まで検出レンジが広く，また瞬眠も判定可能なこと

ドライバ自身が眠気を自覚するような深い眠気状態では，眠気が増すほど覚醒させるのは困難になるため，できるだけ早い段階，すなわち浅い眠気がセンシングできることが望ましい。また，平均的な眠気推定だけでなく瞬眠のような現象についても瞬時判定可能な推定アルゴリズムが必要である。

⑤ すべてのドライバがセンシング対象であること

居眠り運転を引き起こす病気として，昼間に突然強い眠気に襲われる睡眠時無呼吸症候群（SAS）が有名である。このSAS患者数は国内に数百万人いるとされ，その潜在患者は5人に1人とも言われている。塩見らは運転免許を保有する1,529名のSAS患者について，SAS重症度と過去5年間における運転事故の関係について調査した[29]。その結果，SAS重症度を示す2種類の尺度である無呼吸低呼吸指数（AHI）およびエプワース眠気尺度（ESS）のいずれにおいても，重症度が高くなるにつれ居眠り事故率が有意に上昇していることがわかっている。だからといって，SAS患者だけを対象に居眠り検知しても事故は低減できない。なぜなら，SASなどの睡眠リズム障害を自覚していない潜在患者が相当数存在するのに加え，眠気は健常者においても日常的に経験していることからもわかるように決して病気だけの問題ではないからである。最近の研究では，眠気はサーカディアンリズム（概日リズム）やサーカセミディアンリズム（半概日リズム）といった周期の大きなリズムと，ウルトラディアンリズムといった2時間周期の小刻みな体内時計に支配されるヒト固有のリズムが影響していることがわかっている。つまり，健常者においても様々な時間帯に眠気に襲われ，それに長時間運転や単調な走行環境が重なるとさらに眠気を助長することになる。したがって，居眠り運転はいつ誰にでも突然襲ってくる可能性があるものとして，対象者を限定せずセンシングすることが重要である。

⑥ 低コストで他のアプリケーションへの拡張性が高いこと

ドライバモニタリングシステムはドライバの不安全な状態をセンシングし安全運転支援につなげていく広い概念を持ったシステムである。それらを職業ドライバ向け車両だけでなく一般ユーザー向け車両にも組み込んでいくためには低コスト化が必須であると考えており，眠気状態だけでなく脇見状態のセンシングなど，共通のセンサで幅広く活用できる物理情報を得る手段が求められる。

以上の要件を考慮しながら様々な手法の中から最適なセンシング手法を見つけていく必要があ

第9章 居眠り運転防止のためのセンシング技術

る。筆者らは，カメラを用いてドライバの顔画像から眠気状態を推定する方式が，それらの要件を満たす可能性のある実現性の高い手法であると考えており，本報では富士通株式会社と共同で開発している画像処理を用いた事例について紹介する。

2.4 システムの概要

基本構成を図3に示す。システムは大まかには撮像・投光部，画像処理部，状態推定処理部の3つの機能ブロックで構成している。全体の流れを図4に示す。まず，インストルメントパネルなどに設置した撮像部によりドライバの顔画像を撮像する。次に画像処理部でドライバの眼の開

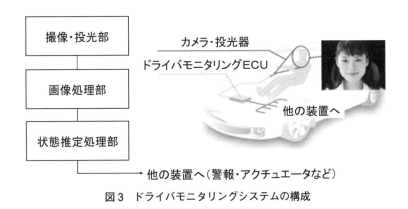

図3　ドライバモニタリングシステムの構成

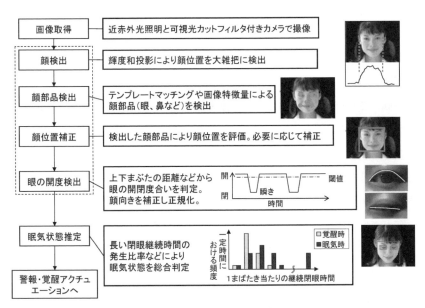

図4　顔画像処理による眠気状態推定処理の流れ

109

度を計測する。そして眼の開度情報をもとに状態推定処理部で瞬目の状態を検出し，その結果を解析することで眠気状態を推定する。眠気推定結果があるレベルを超えた場合にはアクチュエータにその情報を伝達し，ドライバに対し刺激を与えて覚醒を促すなどの処置を講ずる。

以下，処理フローについてより詳細に述べる。

2.5 画像の取得

撮像部はカメラと投光器で構成される。カメラは，解像度がVGA（640 × 480），フレームレートが30fps（1秒間に30枚の画像出力）の一般的で安価なイメージャを用いた。光学系として約45度の水平画角を有するレンズを用いることで，ドライバの体格や姿勢が変化しても常に視野に収めるようにした。また，太陽光の影響を低減し投光器の発光波長以外の入射光を遮るために可視光カットフィルタをレンズに付加した構造とした。撮像の際は昼夜を問わずLEDにより近赤外光（870nm）を照射し，夜間など低照度時の撮像を助けるとともに，昼間においても外乱光の影響を相対的に減らし，S/N比を上げている。投光器に近赤外光を用いているのは，不可視光を採用することで，夜間においてもドライバに眩しく感じないように配慮したためである。投光タイミングはカメラの露光に同期させパルス発光とした。そうすることで不要な点灯によるエネルギー消費を抑えるとともに，LEDに印加するピーク電流を増やすことができ，発光強度を上げることができる。また人体への安全基準に対し十分なマージンを稼いだ。

画像処理性能は画像の質に大きく左右されるため，画像処理に適した輝度の画像を取得するように撮像系の制御を行った。これは，環境光変化など外乱要因の影響を受けやすい実車環境でのロバスト性向上に有効な手段である。

2.6 画像処理

撮像部から転送された画像データは，画像処理部にて顔検出，顔部品検出，顔位置補正，開眼度検出の順に処理される。

① 顔検出

画像全体の輝度分布を解析することで顔のおおまかな位置を推測する。本システムではドライバの顔に向けて照明を当てその反射光を撮像しているが，反射光は距離の2乗に反比例して弱くなるため，顔が画像内に存在すれば顔からの反射光が画像全体の輝度分布の中で支配的になるはずである。このことに着目し，撮像画像に対し輝度和投影させると顔の存在する位置にピークが現れるため，顔の大雑把な位置を簡便に知ることができる。

② 顔部品検出

顔の大雑把な位置が求められると，その領域での眼，鼻，口といった顔の特徴部位の存在領域

第9章　居眠り運転防止のためのセンシング技術

が推測できる．その推定位置を参考に，予め作成してある学習データに基づきテンプレートマッチング手法で顔部品を検出する．顔部品の形状や特徴量は顔の骨格，性別，年齢など個人差があるが，標準テンプレートによりひとたびそのドライバの特徴量が得られると，そのドライバに合ったテンプレートを新規に生成することで，次回以降の検出の尤度を高めている．また，一度見つかった顔部品を追跡（トラッキング）処理することで処理負荷を軽減するとともに認識率を高めており，現時点ではおよそ95％以上の認識率が実現できている．稀に認識開始初期に眼と眉毛を誤って認識する場合があるが，修正するロジックを加えることでエラー率を低減している．

③　顔位置補正

前記で抽出した顔部品の相対的な位置関係により顔位置を再評価するプロセスである．これにより最初に大雑把に仮決めした顔位置を補正し，次プロセス以降の画像処理対象エリアを絞り込むことができる．

④　開眼度検出

眼の形状について，さらに詳細な画像解析を行うことで，開眼度を検出する．ここでは上まぶたの形状および上下まぶた間の距離から開眼度を検出している．ドライバの個人差に影響されないようにするため，ドライバ毎の眼の開閉状態を学習し，開眼状態と閉眼状態における値を正規化して出力している．つまり，眼の細い人でも基準値に対する相対値としての開眼度を算出することで開閉眼の閾値設定などが容易にできるようにしている．また，開眼度や眼形状は顔向きにより大きく変化するが，顔向きを考慮した補正処理を行っているため，ある程度の顔向き範囲に対してはロバスト性を確保できている．

検出した開眼度変化の一例を図5に示す．縦軸は開眼度を示し，図中で下に凸となっている部分が瞬目を表している．開眼度に対してある閾値を設定し，それを下回る部分を閉眼状態とすると，閾値を跨いでいる時間が閉眼継続時間となる．

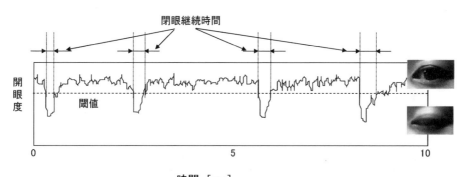

図5　開眼度検出結果の例

2.7 閉眼継続時間を用いた眠気状態推定

開眼度変化を解析することで眠気状態を推定する。瞬目を利用した眠気状態推定として最も差が顕著に現れる挙動としては，瞬目時の閉眼継続時間であるとの報告もあり，継続閉眼時間に基づく眠気推定結果と，生体計測を用いた従来手法で推定した結果との比較検証を実施した[30]ので，次項でその結果について述べる。

3 各種眠気推定手法の比較実験

3.1 実験方法

図6に示す実験システムを用い，ドライビングシミュレータ(以下，DS)により評価を行った。本システムは実際の車両のコックピットを模したDSと，被験者の各種生体信号を計測する機器およびデータレコーダ，メータ内に設置したカメラで被験者の顔画像を撮像し画像処理により瞬目状態を検出するドライバモニタリングシステムから構成される。DSのスクリーンには高速道路の走行路が映し出され，被験者の操舵操作に連動して道路環境が変わるようになっている。この走行路は被験者の意識低下などが横ズレ量として反映されやすいように，緩やかなサインカーブが連続する片側2車線道路として設計されており，他車や標識はない。車速はオートクルーズ

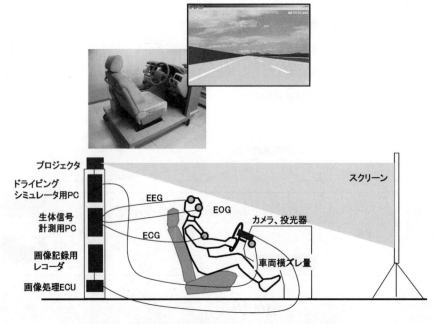

図6 実験に用いたドライビングシミュレータの構成

第 9 章　居眠り運転防止のためのセンシング技術

で時速 100km に固定した状態であり，被験者にはペダル操作なしで操舵のみがタスクとして与えられている。被験者は 30 代半ばの健常男性で，走行車線の中央を走行し，1 時間の計測中は可能な限り眠らずに運転し続けることを指示した。なお，計測はサーカセミディアンリズムの出現する昼食後の時間に実施した。

3.2　評価項目

　開眼度変化から眠気を推定するアルゴリズムは各種考案しているが，今回の比較に用いた手法は，一定時間内に発生した全瞬目に対し，各々の継続閉眼時間に所定の係数を掛け合わせて合算したシンプルなものとした。瞬目時の継続閉眼時間は瞬目挙動から得られる特徴量のひとつにすぎないが，代表的な特徴量として選択した。

　継続閉眼時間に代表される瞬目挙動に着目することへの有効性を確認するために，先行研究から眠気と関連があるとされる以下の項目について同期をとって計測した。現在のところ覚醒時の眠気レベルを測る手段として確立されたものがないため，これら計測項目との相関関係を整理することで，眠気状態推定手法として瞬目特徴量を用いることの有効性が議論できると考えた。

①　運転操作時の横ズレ量からの作業能力（ワークパフォーマンス）計測

　車線中央を目標走行位置とみなしたときの車両走行軌跡の横ズレ量をワークパフォーマンスとした。覚醒度が低下すると横ズレ量は増大し運転成績は悪化する。完全に居眠りした場合等は大きく車線を逸脱するが，ここでは 5m を上限とした。確固たる眠気／覚醒度の評価指標が世の中に存在しない現状においては信頼できる指標のひとつであり，画像による眠気状態推定アルゴリズムの検討に際しても顔表情視察値とともにワークパフォーマンスを参考にした。

②　眼電図（EOG）による眼球運動計測

　両眼の目尻および額の皮膚表面上に電極を貼り付け，角膜の移動に伴い発生する電位の変化を計測した。EOG で計測される眼球運動の低周波成分（SEMs：Slow-rolling Eye Movements：0.1 〜 0.6Hz）の含有率が眠気と相関があると言われる。本実験では 1 分間の平均値を解析した。

③　脳電図（EEG）による脳波計測

　頭皮上の C3/A2，C4-A1 に電極を設置して脳波を計測した。周波数解析して求められる α 波（8 〜 12Hz）および θ 波（3 〜 7Hz）の含有率は意識低下とともに増加すると言われ，睡眠状態を捉えることは可能であるが，アーチファクト（脳波以外のノイズ成分）として，交流障害や生体内部からの筋電位や瞬目などがノイズとして混入するため計測および解析時には注意が必要である。

④　心電図（ECG）による胸部心電計測

　標準肢誘導法の第 II 誘導を使用し心電を計測した。ここから得られる心拍数は自律神経系の活

動と密接に結びついており，眠気が高まり，いつ眠ってもおかしくないような状態（例えば，交感神経系活動の低下と副交感神経系活動の亢進）は検出可能であるが，運転中に突発的に起こる居眠り（瞬眠）の検出には対応できないと言われる。

3.3 結果

ワークパフォーマンスとして定義した横ズレ量の時間的変化を，1分間ごとの平均値として図7(a)に示す。開始から時間の経過につれて眠気が急激に増し，その後一旦は覚醒するものの，再び眠気との葛藤を繰り返しながら眠気が増していく様子がよくわかる。実験中の被験者の顔をビデオ録画した画像を複数の評価者で観察し，このワークパフォーマンスが被験者の状態をほぼ忠実に表していることを確認している。図7(b)には瞬目状態から推定した眠気レベルの時間的変化を示す。これはワークパフォーマンスと非常によく似たプロファイルを示しているといえる。その相関を散布図にしたものを図7(c)に示す。回帰式から見た相関係数は0.74以上であり非常に良好な結果が得られた。参考までに，覚醒状態である実験経過後5〜10分の5分間，および，かなり強い眠気状態である実験経過後25〜30分の5分間における全瞬目の閉眼継続時間を横軸にとった発生頻度のヒストグラムを図7(d)に示す。図から明らかなように覚醒状態では短い瞬目が支配的であるのに対し，眠気の強い状態では長い瞬目の出現頻度が高くなるとともに，1秒以上に亘って閉眼が継続するケースが頻発した。

同様に，EOGを周波数解析することで求めたSEMs含有率（以下，単にSEMs）との比較を図8(a)に示す。SEMsとの相関係数も0.76と高い値を示し，生体的側面（自律神経系）と行動的側

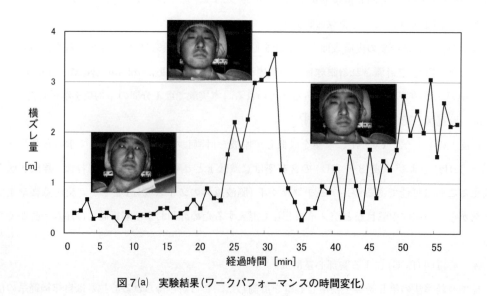

図7(a) 実験結果（ワークパフォーマンスの時間変化）

第9章 居眠り運転防止のためのセンシング技術

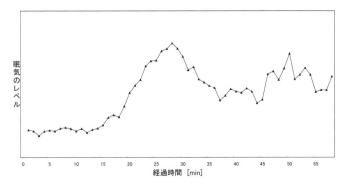

図7(b) 実験結果(まばたき状態から推定した眠気レベル)

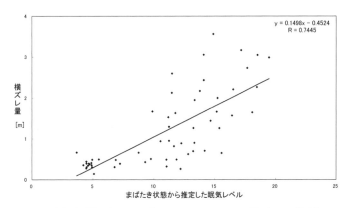

図7(c) 相関図(ワークパフォーマンス vs まばたきから推定)

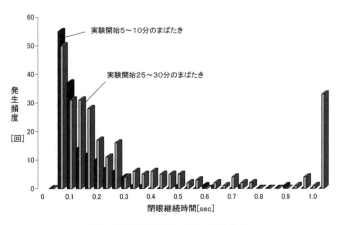

図7(d) 閉眼継続時間の頻度分布

面(操舵成績)の両面から,本手法でドライバの覚醒度が低下している時間帯を捉えることができているものと考えられる。さらに図8(b)にはEEGから解析したα波,θ波と,SEMsを合わ

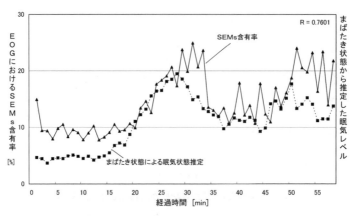

図8(a) 実験結果(SEMs 含有率との比較)

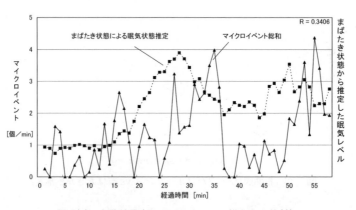

図8(b) 実験結果(マイクロイベント総和との比較)

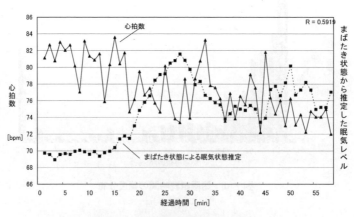

図8(c) 実験結果(心拍数との比較)

第9章 居眠り運転防止のためのセンシング技術

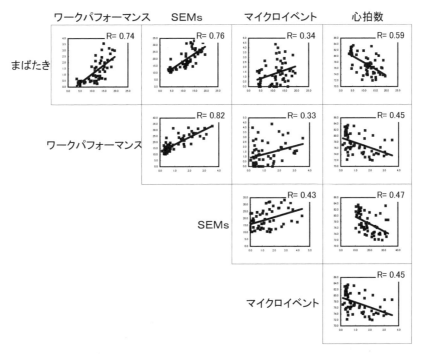

図9 各指標の相関関係まとめ

せた3指標の持続時間からマイクロイベントを解析するNASAの手法[31]を適用した結果との比較を示す。また，図8(c)にはECGから求めた心拍との比較を示す。

以上，瞬目時の閉眼継続時間を基本とする眠気推定アルゴリズムで算出した眠気推定結果と各種計測データとの比較を述べた。今回計測したすべての指標について相関関係を図9にまとめる。これら指標は，いずれも先行研究により眠気との相関は認められているものの，それぞれの相関係数の平均をとってみると，SEMsが最も相関が高く，次に瞬目，ワークパフォーマンスと続きその差は僅かであった。今回検討した瞬目を利用した眠気推定技術は実車に適用可能な非接触，簡便な構成で実現でき，生体的側面（自律神経系）と行動的側面（操舵成績）からの推定結果と同等性能であった意義は大きく，今後の製品化に可能性をもたらす結果といえる。

4 最近の眠気状態推定への取り組み

前節では，閉眼継続時間をベースとした眠気推定アルゴリズムを用いて，各種生体信号などから推定した結果との比較について述べた。閉眼継続時間を用いた眠気状態推定アルゴリズムは，本被験者を含め多くの被験者について有効であると考えられるが，その後の実験結果も含めて検証すると，個人差および個人内差が少なからず存在することがわかってきている。また，継続閉

眼時間を用いたアルゴリズムはPERCLOSのように深い眠気に関する検知追従性には優れているが浅い眠気に関する検出精度については課題がある。よって、このファクターだけに頼って推定するアルゴリズムでは実用上問題があり、そこで筆者らは、瞬目時の挙動をさらに詳細に解析することで推定精度を高める検討を開始した[32]。その状況について簡単に紹介する。

4.1 着目すべきファクター

瞬目の一連動作を分析すると、閉眼動作⇒閉眼状態⇒開眼動作に分割され、それぞれの挙動は眼の周囲にある眼輪筋や眼瞼挙筋が関与しており、開眼は眼瞼挙筋（動眼神経）、閉眼は眼輪筋（顔面神経）の作用による。Magounらは脳幹の刺激により脳波に覚醒反応が起き、破壊によって昏睡を起こすことから、脳幹網様体には大脳皮質を賦活する機能が存在することを明らかにし、

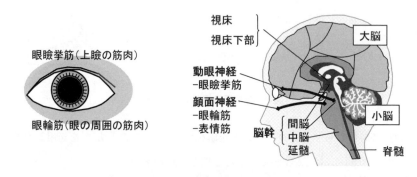

図10 脳と瞬目（眼活動）の関係

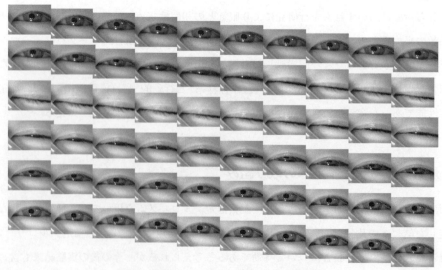

図11 高速度カメラにより瞬目挙動の観察例

第9章　居眠り運転防止のためのセンシング技術

脳幹網様体賦活系の概念を提唱した。つまり，覚醒と睡眠の調節は視床を介して網様体が深く関わっているとされ，眼輪筋や眼瞼挙筋がどのような機序で脳幹網様体からきているかは不明な点が多いが，結果としては眼輪筋や眼瞼挙筋の作用が瞬目挙動に現れる（図10）。また，一言で瞬目といっても，意思の関与が明確な随意性瞬目や外的反射誘発刺激が明確な反射性瞬目のほか，随意性でも反射性でもない自発性瞬目など働きの異なる瞬目が存在する。したがって，筆者らは，眠気を推定する上で瞬目挙動を改めて注意深く観察し，眠気と相関の高い挙動を抽出することとした。図11に高速度カメラを用いて125fpsで撮影した瞬目画像の一例を示すが，覚醒時の画像と眠気状態での画像を比較して眠気時に現れる特徴を目視観察により多数抽出した。さらに，ここで抽出したファクターが実用的なハードウェアで検知可能であることを条件に絞り込みを行った上で，それぞれのファクターが眠気推定を行う上でどれだけ寄与しているかを調べるために，ドライビングシミュレータを用いた10名の被験者実験を実施した。それぞれの眠気レベルは，3名以上の第3者評価者によるビデオ観察で求めた主観値の平均を正解値とし，多変量解析によりそれぞれ抽出したファクターとの関係を求めた。その結果，上位の5つは表2に示すように開眼度や継続閉眼時間，PERCLOS，瞬目回数など公知の現象であったが，それ以外のファクターには新規に抽出したものも含まれた。あくまでもこの結果はドライビングシミュレータによるものであり実際とは異なることを付記しておく。

表2　眠気推定に有効な瞬目特徴量とその寄与率

瞬目特徴量	寄与率[%]
開眼度	20.4
閉眼継続時間の平均	14.1
閉眼継続時間の分布	11.9
PERCLOS	10.5
まばたき回数	9.7
その他の特徴量	33.4

4.2　眠気推定関数

眠気状態推定に有効な瞬目特徴，およびそれぞれの寄与率については先に述べた。これらファクターの特徴量を画像処理結果から自動抽出するようなプログラムを作成し，以下の関数により眠気レベル D_p を算出した。D_p の推定サイクルは30secとし過去1minの瞬目特徴量から算出した。

$$眠気レベル\ D_p = f_1(開眼時の開眼度) + f_2(平均瞬目時間) + f_3(継続閉眼時間の分布) + f_4(PERCLOS) + f_5(瞬目回数) + \cdots\cdots + f_n(その他)$$

ここで D_p は，北島らが用いた評定である[33]，「1. 全く眠くなさそう」，「2. やや眠そう」，「3. 眠そう」，「4. かなり眠そう」，「5. 非常に眠そう」の5分類に「6. 眠っている」を追加した6段階に合うように設定し，後述する正解値 D_c とともに小数点も許容した。f は寄与率を考慮した係数である。f を求めるにあたっては，まず推定サイクル毎の眠気レベル正解値 D_c を求め，その値と推定結果 D_p の相関係数が最も高くなるよう回帰分析により求めた。D_c は，3名以上の第3者評価者に被験者実験のビデオ画像を30secごと見せ，視察により主観的に判定した眠気レベルを平均値化したものである。

4.3 結　果

眠気推定関数により求めた推定結果を図12に示す。正解値とした視察評価に対して本関数により求めた眠気レベルは相関係数が0.92を示し，浅い眠気から深い眠気に亘ってよく追従していることがわかる。参考までにPERCLOSにより求めた眠気推定結果も図示するが，相関係数としては0.81と高い結果を示したものの浅い眠気に関する感度が出ていないことがわかる。この結果は被験者1名のデータであるが，他の9名についても個人差によるバラツキはあるものの比較的良い同等の結果を示した。以上の結果より，閉眼継続時間やPERCLOSを用いた眠気状態推定よりも精度が高くかつ計測レンジの広い眠気推定技術ができたと思っている。まだ個人差や個人内差への対応など課題は残されているものの，今後，有望な手法であると期待している。

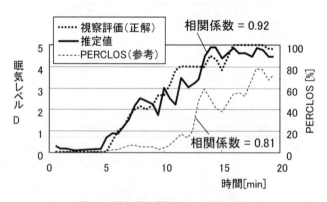

図12　眠気推定関数による推定結果

5　おわりに

覚醒時のドライバの眠気状態を推定するためには，瞬目に着目することが有効であること，またその精度向上のためには複数の瞬目特徴量を用いて算出することが有効であることを2つの実

第9章 居眠り運転防止のためのセンシング技術

験結果をもとに紹介した。その結果，将来車載化が可能と思われる手段を用いて，ドライバの居眠りおよびそこに至る過程の眠気レベルを推定できる可能性を示した。この技術を応用して真に予防安全に貢献するためには，安価でかつ感度・精度よく浅い眠気段階を推定できるドライバにとって煩わしくない製品を開発することが重要で，残された課題はまだ多い。

　今回は触れなかったが，居眠り運転防止という観点からは，ドライバの眠気状態が推定された際に車両としてどんな支援をすべきかを合わせて考えなくてはならない。一般には，ドライバの覚醒状態を維持するアクチュエーション手段を開発するとか，眠くなってしまった場合に何らかの手段を用いてドライバを覚醒させる，または車両を停止させるといったことを考えがちであるが，それは長時間運転による強制労働を助長するという側面もあるため熟慮が必要である。あくまでもドライバが主権を握っていること，また支援による背反事項に注意しながら社会的受容性も考慮し慎重に議論されるべきものと考えている。

　クルマは日々進化しており，遠くない将来にAHS（Advanced cruise-assist Highway Systems）のような自動運転が技術的には実現可能になるかもしれない。そのような世界が実現されるとドライバの役割が益々低減していくことが予想されるが，自動化に対する信頼性と社会的受容性を得るのには相当の時間を要すると思われ，当面はヒューマンエラーの低減を目指したドライバモニタリングシステムが有効な手段であると信じている。人間研究を基本とするドライバモニタリングシステムを開発する上では今後ますます医学者を交えての医工連携が重要になってくると考えており，眠気推定においても医学的根拠に基づいた眠気指標との対比による詳細な解析が望まれる。その際には，瞬目だけに着目した本手法だけでなく多重バイオメトリクスを使ったマルチモーダルな推定手法にも取り組んでいきたい。

　僭越ながら今回紹介した技術は2006年にロンドンで開催されたThe 13th World Congress and Exhibition on Intelligent Transport Systems and Servicesにおいて，IET（英国電気学会）からMost Innovative Demonstratorアワードを受賞した。世界中で死亡事故低減が叫ばれる中，海外においても評価をいただき，注目されている技術領域であると再認識するとともに，開発への責任と重みを実感している。早くドライバモニタリングシステムを実用化しヒューマンエラーの低減，さらには交通死亡事故の低減に貢献していきたい。

文　　献

1) 志賀繁，リスク・ホメオタシス説，論争史の解説と展望，交通心理学研究，Vol.9，No.1，pp.1-10(1994)
2) 土居俊一，ドライバの運転特性評価の現状と将来，自動車技術，Vol.58，No.12，pp.4-9 (2004)
3) 赤松幹之，ドライバー行動特性把握に基づく運転支援システム，ヒューマトロニクス，No.06-04，自技会シンポジウム，pp.1-6(2004)
4) 田口敏行，榊原清美，ドライバの緊張状態推定，自技会学術講演会前刷集，No.5-04，p.1-6, 20045054(2004)
5) 白鳥朗，神藤富雄，小野健二，橋口博文，運転時の精神的余裕度計測法に関する研究，自技会学術講演会前刷集，No.99-04，p.7-10, 20045074(2004)
6) 高橋宏，ドライバの意図把握，信頼感に関する一考察，ヒューマトロニクス，No.06-04，自技会シンポジウム，pp.7-12(2004)
7) 加藤晋，美濃部直子，津川定之，ドライバの挙動と位置データに基づくドライバダプティブ運転支援システム，自技会学術講演会前刷集，No.32-04，p.13-18, 20045081(2004)
8) 石田真之助，田中潤，近藤聡，川越浩行，ドライバアシストシステムがドライバに与える影響と効果の測定，自動車技術，Vol.56，No.3，pp.58-63(2002)
9) 木村賢治，金森等，低速追従走行機能が運転行動に及ぼす影響，自技会学術講演会前刷集，No.6-04，p.5-8, 20045051(2004)
10) D. L. Hendricks, J. C. Fell and M. Freedman, "THE RELATIVE FREQUENCY OF UNSAFE DRIVING ACTS IN SERIOUS TRAFFIC CRASHES", Prepared for: U.S. Department of Transportation National Highway Traffic Safety, (January 2001)
11) http://www.hirodenshibu.com/sibunews/akitougakusyuukaitu.htm
12) 世古恭俊，片岡幸郎，妹尾哲夫，覚醒度低下時の運転操作解析，自技会学術講演会前刷集，No.841，p.69-74, 841013(1984)
13) 小山哉，荒川俊也，ふらつき運転によるドライバ覚醒レベル推定警報システムの開発と脳波によるドライバ状態評価，自動車技術，Vol.58，No.12, pp.89-94(2004)
14) 山本恵一，運転注意力モニタのヒューマンインタフェース，自動車技術，No56，No.3，pp.74-78(2002)
15) 望月正人，杉浦康司，自動車技術，Vol.56，No.3，p.33-38(2002)
16) S. Arimitsu, Y. Hashimoto, H. Yamamoto, K. Itao, H. Hosaka, K. Sasaki, T. Nakagawa, T. Kawachi, Safety Driving System Based on Monitoring Eye Movements, #3231, 11th World Congress on ITS NAGOYA, Aichi (2004)
17) A. Ueno, Y. Uchikawa, An approach to quantification of human alertness using dynamics of saccadic eye movement -For an application to Human Adaptive Mechatronics-, Proceedings of 8th International Conference on Mechatronics Technology (Hanoi, Vietnam), pp.563-568 (2004-11)
18) Sleep Diagnostics 社ホームページ，http://www.optalert.com
19) 恩塚誠，梅田和昇，有光知理，佐々木健，中川剛，河内泰司，画像処理を用いた自動車運

第9章　居眠り運転防止のためのセンシング技術

転時の疲労評価，精密工学会春季大会（2003）
20) 金田雅之，上野祐史，月野正隆，居眠り検出技術に関する研究，自技会学術講演会前刷集，No.941，p.29-32（1994）
21) 中野倫明，杉山和彦，水野守倫，山本新，居眠り検知のための瞬目検出と覚醒度推定，電子情報通信学会技術研究報告，Vol.95, No.44，p.73-80（1995）
22) 小河賢二，鈴木尋善，末永伸正，西田稔，下谷光生，佐竹敏英，クルマとの調和に貢献する自動車機器技術，三菱電機技報，Vol.70, No.9，p.897-902，3（1996）
23) 沼田仲穂，五井美博，山本恵一，北島洋樹，自動車運転時の生理・行動指標による眠気の検出と居眠り警報，三菱自動車テクニカルレビュー，No.10，p.67-75（1998）
24) 自動車運転時の生理・行動指標による眠気の検出と居眠り警報，三菱自動車テクニカルレビュー，No.10，p.67-75（1998）
25) PERCLOS, A Valid Psychophysiological Measure of Alertness As Assessed by Psychomotor Vigilance, Federal Highway Administration（October 1998）
26) Gavin Longhurst, "Sleep-out", traffic technology international
27) 柳平雅俊，安土光男，運転状態推定技術の開発（第3報），自技会学術講演会前刷集，No.51-04，p.11-16（2004）
28) http://knock.t.u-tokyo.ac.jp/PDF/sleep1.pdf
29) 塩見利明，有田亜紀，篠邉龍二郎，睡眠時無呼吸症候群の居眠り運転事故調査，呼吸器科，Vol.7（4），p.331-335（2005）
30) 大見拓寛，画像によるドライバ状態モニタリング，ユビキタス・バイオセンシング，シーエムシー出版，pp.177-196（2006年1月）
31) Mark R. Rosekind, David F. Dinges et al., Crew Factors in Flight Operations IX: Effects of Planned Rest Cockpit Rest on Crew Performance and Alertness in Long-Haul Operations（July 1994）
32) F. Nagai, T. Omi, T. Koumura, Driver Sleepiness Detection by Video Image Processing, SENSATION International Conference Monitoring sleep and sleepiness, Basel, Switzerland（May 2006）
33) 北島洋樹，沼田仲穂，山本恵一，五井美博，自動車運転時の眠気の予測手法についての研究（第1報，眠気表情の評定法と眠気変動の予測に有効な指標について），日本機会学会論文集（C編），Vol.63, No.613，p.73-80（1997-9）

第10章　生体の光受容—睡眠リズムの獲得—

髙雄元晴*

1　はじめに

　太陽は闇夜から昇りそして地平線へと沈んでいく。太古の昔から太陽はこれを倦まず繰り返してきた。また，ヒトを含む動物は，光を受容する器官を進化の過程で獲得してから，捕食者からの逃避あるいは自らの捕食のため太陽の周期に同調して生活するようになったと考えられる。そして，一日の周期の中で行動学的に活動期と休息期の二相に分離するようになり，休息期が睡眠となったのであろう。

　一方で，動物は進化の過程で脳の中に体内時計も獲得し，たとえ洞穴の漆黒の闇の中や極北の白夜の世界でも，その時計情報を参照して約一日の周期で活動期と休息期を区別することができるようになった。このように生体におけるリズム現象で約一日の周期をもつものを概日リズム（サーカディアンリズム；circadian rhythm）とよんでいる。しかし，脳内にある時計は必ずしも太陽の周期である24時間を刻んでいるのではなく，24時間よりやや長いことが分かっている。太陽の周期に合わせて体内時計のリズムをリセットすなわち同調させないと，社会的にうまく適合できなくなってしまうばかりか，シフトワーク従事者でたびたび見られるように不眠とそれに伴う体調不良など睡眠障害を引き起こしてしまうことになる。本章では，光による概日リズムの同調のメカニズムとヒトにおける光同調の特性に関する最近の知見を紹介することにより，睡眠リズムの獲得と修正について考えていきたい。

2　概日リズムの発振機構と光受容のメカニズム

　概日リズムを刻む脳の中の体内時計は，ヒトを含む哺乳動物では，視床下部にある視交叉上核（suprachiasmatic nucleus；SCN）に存在することはよく知られている。視交叉上核は左右の大脳半球に一対あり，それぞれ約1万個の神経細胞が直径約1mmの球形の神経核を構成している。それぞれの神経細胞はギャップジャンクションなどにより相互に連絡しあっており，同期的に自発発火することにより，全体としてリズムを形成している。なお，視交叉上核の細胞内におい

＊　Motoharu Takao　東海大学　情報理工学部　情報科学科　准教授

第10章　生体の光受容―睡眠リズムの獲得―

て，Per，Cry，Bmal1などの時計遺伝子が，転写・翻訳を一連の順序で繰り返すことにより，分子的にフィードバックループを形成し，リズムを発振していることが近年の分子生物学的研究により明らかになってきている[1,2]。

一方，視交叉上核は視神経の投射を受けており，網膜により受容される光によって概日リズムをリセットすなわち同調することができる（概日リズムの光同調；photo-entrainment）。概日リズムの同調とは，たとえば日本からアメリカやヨーロッパ等，時差の大きな地域へ飛行機で旅行した際など，当初，現地の時間帯で生活するのがつらかったのが（ジェットラグあるいは時差ぼけ：jet lag），数日すると慣れてくることをイメージすると良いであろう。また，工場のシフトワーク従事者のように，1週間ないしは2週間ごとに日勤・夜勤を繰り返すようなスケジュールで生活するような場合，シフトが変わってしばらく体のリズムが整わない結果，夜眠れず体調が思わしくなかったのが，数日して次第に問題がなくなってくる例も，概日リズムの同調の例としてよく挙げられる。

概日リズムの光同調に関する光受容は，網膜の最外層にある視細胞によってのみ行われると長年信じられてきた。しかし，最近，網膜の最内層にある網膜神経節細胞（視神経を伸ばして網膜と脳の視覚中枢を連絡する細胞）のうち視交叉上核に投射する細胞も，介在ニューロンを介して視細胞からシナプス入力を受けるとともに，メラノプシン（melanopsin）という視物質様タンパク質によって光受容を行っていることを筆者らは発見した。そして，この細胞を光感受性網膜神経節細胞（photosensitive retinal ganglion cell）と名付けた（図1）[3,4]。つまり，視交叉上核における概日リズムの光同調は視細胞と光感受性網膜神経節細胞の2つの光受容システムの相互作用により行われているといえる。しかし，この一見冗長と思われるシステムの生理学的意義は不明であり，今後の解明が必要である。

視交叉上核からの遠心性線維は，ストレス反応時に脳内において副腎皮質刺激ホルモン放出ホルモン（Corticotropin-releasing hormone）を分泌する視床下部室傍核，摂食行動に関わる視床下部腹内側核や節水などに関わる中隔野などに投射し，直接あるいは間接的に睡眠-覚醒のみならず体温，ホルモン分泌や代謝のリズムなど生体における様々な生理学的なリズム現象を制御するとともに，光によってそのリズムを調節している。また，視交叉上核から視床下部室傍核および上頚神経節を経て松果体（pineal body）に至る神経回路があることが知られている（図2）[5]。松果体は魚類から鳥類にいたるまで，光を受容する器官として進化してきたが，哺乳類では光を受容する機能は失われ，メラトニン（melatonin）というホルモンの内分泌器官としてもっぱら機能している。メラトニンの受容体は，網膜の視細胞，脳の視交叉上核や小脳，リンパ球，赤血球，精子など全身の組織や細胞に分布し，血中で運ばれたメラトニンが受容体に作用することによりそれぞれの生理学的機能を調節している。メラトニンの作用として，睡眠促進効果や概日リ

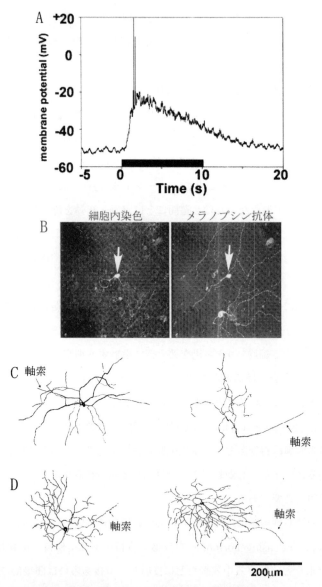

図1 マウスの光感受性網膜神経節細胞の内因性光反応と視物質様タンパク質メラノプシン
視細胞の機能を障害したマウス網膜において，光感受性網膜神経節細胞からパッチクランプ法により光反応を記録した(A)。時間軸において太線で示した時間，光呈示を行った。また，同細胞にパッチ電極を通して細胞内染色をした後，免疫組織化学を行ったところ視物質様タンパク質メラノプシンの発現が確認された(B)。光感受性網膜神経節細胞(C)と光反応が見られなかった同一サイズの網膜神経節細胞(D)のスケッチ像。光感受性網膜神経節細胞の樹状突起は光反応が見られなかった網膜神経節細胞に比べ，分枝は疎であるとともに，走行も蛇行しているという特徴があった(未発表データ)。

ズムの同調のほかに，免疫機能の向上，抗癌作用や心臓血管系の機能の向上など幅広い生理学的作用があることが報告されている[5]。

第10章 生体の光受容—睡眠リズムの獲得—

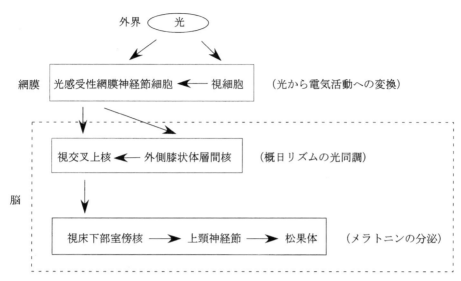

図2 概日リズムの光同調に関する神経回路網
網膜に対して照射された光を，視細胞と光感受性網膜神経節細胞はともに電気活動に変換する。視細胞は光感受性神経節細胞に介在ニューロンを通じてシナプス入力し，双方の細胞における光応答は融合される。光感受性神経節細胞から発した軸索は視神経の中を通って，視交叉上核や外側膝状体層間核に投射する。さらに外側膝状体層間核から視交叉上核に投射し，双方の神経回路網によって視交叉上核における概日リズムの光同調を行っている。また，視交叉上核から視床下部室傍核から上頸神経節を経て松果体に投射する神経回路もあり，松果体におけるメラトニンの分泌を調節している。

メラトニンの分泌は夜間に高く昼間に低いという概日リズムを有することが知られている。また，視交叉上核から松果体に至る遠心性投射経路において，外界の光照射にともなって上頸神経節の節後繊維から神経伝達物質であるノルエピネフリンの放出が減少し，松果体からのメラトニンの分泌も減少することが知られている。すなわち松果体からのメラトニンの分泌量も光によって調節され，結果として光が全身の組織・細胞に様々な機能の調節を行っているといえる。

3　ヒトにおける概日リズムの光同調の特徴

　ヒトの概日リズムは太陽の周期である24時間よりやや長く，平均で24.2時間程度（24時間12分）であることが最近の研究によりわかってきている[6]。すなわち，もし体内時計からの情報だけを頼りに生活することになると，10分少々ずつ睡眠–覚醒リズムが後退していくことになる（フリーランリズムまたは自由継続リズム；free running rhythm）。そのため，毎日，体内時計を24時間のリズムにリセットする必要が生じる。図3は筆者が行ったマウスにおける行動実験の例である。マウスはヒトと違い夜行性でかつ24時間より短い概日リズムを有している。光による時間の手がかりが得られない時，個体が主観的に夜だと思っている時間帯，すなわち主観的

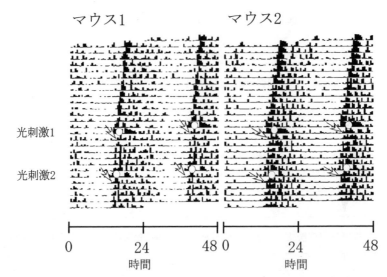

図3 筆者が行った2匹のマウスのフリーランリズムの光同調の行動学的実験の例
各マウスを個別ケージに入れ，恒暗条件(24時間光のない環境)で4週間にわたって活動リズムを観察した．各行で黒く塗りつぶされた部分が活動を行っていた時間帯である．なお，フリーランリズムを明確に表示するために，1行に2日分のデータをプロットし，前日分のデータ(右半分)を翌日分のデータ(左半分)として次行に再度プロットしなおしている(ダブルプロット：Double Plot)．15日目および22日目に15分間の光刺激(図中に白色の丸で表示)を与えた翌日に，フリーランリズムの位相の後退を，図中矢印で示したように観察した(未発表データ)．

暗期に光を与えると，リズムが後退することが観察される．この実験手続きを繰り返すと位相反応曲線(phase response curve)が求められる．図4は，位相反応曲線を概念的にあらわしたものである．主観的明期(個体が主観的に昼だと思っているとされる時間帯：夜明けから夕暮まで)では早い時間を除いて光に対する位相すなわちリズムの周期性の変化は見られないが，主観的暗期(個体が主観的に夜だと思っているとされる時間帯：夕暮から夜明けまで)では前半で位相の後退が見られるのに対し，後半では逆に位相の前進が見られる．これは，基本的にマウスでもヒトでも同じである．ヒトの概日リズムは24時間よりやや長いため，位相前進によってリズム同調がなされる．上述の理由から主観的暗期の後半から主観的明期の早い時間，すなわち夜明け前から朝早い時間に浴びる光がリズムの同調に必要であるといえる．

概日リズムの同調は光を受ける一日の間のタイミングのみならず，光の強度や波長，時間の長さにも影響されることが知られている．たとえば，Zeiterら[7]のヒトの概日リズムの光同調に関する研究によると，位相の後退を生じさせるのに100 lx以下(街灯下の明るさ)で10,000 lx(曇天の日の日の出から1時間程度の空の明るさ)の光の強さの50%程度の効果があるとともに，550 lx(通常のオフィスの明るさ)では90%の効果があるという実験結果を得た．この事実は，ヒトの概日リズムの光同調に及ぼす光の強度の効果は，非線形な関係にあり，比較的薄暗い照明

第10章 生体の光受容─睡眠リズムの獲得─

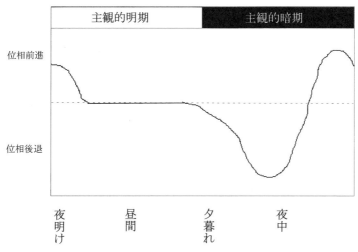

図4 位相反応曲線の概念図
1日の時間の経過を横軸に，短い光刺激に対する概日リズムの位相のずれ（時間）を縦軸に表した。主観的明期，特に昼間に相当する時間帯では光に対する位相すなわちリズムの周期性の変化は見られないが，主観的暗期の前半，すなわち夕暮れ時から夜早い時間にかけて位相の後退が見られるのに対し，主観的暗期から主観的明期のはじめ，つまり夜中の遅い時間から朝早い時間にかけて逆に位相の前進が見られる。位相を前進させるためには夜明け前から朝早い時間帯に十分に光を浴びることが重要である。

条件でも概日リズムの光同調はある程度生じることを示唆していた。

　ヒトにおいて，概日リズムの光同調を生じさせるために持続的な光を与える必要はないこともわかってきている。たとえばKnonauerら[8]によると，20分間の消灯の後10,000 lxの光を5分間あたえるスケジュールを数時間続けると，位相の前進がみられることを報告している。さらにGronfierら[9]は，6.5時間にわたり15分程度の光を間欠的に与えた場合（計1.5時間）と連続的に与えた場合では，位相の後退の時間変化量に違いがないことをあきらかにしている。これは，サッカーやラグビーのようなフィールドスポーツの練習に励む体育会系学生のように日昼始終屋外に居続ける生活をしている者より，外回りの営業マンや自宅からバス停までの徒歩通勤時間しか屋外にいることのないオフィスワーカーなどのように間欠的に屋外で光を浴びるという生活をしている者が圧倒的に多いことを考えると，生体のメカニズムとして理にかなっているように思われる[6]。

　概日リズムの光同調には光の波長にも依存している。これまでいくつかの研究で，600nm以上の長い波長の光（赤）より，500nm程度の比較的短い波長の光（青）のほうがより効果が大きいことが報告されている[10,11]。またさらに，500nm以下の比較的短い波長の光（青）は，蛍光灯のような広帯域の波長の光に比べ，光子（photon）あたり数倍も概日リズムの光同調に対して効果が大きい[10]。なお，ヒト網膜に近い構造と機能を持つサル網膜における神経生理学的研究で，

視交叉上核に投射する光感受性網膜神経節細胞も 500nm 付近に最大感度を有していることが最近報告されていることから，概日リズムの光同調には光感受性網膜神経節細胞の生理学的特性が大きく影響していると考えられる[12]。以上のように，概日リズムの光同調は光の波長に大きく依存していることから，シフトワーカーが多く働く工場や病院などの職場では，500nm 程度の波長の光の成分を時間帯により調節するなどして，概日リズムの位相変化を調節するような対応が望ましいといえる。

4 メラトニンによる概日リズムと睡眠の調節

メラトニンは後述するようにおそらく睡眠促進効果を通して，概日リズムを調節することが可能である。Lewyら[13]は，ヒトにメラトニンを朝投与したところ概日リズムの位相の後退が見られたのに対し，夜投与したところ位相の前進が見られることを報告した。すなわち，適切な時間帯にメラトニンを投与することによって，海外旅行時などのジェットラグや工場などのシフトワークにともなう概日リズムの位相のズレを修正が可能であることを示唆している。さらにSackら[14]は，概日リズムがフリーランしている8人の視覚障害者において，毎日10mgメラトニンを投与することによって24時間のリズムに同調することができ，そのうち3名は0.5mgに投与量を減らしても同調可能であったことを報告している。この結果は，メラトニンを適切に用いることによって，光による概日リズムの同調が困難な事例でも効果があることを示唆している。

メラトニンが睡眠促進効果を有することは70年代初めから広く知られており，メラトニンは睡眠潜時（寝つくまでの時間）の短縮のみならず，睡眠効率（床についている時間のうち，眠っている時間の割合）の向上および総睡眠時間の延長といったいわゆる睡眠の質を広く改善する効果を有することが報告され，一般にもよく知られてきた[15]。このため，欧米では概日リズムの同調ないしは睡眠補助薬の目的で，OTC (over the counter drug) としてメラトニン製剤がコンビニの店頭でも販売されている。ただし，メラトニンの分泌量の低い日昼あるいは夕方の早い時間に，メラトニンを生理学的濃度となるように投与（< 0.3mg）した場合，眠気，疲労感の増加とともに睡眠潜時も短縮する一方で，メラトニンの分泌量の高い夜間に投与してもたいていの場合ほとんど効果がないことが知られている[5]。したがって，夜間に睡眠促進効果を期待する場合，メラトニンの投与量は高めにする必要がある。

ところで，メラトニンは直接概日リズムや睡眠に関する中枢に作用しているわけではないことが示唆されている。睡眠時は，発汗などにより体温低下が生じ，高体温のままだと入眠および睡眠維持が困難となり不眠を訴える傾向があることが知られている。メラトニンは通常入眠時前に

第10章　生体の光受容―睡眠リズムの獲得―

夜間の分泌量増加が生じるが，このタイミングは体温の低下のタイミングと比較的一致している。また，さらにメラトニンの投与によっても体温低下が生じる。これらの事実から，メラトニンの睡眠促進効果は視交叉上核や脳の睡眠中枢に対する直接的効果というより，体温低下による二次的な作用によると考えられる[16]。

　また，光はメラトニンを通して睡眠を調節することも知られている。夜間，強い照明を当てた場合，メラトニンの分泌抑制が生じ，体温も上昇する[17]。その結果，睡眠の維持が困難となり，REMおよびNREM睡眠の減少と中途覚醒回数の増加が生じることをvan den Heuvelら[18]は報告している。また，Takasuら[19]によると，夜間におけるメラトニンのピーク分泌量は，昼間に弱い光（10 lx）より強い光（5,000 lx）を浴びた場合に多くなるとともに，体温も低下し，日昼の眠気が低減することを報告している。昼間に明るい光を浴びることによって強いメラトニン分泌抑制が生じた結果，おそらくリバウンドとして夜間のメラトニン分泌量が増加し，睡眠効率が高まったのであろう。そして，夜間の睡眠効率の向上にともなう日昼の覚醒水準の上昇により，日昼の眠気が低減したと考えられる。これらの研究結果から，メラトニンによる睡眠促進効果を期待するには，夜間に強い光を避けるとともに，日昼に強い光を浴びることが重要であるといえる。

　快適な睡眠は夜間の十分な睡眠維持に加えて，朝の快適な目覚めも重要である。このため，朝目覚めた際，十分にメラトニンの分泌を抑制し，眠気・疲労感を低減することが望ましい。最近，Jasserら[20]は，光によるメラトニンに対する暗順応の効果について報告した。彼らの結果によると，光を照射する前に薄暗い環境で暗順応させるよりも，真っ暗な環境で暗順応させた方が，光照射を行った時のメラトニンの分泌抑制が有意に大きかった。なお，ラットを用いた実験で，光感受性網膜神経節細胞は暗順応後に，光に対する感度が顕著に増すことが報告されている[21]。おそらく，Jasserら[20]による研究結果は，光感受性網膜神経節細胞の暗順応の特性を反映していると考えられる。この結果は，睡眠環境として少なくとも起床時刻前は薄暗い部屋より真っ暗な部屋の方が，強い光を浴びて目覚めた時の快適さが大きい可能性があることを示唆している。

　また，良い眠りのためには，夜眠る前の居室での過ごし方も重要である。Cajochenら[22]はヒトにおいて，就寝数時間前におけるメラトニン分泌の抑制と光の強度の関係を調べたところ両者は非線形な関係にあり，9,100 lxの高照度下で得られた分泌抑制量の半分は100 lx程度の中照度で達成されることを見出した。なお，彼らは100 lx程度の照明のもとでも，自覚的にも脳波的にも覚醒水準が明らかに上昇していることを報告している。我々が普段過ごしている通常の居室の照度は90～180 lxなので，この程度の明るさでも十分なメラトニン分泌抑制が生じることになる。この研究結果から，心地よく寝付くためには，居室の照明を普段より落とした環境で過ご

す工夫が有効であろうと考えられる。

　さらに，快適な睡眠のためには，夜間のコンピュータの使用やテレビの視聴も大切な要因であることが報告されている。Higuchiら[23]は，夜間コンピュータディスプレイを長時間見つめることによって，メラトニン分泌抑制が生じ，体温低下を妨ぐとともに自覚的な眠気も減少することが報告されている。昨今のインターネット社会の到来やテレビの画面の大型化にともなって，自宅で深夜長時間，明るいディスプレイを見つめる機会が増えているが，良い眠りを確保するために，これらの行為が睡眠の質に及ぼしている悪影響について考慮する必要があろう。

5　おわりに

　24時間活動し続ける現在の都市社会において，コンビニエンスストアや医療福祉施設などのサービス業におけるシフトワーク従事者はますます増加の一途をたどっているのと比例して，睡眠に対する社会の関心も高まっている。睡眠リズムを含む概日リズムは主として網膜でとらえられる光によって調節されている。そのため，光をうまく使うことによって，シフトワークにおけるリズム障害・不眠の低減に対する効果も大きい。たとえば，普段の生活や仕事環境において，位相反応曲線にもとづいて朝早い時間帯に強い光を浴びることに加えて，概日リズムの光同調に対する光感度や視感度の非線形的な特性を考慮して明かりの照度や光の波長領域を選定して，照明を行うことは効果的であると考えられる。また，昼夜で照明に大きなメリハリをつけることによって，夜間にメラトニン分泌量を増やすことは，非常に安全簡単で効果的な睡眠促進・概日リズム同調法となるといえよう。

文　　献

1) P. Hamet *et al.*, *Metabolism*, **55**, S7 (2006)
2) 本間, 医学のあゆみ, **204** (11), 773 (2003)
3) D. M. Berson *et al.*, *Science*, **295**, 1070 (2002)
4) 髙雄, 生物物理, **44** (3), 122 (2004)
5) Macci *et al.*, *Front. Neuroendocrinol.*, 177 (2004)
6) J. F. Duffy & K.P. Wright Jr., *J. Biol. Rhythms*, **20**, 326 (2005)
7) J. M. Zeiter *et al.*, *J. Physiol. (London)*, **526**, 695 (2000)
8) R. E. Kronauer *et al.*, *J. Biol. Rhythms*, **14**, 500 (1999)

第10章　生体の光受容―睡眠リズムの獲得―

9) C. Gronfier et al., *Am. J. Physiol. Endocrinol. Metab.*, **187**, E174 (2004)
10) V. L. Warman et al., *Neurosci. Lett.*, **342**, 37 (2003)
11) H. R. Wright et al., *J. Pineal Res.*, **36**, 140 (2004)
12) D. M. Dacey et al., *Nature*, **433**, 749 (2005)
13) A. J. Lewy et al., *Chronobiol. Int.*, **9**, 380 (1992)
14) R. L. Sack, *N. Eng. J. Med.*, **343**, 1070 (2000)
15) M. Karasek et al., *J. Physiol. Pharmacol.*, **57**, 19 (2006)
16) D. Dawson et al., *J. Pineal Res.*, **15**, 1 (1993)
17) A. Cagnacci et al., *J. Clin. Endocrinol. Metab.*, **73**, 1036 (1993)
18) van den Heuvel et al., *Physiol. Behav.*, **61**, 795 (1997)
19) N. N. Takasu et al., *Am. J. Physiol. Regul. Integr. Comp. Physiol.*, **291**, 799 (2006)
20) S. A. Jasser et al., *J. Biol. Rhythms*, **21**, 394 (2006)
21) K. Y. Wong et al., *Neuron*, **48**, 1001 (2005)
22) C. Cajochen et al., *Behav. Brain Res.*, **115**, 75 (2000)
23) S. Higuchi et al., *J. Appl. Physiol.*, **94**, 1773 (2003)

第 IV 編
睡 眠 環 境

第六章

燃 烧 室

第11章　眠気・睡眠習慣，入眠感の評価法(主観的評価)

鈴木博之*

1　序文 ―主観的評価とは―

1.1　主観的睡眠評価の必要性

　睡眠は生理学的な現象であると同時に心理的，主観的な体験である。我々は日常生活で「よく眠れた」，「あまり眠れなかった」，「昨日は寝付きが悪かった」，「睡眠不足だから眠い」など，睡眠に関する主観的な評価を行う。客観的な睡眠は脳波を中心とした睡眠ポリグラフなど生理学的指標によって評価されるが，必ずしも客観的な睡眠の評価と主観的な評価が一致するとは限らない。極端な例では，睡眠障害の国際診断基準に記されている Paradoxical Insomnia という症状では，客観的な睡眠状態には問題が認められないのにもかかわらず，本人は不眠や睡眠状態に対する不満を訴える[1]。この睡眠状態の客観的，主観的な評価の違いはいまだにその原因が分かっていないのが現状である。従って，良質で快適な睡眠を求めるためには，多岐にわたる生理学的測定手法によって詳細な客観的睡眠状態の測定が可能になっている現在においても，客観的な睡眠指標だけでなく主観的な睡眠状態を評価する必要がある。

1.2　主観的睡眠感

　優れた主観的睡眠感評価法とは何を基準に決定できるだろうか。一つの基準は客観的な睡眠指標との一致である。これは脳波などによる客観的な睡眠指標の変動を鋭敏にとらえる主観的評価法が優れていると見なすものである。しかし上記に述べたように主観的な睡眠感は必ずしも客観的な睡眠感とは一致しない。そのために，客観的睡眠指標とは独立して，主観的睡眠評価をとらえることも必要である。また快適な睡眠についても，客観的な睡眠指標がある一定の状態に達していることによって定義することも可能であるが，主観的な感覚が伴わなければ快適な睡眠感は得られないのである。

　このように，何を基準に快適な睡眠を定義するかによって，用いる主観的指標も変わってくる。主観的指標を使用する際には，自らが求める快適な睡眠がどのような状態であるのか，何のために主観的評価を行うのか考える必要がある。主観的評価を用いる目的が，何らかの理由で客

---

*　Hiroyuki Suzuki　国立精神・神経センター　精神保健研究所　精神生理部　研究員

観的指標を用いることができないため，主観的評価の変動から客観的指標の変動をとらえようとすることにあるのか，主観的評価そのものの変動，介入による変化をとらえることにあるのか。前者であれば，生理学的，行動的指標との関係を調べて適切な評価尺度を選ばなくてはならない。

使用する質問項目も考慮すべきである。例えば，目覚めという観点でだけ睡眠感を測定した場合，眠りが浅く中途覚醒が多かったときは，目覚めることには苦痛を感じず，比較的良い主観的な目覚めの良さが得られるかもしれない。しかし，熟眠感は得られず中途覚醒によって分断された眠りにより，昼間には強い眠気を催し，適切に仕事を行うことが困難となり，場合によっては事故発生につながる可能性もある。この場合，快適な睡眠をとらえるためには目覚めの良さという主観的評価のみでなく，熟眠感，日中の眠気，気分なども主観的，客観的に評定することが必要となる。このように，睡眠感の一面だけを質問するだけでは快適な睡眠というものをとらえることができないこともあるため，睡眠感について様々な側面を質問すること，昼間の生活にも目を向けることが求められる。

1.3 主観的評価の方法

主観的評価とは気分，感情，身体状態または行動，習慣など自らの体験を，言語，得点，物理量などに変換することによって数値化または分類するものである。言語による表現をいくつか呈示して自分の体験に最も当てはまる言語項目を選ぶという形式（記述評定尺度）が多く用いられる。得点化するためには，異なる強度・頻度を表す記述を用いることが必要となる。例えば，強い眠気を表す言葉として「今にも眠ってしまいそうである」や，眠気を感じない状態として「非常に目覚めている」を用いたり，眠気を感じる頻度を「ときどき」，「よくある」などで表す。言語による評定以外に，図を用いる図式評定尺度を用いるときもある。評定者が言語による項目文を理解することが難しい場合や，素早く眠気評定を行う場合には図式評定尺度が適している。

1.4 主観的評価の限界

主観的評価はあくまでも評価者個人の判断によって決定するものであり，客観的な評価とは異なる場合がある。例えば，自動車運転中に運転者は「眠くない」と言っていたにもかかわらず，その直後に居眠り運転を始めた場合，主観的評価（「眠くない」）と客観的事実（居眠り）は乖離していたことになる。評価者が自らの状態を正確に認知できなければ主観的評価の信頼性は低下するのである。社会的な要請により，睡眠状態を低く評価することが憚られる状況もあり，偽った評価を行う可能性もある。複数の主観的・客観的指標を用いて手間と時間をかけて評価を行うことができる状況であれば，それらの得点の変動などから信頼性の高い主観的評価法を選び用いる

第 11 章　眠気・睡眠習慣，入眠感の評価法（主観的評価）

ことができるが，実際の評価場面では時間的・環境的な制限から使用可能な尺度は限られる。そのため，主観的評価の使用目的と状況によってどの主観的評価尺度を用いるかを事前に検討しておく必要がある。検討事項として，所要時間（質問項目の個数），質問内容の妥当性，実験場面で適用が可能であるか，などがある。

2　眠気の主観的評価

2.1　主観的眠気を測定する意味

日中，眠ってはいけない場面において眠気は悪としてとらえられる。眠気を催すことは適切な活動を妨げ，失敗，事故を誘発する。しかし，就床時刻が近づいたとき，眠気は快適な眠りを導く感覚となる。主観的な眠気を測定する場合，その目的を確認する必要がある。勤務中など，眠気を示すことが禁忌とされる場面で被験者は自らが本当に感じている眠気を表さない可能性もある。眠気に逆らって覚醒を維持しようと努力しているときには，強く眠気を意識するが，眠気に逆らわずに，自然に眠ってしまうときには眠気そのものを感じない可能性もある。このように様々な状況下において行われる主観的眠気の評定には限界があり，我々が日常で感じている眠気というものをうまく反映していないことがあることも考慮しなくてはならない。

2.2　主な主観的眠気評価尺度

2.2.1　スタンフォード眠気尺度（Stanford Sleepiness Scale; SSS）[2]

覚醒-眠気を表す 20 の記述が 1 ～ 7 の 7 つのカテゴリーに分類されており，評定者は自分の状態に最も当てはまる数字を選択する（表 1）。1973 年に発表され，施行が容易であることから多くの研究に用いられている。1 が非常に覚醒した状態であり，7 が最も強い眠気を表す。標準化はされておらず，個人内での値の変動の検討には適しているが，個人間での眠気の比較や過度の

表 1　Stanford Sleepiness Scale (SSS)

1	Feeling active and vital; alert; wide awake
2	Functioning at a high level, but not at peak; able to concentrate
3	Relaxed; awake; not at full alertness; responsive
4	A little foggy; not at peak; let down
5	Fogginess; beginning to lose interest in remaining awake; slowed down
6	Sleepiness; prefer to be lying down; fighting sleep; woozy
7	Almost in reverie; sleep onset soon; lost struggle to remain awake

出典：文献 2) Hoddes E. *et al.*, *Psychophysiology*, **10** (4), p.431 (1973)

眠気の診断といった臨床的な使用には注意を要する。

2.2.2　関西学院眠気尺度（Kwansei-gakuin sleepiness scale; KSS）[3,4]

「活力がみなぎっている」，「ゆったりとくつろいでいる」，「布団が恋しい」など覚醒-眠気を表す22の記述から評定者が自分の状態に当てはまる記述を一つ，もしくは複数選択する（表2）。記述にはそれぞれ0〜7点の尺度値が与えられており，数字が大きいほど強い眠気を表す。「眠くて倒れそうである」に最大の6.49点が与えられており，最小は「活力がみなぎっている」の0.58点である。選択された記述の尺度値，複数選択された場合はそれらの平均尺度値が眠気得点となる。記述による選択肢が多く，複数回答が可能なことから，詳細な主観的眠気の把握が可能である。その反面，全ての記述に目を通すことに時間がかかるため，比較的評価に時間を要する。

2.2.3　カロリンスカ眠気尺度（Kalrolinska sleepiness scale; KSS）[5,6]

9つの項目から当てはまる眠気の強さを選択させる方法である。9段階の全てに眠気を表す記述があるのではなく，それぞれ1つ間隔を置いて5つの眠気を表す記述が配置されているのが特

表2　関西学院眠気尺度（Kwansei-gakuin sleepiness scale；KSS）

記述	尺度値
活力がみなぎっている	0.58
気力が充実している	0.82
能率がよい	1.22
足どりが軽い	1.56
視野が広いように感じる	1.71
考えることが苦にならない	2.11
やや機敏である	2.38
身体がだるくない	3.03
ゆったりとくつろいでいる	3.46
だるくもないし，すっきりもしていない	3.63
気がゆるんでいるわけではない	3.95
気が散りやすい	4.21
何となく眠けを感じるが，活動していると忘れる	4.39
頭がさえていない	4.68
思考がにぶっている	4.86
頭がぼんやりしている	5.10
目がしょぼしょぼしている	5.37
まぶたが重い	5.54
ふとんが恋しい	5.74
眠けと戦っている	6.17
知らず知らずのうちにまぶたがくっつく	6.33
眠くて倒れそうである	6.49

出典：文献4）石原金由，眠気の自覚的（主観的）評価法，「睡眠学ハンドブック」，p.546，表V.14，朝倉書店

第11章 眠気・睡眠習慣，入眠感の評価法（主観的評価）

表3 The Japanese version of the Karolinska Sleepiness Scale（KSS-J）

```
あなたの眠気の状態をもっともよく表した数字に○をつけてください。

    1    非常にはっきり目覚めている
    2
    3    目覚めている
    4
    5    どちらでもない
    6
    7    眠い
    8
    9    とても眠い（眠気と戦っている）
```

出典：文献6) Kaida K. et al., Clinical Neurophysiology, 117(7), p.1580, Appendix A (2006)

徴である．尺度に記される評定語が多い場合，より詳細な主観的眠気の特徴をとらえることができる反面，評定者は項目に記述されたの多くの言葉を読まなくてはならないという煩雑さが免れない．KSSのように言語表示を1尺度おきに配置することにより，より簡便に，より即座に評価を行うことが可能となる．Kaidaら（2006）による日本語版が作成されており[6]（表3），評価された主観的眠気は脳波，行動パフォーマンスの変動を反映することが報告されている．

2.2.4 Visual Analogue Scale（VAS）

10cmの水平に引かれた線分の両端に「とても目覚めている」，「非常に眠い」と言語項目を配置し，今現在の自分の眠気が線分中のどの部分に当てはまるか判断させ，当てはまると思う位置に垂線を引くことで眠気を評定する[7]．一方の極である「とても目覚めている」から垂線までの距離をmm単位で測定し，その距離が眠気得点となる．最低点は0点で最高点は100点である．VASは評定者自身の心理的尺度を物理尺度に変換していると解釈できることから標準化を行う必要がないという利点がある．眠気のみならず，様々な主観的評価を簡便に行うことが可能である．言語化を行う必要がなく，手続きも簡単であることから，短時間のうちに評価を行いたいとき，繰り返し評価を行うときに適している．しかし評定者によっては主観的な感覚を物理量に変換することを困難と感じることもあるので，評価方法について十分説明をすることが大事である．

2.2.5 Pictorial Sleepiness Scale

これまで紹介してきた眠気尺度は全て言語による記述，もしくは言語を伴う線分（VAS）によって眠気を評定する方法であった．しかし，幼児や自らの状態を言語化することが不自由な患者，もしくは異なる言語を用いる評定者群を対象とする場合，言語を用いた眠気尺度には限界がある．ほとんど言語を用いないVASでさえも空間的な物体配置能力が備わっていない幼児には

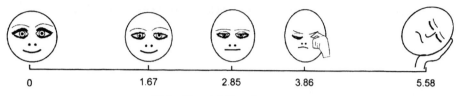

図1 Pictorial Sleepiness Scale
出典：文献8) Maldonado C. C. et al., Sleep, 27(3), p.544, figure 3(2004)

適用が難しいと思われる。Maldonado，Bentleyおよび Mitchell (2004) は漫画風に描かれた顔の表情を選択することによって眠気を測定する Pictorial Sleepiness Scale を開発した[8]。評定者は異なる眠気を表している顔のなかから，自分の状態に最も当てはまる顔を選択する（図1）。これは，子供に対して痛みの評定に用いられてきた方法[9]を，眠気の評定に応用したものである。

Pictorial Sleepiness Scale の得点は，KSS（カロリンスカ），SSS，VAS によって得られた得点と有意な相関があることが確認されている[8]。この方法は言語化が必要ないため，幼児などを対象とした眠気の自覚的評定にも有効であると考えられる。日本人を対象にした標準化は成されていないが，将来的に有用な主観的眠気測定方法であると思われる。

2.2.6 Epworth Sleepiness Scale (ESS)[10]

上記の眠気評価法はいずれも今現在，もしくはある時点における眠気の評価に用いる方法であ

表4 THE EPWORTH SLEEPINESS SCALE

How likely are you to doze off or fall asleep in the following situations, in contrast to feeling just tired? This refers to your usual way of life in recent times. Even if you have not done some of these things recently, try to work out how they would have affected you. Use the following scale to choose the most appropriate number for each situation: 0 = would never doze 1 = slight chance of dozing 2 = moderate chance of dozing 3 = high chance of dozing	
Situation	Chance of dozing
Sitting and reading	_____
Watching TV	_____
Sitting, inactive in a public place (e.g., a theater or a meeting)	_____
As a passenger in a car for an hour without a break	_____
Lying down to rest in the afternoon when circumstances permit	_____
Sitting and talking to someone	_____
Sitting quietly after a lunch without alcohol	_____
In a car, while stopped for a few minutes in traffic	_____
Thank you for your cooperation	

出典：文献10) Johns M. W., Sleep, 14(6), p.541, table 1 (1991)

第11章 眠気・睡眠習慣,入眠感の評価法(主観的評価)

るが,ESSはそれらとは異なり日常場面における様々な状況を呈示し,それらの状況で眠気を感じる頻度を評定する方法である(表4)。座って本を読んでいる,テレビを見ている,など8つの状況を呈示し,眠ってしまう可能性を,「ない(0点)」から「ほとんど眠ってしまう(3点)」までの4つの頻度から選択する。日常的にどの程度眠気を感じているか,病的な眠気を感じていないかを簡便に調べることができる点が有用である。睡眠時無呼吸症候群の患者において,治療後に得点が低下すること[10,11],重症度に応じて得点が増加することが報告されている[10]。0〜8点が正常範囲,9〜12点が軽度,13〜16点は中程度,16点以上は重度の眠気と判定される。

英語版の状況設定は自動車を運転,乗車中の状況が2項目含まれており,これらの質問は電車通勤者が多い日本人など,自動車を運転する機会の少ない者には評価しづらい。このような状況をふまえて日本語版の作成が行われている[12](表5)。英語版に見られる,車を運転して停車しているときという表現が,日本語版では,「すわって手紙や書類を書いているとき」に変更され

表5 JESS™(Japanese version of the Epworth Sleepiness Scale):ESS日本語版

もし、以下の状況になったとしたら、どのくらい**うとうとする(数秒〜数分眠ってしまう)**と思いますか。**最近の日常生活**を思いうかべてお答えください。

以下の状況になったことが実際になくても、その状況になればどうなるかを想像してお答え下さい。(1〜8の各項目で、○は1つだけ)

すべての項目にお答えしていただくことが大切です。

できる限りすべての項目にお答えください。

	うとうとする可能性はほとんどない	うとうとする可能性は少しある	うとうとする可能性は半々くらい	うとうとする可能性が高い
1) すわって何かを読んでいるとき(新聞、雑誌、本、書類など) →	0	1	2	3
2) すわってテレビを見ているとき →	0	1	2	3
3) 会議、映画館、劇場などで静かにすわっているとき →	0	1	2	3
4) 乗客として1時間続けて自動車に乗っているとき →	0	1	2	3
5) 午後に横になって、休息をとっているとき →	0	1	2	3
6) すわって人と話をしているとき →	0	1	2	3
7) 昼食をとった後(飲酒なし)、静かにすわっているとき →	0	1	2	3
8) すわって手紙や書類などを書いているとき →	0	1	2	3

Copyright, Murray W. Johns and Shunichi Fukuhara. 2006.

※ **出典**:文献12)福原俊一,竹上未紗,鈴鴨よしみ,陳和夫,井上雄一,角谷寛,岡靖哲,野口裕之,脇田貴文,並川努,中村敬哉,三嶋理晃,Murray W. Johns,日本語版 the Epworth Sleepiness Scale (JESS)〜これまで使用されていた多くの「日本語版」との主な差異と改訂〜,日本呼吸器学会誌,**44**,896-898(2006)
※ 調査票は専用HP(http://www.i-hope.jp)よりダウンロードして下さい。商業目的,または政府機関で使用される場合は,ライセンスの手続きが必要ですので,以下へお問い合せ下さい。
問合せ先:特定非営利活動法人 健康医療評価研究機構 TEL:075-211-5656,FAX:075-211-4762,E-mail:sf-36@i-hope.jp

ている。

2.2.7 主観的眠気と客観的眠気の乖離と対処法

主観的眠気評価と，MSLTなどによる客観的眠気は一致するという報告がある一方で，乖離を示す報告も多い。その理由として，身体活動や動機づけが主観的眠気の評価に影響を及ぼすことが指摘されている。身体活動により，主観的眠気と課題のパフォーマンスの乖離が大きくなることから[13]，主観的評価を行う前は安静状態を保たせることが推奨される。Yangらは，主観的眠気評価を行わせる前に着座して1分間の閉眼安静状態を保たせることにより，客観的眠気指標との相関が高まることを報告している[14]。このように主観的眠気評価は純粋に生理学的眠気のみを反映しているのではないため，評価を行う状況にも注意を払う必要がある。

3 睡眠習慣，入眠感の主観的評価

3.1 睡眠習慣の主観的評価

睡眠を含めた生活習慣についての主観的評価は，就床・起床時刻といった習慣的行動が眠気などの心理的状態と比べて明確であるため，客観的指標の乖離は少ないと考えられる。しかし，評価者が規則的な生活を求められる状況では，実際の生活と異なる評価をする可能性も考えられる。規則正しい生活を確認するためのスクリーニングや実験的介入，薬物の効果を調べる場合，評定者が自らの利益のため，もしくは実験者に対する気遣いとして実験の目的に沿った回答を行うことがある。そのような場合は活動量記録など客観的指標を同時に記録し，主観的評価の裏付けを取ることが望ましい。

評価法によっては睡眠日誌のように，長期的な記録を行うものもある。この場合，質問項目を増やすことは評価者の負担を増加させ，記録の欠落につながるおそれがあるので，評価の目的を確認し，必要な項目のみを評価させるべきである。

3.2 入眠感の主観的評価

眠気や睡眠習慣に関する質問紙は存在するが，入眠感のみを扱ったものはみられない。しかし，睡眠習慣の主観的評価を行うための質問紙は入眠感についての項目を含んだものが多いため，それらの項目を使用することが可能である。

3.3 主な睡眠習慣評価法

3.3.1 ピッツバーグ睡眠質問票（Pittsburgh Sleep Quality Index; PSQI）

睡眠習慣，睡眠に関する困難，昼間の眠気に関する18項目からなる質問により睡眠の質を評

第 11 章　眠気・睡眠習慣,入眠感の評価法(主観的評価)

価する質問紙である[15,16](表6,7)。睡眠習慣に関する4項目(問1～4),睡眠困難に関する10項目(問5a～j),睡眠の質(問6),服薬状況(問7),覚醒が求められる場面での強い眠気(問8),意欲の持続(問9)から成り立っている。得点範囲は0～21点であり,得点が高いほど睡眠の質が悪いと判定される。健常者群と患者群を比較した場合,6点以上が最適なカットオフポイントであると報告されている[15,17]。睡眠環境については問5の睡眠の困難を尋ねる質問において,f「ひどく寒く感じたから」,g「ひどく寒く感じたから」と温度に関する項目があり,「なし」,「1週間に1回未満」,「1週間に1～2回」,「1週間に3回以上」の4つの選択肢から解答を求めている。眠気については問8「過去1ヶ月間において,どれくらいの頻度で,車の運転中や食事中や社会活動中など眠ってはいけないときに,起きていられなくなり困ったことがありましたか?」という質問と,問9「過去1ヶ月間において,物事をやり遂げるのに必要な意欲を持続するうえで,どれくらい問題がありましたか?」という項目を設けている。前者は覚醒維持能力,後者は意欲を尋ねることにより,過度の眠気の検出をこころみている。

入眠感については,「過去1ヶ月間において,寝床についてから眠るまでにどれくらい時間を要しましたか」という質問に対して「約○分」と主観的入眠潜時を記入させることで主観的な入眠感の主観的評価を行っている。

PSQIはバックトランスレーションによる翻訳手続きによって日本語版が作成されていることから,その得点を国際間で比較することも容易である。日米どちらの研究においても6点以上が共通のカットオフポイントであると報告されていることから,日本語版の妥当性の高さが示されている。

3.3.2　朝型―夜型質問紙(Morningness-Eveningness Questionnaire; MEQ)

深夜まで起きているのは容易だが早起きするのは苦手,早起きは得意だが夜はすぐに眠くなってしまうなど,睡眠と覚醒に関連した生活習慣には個人差が認められる。この朝型―夜型と呼ばれる生活習慣,概日リズム位相の個人差を評定するための尺度が朝型―夜型質問紙である[18,19](表8,9)。質問は19項目から成り立ち,理想とする起床・就床時刻の評定,運動やテスト,肉体労働をするならばどの時間帯を選ぶか,といった希望とする生活時間帯の選択,早朝,夜間の時間帯における自分の体調やパフォーマンスの予測に関する質問項目から構成されている。得点範囲は16～86点であり,得点が高いほど朝型と判定される。70～86点が「明らかな朝型」,59～69点が「ほぼ朝型」,42～58点が「中間型」,31～41点が「ほぼ夜型」,16～30点が「明らかな夜型」と判定される。

シフトワーカーに対する応用研究が行われており,シフトワークへの耐性は朝型と比べて夜型において高いことが報告されている[20]。子どもの発達に伴う生活習慣の変化,夜型化の状況を把握するためにも有用であると考えられ,施行されている[21]。

表6　ピッツバーグ睡眠質問票日本語版

過去1ヵ月間におけるあなたの通常の睡眠の習慣についておたずねします。
過去1ヵ月間について大部分の日の昼と夜を考えて,以下のすべての質問項目にできる限り正確にお答えください。

問1 過去1ヵ月間において,通常何時ころ寝床につきましたか？
　　　就寝時間　(1.午前　2.午後)　　時　　分ころ

問2 過去1ヵ月間において,寝床についてから眠るまでにどれくらい時間を要しましたか？
　　　約　　　分

問3 過去1ヵ月間において,通常何時ころ起床しましたか？
　　　起床時間　(1.午前　2.午後)　　時　　分ころ

問4 過去1ヵ月間において,実際の睡眠時間は何時間くらいでしたか？
　　　これは,あなたが寝床の中にいた時間とは異なる場合があるかもしれません。
　　　睡眠時間　1日平均約　　時　　分

問5 過去1ヵ月間において,どれくらいの頻度で,以下の理由のために睡眠が困難でしたか？
　　　最も当てはまるものに1つ○印をつけてください。

問5a 寝床についてから30分以内に眠ることができなかったから。
　　　1. なし　　2. 1週間に1回未満　　3. 1週間に1〜2回　　4. 1週間に3回以上

問5b. 夜間または早朝に目が覚めたから。
　　　1. なし　　2. 1週間に1回未満　　3. 1週間に1〜2回　　4. 1週間に3回以上

問5c. トイレに起きたから。
　　　1. なし　　2. 1週間に1回未満　　3. 1週間に1〜2回　　4. 1週間に3回以上

問5d. 息苦しかったから。
　　　1. なし　　2. 1週間に1回未満　　3. 1週間に1〜2回　　4. 1週間に3回以上

問5e 咳が出たり,大きないびきをかいたから。
　　　1. なし　　2. 1週間に1回未満　　3. 1週間に1〜2回　　4. 1週間に3回以上

問5f ひどく寒く感じたから。
　　　1. なし　　2. 1週間に1回未満　　3. 1週間に1〜2回　　4. 1週間に3回以上

問5g ひどく暑く感じたから。
　　　1. なし　　2. 1週間に1回未満　　3. 1週間に1〜2回　　4. 1週間に3回以上

問5h 悪い夢をみたから。
　　　1. なし　　2. 1週間に1回未満　　3. 1週間に1〜2回　　4. 1週間に3回以上

問5i 痛みがあったから。
　　　1. なし　　2. 1週間に1回未満　　3. 1週間に1〜2回　　4. 1週間に3回以上

問5j 上記以外の理由があれば,次の空欄に記載してください。
　　　【理由】
　　　そういったことのために,過去1ヵ月間において,どれくらいの頻度で,睡眠が困難でしたか？
　　　1. なし　　2. 1週間に1回未満　　3. 1週間に1〜2回　　4. 1週間に3回以上

問6 過去1ヵ月間において,ご自分の睡眠の質を全体として,どのように評価しますか？
　　　1. 非常によい　　2. かなりよい　　3. かなりわるい　　4. 非常にわるい

問7 過去1ヵ月間において,どのくらいの頻度で,眠るために薬を服用しましたか(医師から処方された薬あるいは薬屋で買った薬)？
　　　1. なし　　2. 1週間に1回未満　　3. 1週間に1〜2回　　4. 1週間に3回以上

問8 過去1ヵ月間において,どのくらいの頻度で,車の運転中や食事中や社会活動中など眠ってはいけない時に,おきていられなくなり困ったことがありましたか？
　　　1. なし　　2. 1週間に1回未満　　3. 1週間に1〜2回　　4. 1週間に3回以上

問9 過去1ヵ月間において,物事をやり遂げるのに必要な意欲を持続するうえで,どのくらい問題がありましたか？
　　　1. なし　　2. 1週間に1回未満　　3. 1週間に1〜2回　　4. 1週間に3回以上

出典：文献16)土井由利子, 箕輪眞澄, 内山真, 大川匡子, ピッツバーグ睡眠質問票日本語版の作成, 精神科治療学, 13(6), 761-763(1998), 土井由利子氏の許可を得て転載

第11章　眠気・睡眠習慣，入眠感の評価法（主観的評価）

表7　ピッツバーグ睡眠質問票日本語版採点法　構成要素（Component；C）

C1 主観的な睡眠の質	問6	過去1ヵ月間における主観的な睡眠の質の評価		
		非常に良い	0 点	
		かなり良い	1 点	
		かなり悪い	2 点	
		非常に悪い	3 点	C1の得点　　点
C2 入眠時間	問2	過去1ヵ月間における，寝床についてから眠るまでにかかった時間		
		16分未満	0 点	
		16分以上31分未満	1 点	
		31分以上61分未満	2 点	
		61分以上	3 点	
	問5a	過去1ヵ月間に，寝床についてから30分以内に眠ることができない等睡眠困難があったか		
		なし	0 点	
		1週間に1回未満	1 点	
		1週間に1〜2回	2 点	
		1週間に3回以上	3 点	
		問2と問5aの合計得点		
		0 点	0 点	
		1〜2点	1 点	
		3〜4点	2 点	
		5〜6点	3 点	C2の得点　　点
C3 睡眠時間	問4	過去1ヵ月間における実睡眠時間		
		7時間を超える	0 点	
		6時間を超え7時間以下	1 点	
		5時間以上6時間以下	2 点	
		5時間未満	3 点	C3の得点　　点
C4 睡眠効率	（算出）	① 問4　過去1ヵ月間における実睡眠時間　　　時間		
		② 問1，問3　過去1ヵ月間における床内時間（起床時刻−就寝時刻）　　　時間		
		③ 睡眠効率（%）を算出　実睡眠時間（①）/床内時間（②）×100　　　%		
		85%以上	0 点	
		75%以上85%未満	1 点	
		65%以上75%未満	2 点	
		65%未満	3 点	C4の得点　　点
C5 睡眠困難	問5b〜j	過去1ヵ月間における睡眠困難の理由を以下のように得点化する		
		なし	0 点	
		1週間に1回未満	1 点	
		1週間に1〜2回	2 点	
		1週間に3回以上	3 点	
		問5bの得点	点	
		問5cの得点	点	
		問5dの得点	点	
		問5eの得点	点	
		問5fの得点	点	
		問5gの得点	点	
		問5hの得点	点	
		問5iの得点	点	
		問5jの得点	点	
		問5b〜j　の得点の合計点		
		0 点	0 点	
		1〜9点	1 点	
		10〜18点	2 点	
		19〜27点	3 点	C5の得点　　点
C6 眠剤の使用	問7	過去1ヵ月間における眠剤の使用頻度		
		なし	0 点	
		1週間に1回未満	1 点	
		1週間に1〜2回	2 点	
		1週間に3回以上	3 点	C6の得点　　点
C7 日中覚醒困難	問8	過去1ヵ月間における日中の過眠		
		なし	0 点	
		1週間に1回未満	1 点	
		1週間に1〜2回	2 点	
		1週間に3回以上	3 点	
	問9	過去1ヵ月間における意欲の持続		
		全く問題なし	0 点	
		ほんのわずかだけ問題があった	1 点	
		いくらか問題があった	2 点	
		非常に大きな問題があった	3 点	
		問8と問9の合計得点		
		0 点	0 点	
		1〜2点	1 点	
		3〜4点	2 点	
		5〜6点	3 点	C7の得点　　点

ピッツバーグ睡眠質問票総合得点（PSQIG）：0〜21点
以上のC1からC7までの得点を合計（C1+C2+C3+C4+C5+C6+C7）　　　PSQIG　　点

表8 朝型・夜型質問紙

1. あなたの体調が最高と思われる生活リズムだけを考えて下さい。そのうえで、1日のスケジュールを本当に思い通りに組むことができるとしたら、あなたは何時に起きますか。
   〔注〕下のタイム・スケールをみて、番号で答えて下さい。

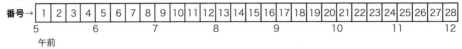

2. あなたの体調が最高と思われる生活リズムだけを考えて下さい。そのうえで、夜のすごし方を本当に思い通りに計画できるとしたら、あなたは何時に寝ますか。
   〔注〕下のタイム・スケールをみて、番号で答えて下さい

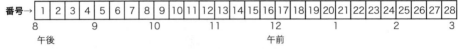

3. 朝、ある特定の時刻に起きなければならないとき、どの程度目覚し時計に頼りますか。
   (1)まったく頼らない　(2)あまり頼らない　(3)わりに頼る　(4)たいへん頼る

4. ふだんあなたは、朝、目が覚めてから容易に起きることができますか。
   (1)まったく容易でない　(2)あまり容易でない　(3)わりに容易である　(4)たいへん容易である

5. ふだん、起床後30分間の目覚めぐあいは、どの程度ですか。
   (1)まったく目覚めていない　(2)あまり目覚めていない　(3)わりに目覚めている　(4)たいへん目覚めている

6. ふだん、起床後30分間の食欲は、どの程度ですか。
   (1)まったく食欲がない　(2)あまり食欲がない　(3)わりに食欲がある　(4)たいへん食欲がある

7. ふだん、起床後30分間のけだるさは、どの程度ですか。
   (1)たいへんけだるい　(2)どちらかといえばけだるい　(3)どちらかといえばそう快である　(4)たいへんそう快である

8. 次の日、まったく予定がないとすれば、あなたは寝る時刻をいつもに比べてどうしますか。
   (1)遅くすることはほとんどない(まったくない)　(2)遅くしても1時間以内　(3)1-2時間遅くする　(4)2時間以上遅くする

9. 何か運動をしようと思いたちました。友人が「それならば、週2回1時間ずつで、時刻は午前7時から午前8時までが一番いい。」と、助言してくれました。あなたの体調が最高と思われる生活リズムだけを考えると、それをどの程度やりぬけると思いますか。
   (1)完全に実行できるだろうと思う　(2)わりに実行できるだろうと思う
   (3)実行するのは難しいだろうと思う　(4)実行するのはたいへん難しいだろうと思う

10. あなたは、夜、何時になると疲れを感じ、眠くなりますか。
    〔注〕下のタイム・スケールをみて、番号で答えて下さい

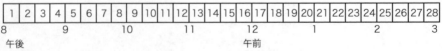

(次頁につづく)

第11章　眠気・睡眠習慣，入眠感の評価法（主観的評価）

11. 精神的にたいへん疲れるうえ，2時間もかかるとわかっているテストを受けて，最高の成績をあげたいとします．1日のスケジュールを本当に思い通りに組むことができ，あなたの体調が最高と思われる生活リズムだけを考えると，次のうちどの時間帯を選びますか．
 ①午前8時～午前10時　②午前11時～午後1時　③午後3時～午後5時　④午後7時～午後9時

12. 午後11時に寝るとすれば，あなたは，そのときどの程度疲れていると思いますか．
 ①まったく疲れていないと思う　②あまり疲れていないと思う　③わりに疲れていると思う　④たいへん疲れていると思う

13. ある理由で寝るのがいつもより何時間か遅くなったが，翌朝は特定の時刻に起きる必要がない場合，あなたは次のどれにあてはまりますか．
 ①いつもの時刻に目覚め，それ以上眠らないだろう　②いつもの時刻に目覚めるが，その後うとうとするだろう
 ③いつもの時刻に目覚めるが，また眠るだろう　④いつもの時刻より遅くまで目覚めないだろう

14. ある夜，夜警のため午前4時から午前6時まで起きていなければならないが，次の日はまったく予定がないとします．あなたは次のどれにもっともよくあてはまりますか．
 ①夜警が終わるまで寝ないだろう　②夜警前に仮眠をとり，夜警後に眠るだろう
 ③夜警前に十分眠り，夜警後に仮眠をとるだろう　④夜警前にできる限り眠るだろう

15. きつい肉体作業を2時間しなければなりません．1日のスケジュールを本当に思い通りに組むことができ，あなたの体調が最高と思われる生活リズムだけを考えると，次のうちのどの時間帯を選びますか．
 ①午前8時～午前10時　②午前11時～午後1時　③午後3時～午後5時　④午後7時～午後9時

16. きつい運動をしようと思いたちました．友人が「それならば，週2回1時間ずつで，時刻は午後10時から午後11時までが一番いい．」と，助言してくれました．あなたの体調が最高と思われる生活リズムを考えると，それをどの程度やりぬけると思いますか．
 ①完全に実行できるだろうと思う　②わりに実行できるだろうと思う
 ③実行するのは難しいだろうと思う　④実行するのはたいへん難しいだろうと思う

17. 仕事をする時間帯を，あなた自身で選ぶことができるとします．おもしろいうえ，できばえに応じて報酬がある仕事を5時間連続して（休憩を含む）行うとき，どの時間帯を選びますか．
 〔注〕続けて5つの時間帯を選び，最初の時間帯の番号を記入して下さい．

番号→	24	1	2	3	4	5	6	7	8	9	10	11	12	13	14	15	16	17	18	19	20	21	22	23	24
	12	1	2	3	4	5	6	7	8	9	10	11	12	1	2	3	4	5	6	7	8	9	10	11	12

　真夜中　　　　　　　　　　正午　　　　　　　　　　真夜中

18. 1日のどの時間帯に体調が最高であると思いますか．1つの時間帯だけを選んで下さい．
 〔注〕下のタイム・スケールをみて，番号で答えて下さい．

番号→	24	1	2	3	4	5	6	7	8	9	10	11	12	13	14	15	16	17	18	19	20	21	22	23	24
	12	1	2	3	4	5	6	7	8	9	10	11	12	1	2	3	4	5	6	7	8	9	10	11	12

　真夜中　　　　　　　　　　正午　　　　　　　　　　真夜中

19. 「朝型」か「夜型」かと尋ねられたら，あなたは次のうちどれにあてはまりますか．
 ①明らかに「朝型」　②「夜型」というよりむしろ「朝型」　③「朝型」というよりむしろ「夜型」　④明らかに「夜型」

出典：文献19）石原金由，宮下彰夫，犬上牧，福田一彦，山崎勝男，宮田洋，日本型朝型夜型（Morningness-Eveningness）質問紙による調査結果，心理学研究，**57**(2), p.88 (1986)

表9 朝型・夜型質問紙 採点

設問		回答番号と得点				
1	回答番号	1～6	7～11	12～19	20～24	25～28
	得点	5	4	3	2	1
2	回答番号	1～4	5～9	10～18	19～23	24～28
	得点	5	4	3	2	1
10	回答番号	1～4	5～9	10～19	20～24	25～28
	得点	5	4	3	2	1
17	回答番号	4～7	8	9～13	14～16	17～24, 1～3
	得点	5	4	3	2	1
18	回答番号	5～7	8～9	10～16	17～21	22～24, 1～4
	得点	5	4	3	2	1

設問	回答番号と得点			
	(1)	(2)	(3)	(4)
3	4	3	2	1
4	1	2	3	4
5	1	2	3	4
6	1	2	3	4
7	1	2	3	4
8	4	3	2	1
9	4	3	2	1
11	6	4	2	0
12	0	2	3	5
13	4	3	2	1
14	1	2	3	4
15	4	3	2	1
16	1	2	3	4
19	6	4	2	0

出典：Horne J. A. and Ostberg O., *Int. J. Chronobiol.*, **4**(2), 97-110 (1976)

生体リズム指標との関係が報告されており，朝型の習慣的就床・起床時刻は，ホルモン（メラトニン），生理的眠気，体温のリズムに対して遅めであることが分かっている[22]。すなわち，朝型はメラトニンの分泌開始，脳波的な睡眠傾向の上昇など，生理学的に夜を知らせるサインが出現してから実際に就床するまでの時間が長い。反対に，起床時刻は体温リズムが上昇期になってから十分時間が経ったころに設定されている。そのため夜は就床まで眠い時間を長く過ごしているが，朝は生体リズムが十分高まっているため容易に起床できる。一方夜型はメラトニンの分泌，睡眠傾向の上昇等身体が夜を知らせるサインが出現してすぐに就床し，体温リズムがまだ十分に上昇していない時刻が起床時刻と設定されている。そのため，就床時刻まではあまり眠気を感じず，容易に目覚めていることができるが，朝は体温リズムが十分に上昇していないためはっきり目覚めるまでに時間がかかると解釈できる。生体リズム位相と習慣的就床起床時刻という観点から見ると，朝型は生体リズムに対して遅い生活習慣，夜型は早い生活習慣を送っていることになる。

3.3.3 OSA睡眠調査票

睡眠前調査と起床時調査の2部から成り立つ睡眠感評価尺度である[23, 24]（表10, 11）。睡眠前調査の項目として①病歴，②今日の生活について（食事，運動，疲労，起床就床昼寝），③普段の生活（起床就床，睡眠時間，徹夜，薬物），④現在の体調，気分，がある。起床時調査は昨夜の眠りに関して，現在の気分，体調についての31項目の質問を6件法により回答させる。

第11章　眠気・睡眠習慣，入眠感の評価法（主観的評価）

表10　OSA睡眠調査票

A．睡眠前調査
A－1
1. これまでに，大きな病気をしたことがありますか……………………………………（はい，いいえ）
　　　既往症がある場合，病名を記入して下さい…………………　□　，　□
2. 現在，からだの具合のわるいところがありますか………………………………（はい，いいえ）
　　　疾病がある場合，具体的に症状を書いて下さい………………　□
　　　治療している場合，その病名を記入して下さい………………　□
3. 今日，酒や薬，コーヒーなどを飲みましたか……………………………………（はい，いいえ）
　　　飲んだ場合，(1)何を，(2)どのくらい，(3)何時ころ飲みましたか………(1)□　(2)□　(3)□時ころ
4. 今日，はげしい運動，または労働をしましたか…………………………………（はい，いいえ）
　　　行なった場合，(1)何を，(2)どのくらい行ないましたか………(1)□　(2)□
5. いま，あなたは，疲れすぎていますか……………………………………………（はい，いいえ）
　　　疲れすぎている場合，その理由を記入して下さい………………　□
6. 今朝は，何時に起床しましたか………………………………………………　□時　□分
7. 昨夜は，何時間くらい眠りましたか…………………………………………　□時間　□分くらい
8. 今日，一日のうちで昼寝をしましたか……………………………………………（はい，いいえ）
　　　昼寝をした場合，(1)何時ころ，(2)何分くらい………………(1)□時ころ，(2)□分くらい
9. ふだん，およそ(1)何時ころ床に入り，(2)何時ころ起きますか…(1)□時□分ころ，(2)□時□分ころ
10. 床につく時刻は，毎日，ほぼ一定ですか…………………………………………（はい，いいえ）
11. 起床時刻は，毎日，ほぼ一定ですか………………………………………………（はい，いいえ）
12. 睡眠時間は，毎日，ほぼ一定ですか………………………………………………（はい，いいえ）
13. 昨夜は，いつもと同じところで寝ましたか………………………………………（はい，いいえ）
14. 睡眠時間は，ふだん，あなたの場合，どのくらいですか………………　□時間　□分くらい
15. 最近の3日のあいだに，徹夜をしましたか………………………………………（はい，いいえ）
16. 睡眠薬や精神安定剤，その他薬物を常用したことがありますか………………（はい，いいえ）
　　　常用したことがある場合，その薬品名を記入して下さい………………　□
17. ふだん，あなたは，どのようにして目がさめますか．次のうちからひとつだけ選んで○印をつけて下さい．
(1)自然に(2)騒音(3)呼び声(4)音楽(5)電燈の明るさ(6)日光の明るさ(7)ゆり動かされて
(8)暑い寒いなどの気温で(9)寝具が原因で(10)夢で(11)尿意で(12)便意で(13)めざまし時計
(14)「その他」の場合，次の[　]内に記入して下さい[　　　　　　　　　]

A－2
次のことがらについて，いまのあなたの状態を記入してください．

	非常に	かなり	すこし	すこし	かなり	非常に	
いまのからだの調子は，ふだんにくらべて……快適である							不調である
いまは，ふだんにくらべて……ね　む　い							頭がはっきりしている
いまの気分は，ふだんにくらべて……わ　る　い							よい
いま，心配事は，ふだんにくらべて……少　な　い							多い

それでは，あす，目がさめたらすぐに次頁のB調査に記入して下さい．おやすみなさい．

出典：文献23)小栗貢，睡眠調査票"睡眠学ハンドブック"，日本睡眠学会(編)，p.540，表V，**13**(2)(1994)

151

表11 OSA 睡眠調査票 2

B. 起床時調査
B-1

		非常に	かなり	すこし	かなり	非常に	
1. 昨夜は,ふだんにくらべて………	ぐっすり眠れた						眠れなかった
2. いますぐ,この調査に………	テキパキと答えられる						めんどうくさい
3. 昨夜は,ふだんにくらべて,寝具が………	気になった						気にならなかった
4. 今朝は,ふだんにくらべて,気分が………	ゆったりしている						緊張している
5. 今日は,やることなすことすべて………	うまくいきそうだ						うまくいきそうもない
6. 全体として,昨夜の睡眠は………	よ　　　　い						わ　る　い
7. 今朝は,ふだんにくらべて………	食欲がある						食欲がない
8. 昨夜の寝つきは,ふだんにくらべて………	よ　か　っ　た						わ　る　か　っ　た
9. 今朝は,ふだんにくらべて………	不快な気分である						さわやかな気分である
10. めざめて頭がはっきりするまでの時間は,ふだんにくらべて………	短　　　　い						長　　　　い
11. 今朝は,ふだんにくらべて………	解放感がある						ストレスを感じる
12. 夜中にめざめた回数は,ふだんにくらべて………	多　か　っ　た						少　な　か　っ　た
13. 今朝は,ふだんにくらべて,からだが………	だ　　る　　い						シャキッとしている
14. 全体として,今朝の気分は………	わ　る　い						よ　　　　い
15. 今朝は,ふだんにくらべて………	ね　　む　　い						頭がはっきりしている
16. 今朝は,ふだんにくらべて,昨夜の睡眠状態が………	気　に　な　る						気にならない
17. 昨夜の睡眠時間は,ふだんにくらべて………	長　　　　い						短　　　　い
18. 今朝は,ふだんにくらべて………	集中力がある						集中力がない
19. 昨夜は,ふだんにくらべて,まわりの音や光が………	気になった						気にならなかった
20. 今朝は,ふだんにくらべて,疲れが………	残っている						疲れがとれている
21. 寝返りの量は,ふだんにくらべて………	多　か　っ　た						少　な　か　っ　た
22. 今朝は,ふだんにくらべて………	やる気がある						やる気がない
23. 全体として,今朝の体調は………	よ　　　　い						わ　る　い
24. 昨夜は,ふだんにくらべて,温度や湿度は………	快適だった						不快だった
25. 今朝は,ふだんにくらべて,心配事が………	多　　　　い						少　　　な　　　い
26. 昨夜の眠りの深さは,ふだんにくらべて………	浅　　　　い						深　　　　い
27. 今朝は,ふだんにくらべて,気分が………	イライラしている						のんびりしている
28. 今朝は,ふだんにくらべて,いま,自分がかかえている問題に,考えが……	とらわれやすい						とらわれない
29. 寝ついてから,ウトウトしている状態は,ふだんにくらべて………	少　な　か　っ　た						多　か　っ　た
30. 昨夜の夢の量は	多　か　っ　た						全くなかった

〈夢を見た人は次の質問に答えて下さい〉

| 31. 昨夜の夢の内容は | 楽　し　い | | | | | | 不　　　快 |

* 昨夜は,およそ,どのくらい眠ったと思いますか.(時計を見ないで答えて下さい)……………□時間 □分くらい

B-2
今朝のあなたの状態として,次のことがらのうち,当てはまるものがあれば,○でかこんで下さい.
また,その程度がひどい場合には,下の□内に,その番号を記入して下さい.

1.頭痛	2.発熱	3.鼻づまり	4.せき	5.下痢	6.腹痛
7.めまい	8.立ちくらみ	9.ふらつき	10.舌のもつれ	11.はき気	12.息ぐるしさ
13.動悸	14.手足のむくみ	15.だるさ	16.筋肉痛	17.関節痛	18.口のかわき
19.発しん	20.便秘	21.発汗	22.手足のふるえ	23.頻尿	

記入もれがないよう,確かめて下さい.
ご協力,ありがとうございました.

出典:文献24)小栗貢,白川修一郎,阿住一雄,OSA睡眠調査票の開発,精神医学,**27**, p.793, 図1(1985)

第11章　眠気・睡眠習慣，入眠感の評価法（主観的評価）

入眠感に関しては問8において「昨夜の寝つきはふだんにくらべて」という質問を，非常によかった〜非常にわるかった，までの6項目から選ばせている。

3.3.4　睡眠日誌

比較的長期にわたり，就床，起床時刻を記録する睡眠習慣評価法である。横軸に時刻を設置し，睡眠時間を図示するものが多い。主観的評価法としては本人が記入するが，本人が記入することが困難な状況や幼児が対象のときは，第三者が記入を行う。食事，運動など，昼間の活動について記入させることも可能であるが，あまり記入項目を増やすことは長期間の記録を行う場合には記録者に煩わしさを与え，記録の欠落が起こることもあるため，注意が必要である。睡眠日誌は睡眠覚醒リズム障害の症状把握，治療経過の確認，実験参加者の睡眠状態が安定しているか確認するためのスクリーニングにも用いられている[25]。

よく用いられる図示の例として，時間軸に矢印を引くことで床についていた時間の表示，ぐっすり眠っていた時間を塗りつぶして示す，床にはついていたが眠れなかった時間は空白で，うとうとしていた時間を斜線で示す，等がある。昼寝も夜間睡眠に影響を与えるので記入させるべきである。その日の気分を4件法で評価させることも，睡眠覚醒リズム障害が疑われる患者の睡眠習慣の変化と気分の変容の関係を見るのに有用である。床についてからぐっすり，もしくはうとうとし始めるまでの時間については，分単位の主観的評価は困難であるため，10分，もしくは15分単位で記入させた方が評価者の助けとなる。小型の活動量記録計と合わせて用いることにより客観的な指標との整合性を確認することが可能である。

入眠感に関しては，床についてからぐっすり眠るまでの時間を算出することや寝つきに関する質問項目を追加することで評価が可能である。

3.3.5　Sleep Timing Questionnaire (SEQ)

日頃の起床，就床時刻などの睡眠習慣を確認するためには比較的長期間の睡眠日誌を記録するのが確実な方法である。しかし，睡眠日誌は長期間にわたる記録者の協力が必要になり，1回の施行では睡眠習慣を確認することができない。Monkらは，1回の施行で睡眠習慣を確認するためにSleep timing questionnaireを考案した[26]（表12）。Sleep timing questionnaireは18の質問から成り，平日および休日前の平均的な"Good night time"と，平日，休日の平均的"Good Moring Time"を尋ねる質問が含まれている。"Good night time"の用語は，ベッドに入る時刻，などの用語を用いた場合，ベッドで本を読む習慣がある者に誤った起床時間を記述させないための考慮である。平日と休日のGood night time, Good Morning timeに対し，5：2の重みづけをして習慣的な睡眠習慣を判断する。5：2の重みづけの根拠は，週休2日の勤労者，学生が多いこととしている。よって夜勤者やシフトワーカーに対する施行は向いていない。1年後の再試行による信頼性の検証，アクチグラフによる妥当性の検証において高い相関値を示しており，簡易

表12 SLEEP TIMING QUESTIONNAIRE (STQ)

This questionnaire asks about when you normally sleep. We are interested in getting as accurate a picture as we can of the times when you normally go to bed and get up. Please think carefully before giving your answers and be as accurate and as specific as you can be. **Please answer in terms of a recent "normal average week," not one in which you traveled, vacationed or had family crises. Thanks.**

Please think of GOOD NIGHT TIME as the time at which you are finally in bed and trying to fall asleep.

1. On the night before a work day or school day,
    what is your **earliest** GOOD NIGHT TIME?   ____:____ pm/am
2. On the night before a work day or school day,
    what is your **latest** GOOD NIGHT TIME?   ____:____ pm/am
3. On the night before a work day or school day,
    what is your **usual** GOOD NIGHT TIME?   ____:____ pm/am
4. How stable (i.e., similar each night) are your GOOD NIGHT TIMES before a work day or school day? (circle one)
    0-15mins.   16-30mins.   31-45mins.   46-60mins.
    61-75mins.   76-90mins.   91-105mins   106-120mins.
    2-3hours   3-4hours   over 4hours
5. On a night before a day off (e.g. a weekend),
    what is your **earliest** GOOD NIGHT TIME?   ____:____ pm/am
6. On a night before a day off (e.g. a weekend),
    what is your **latest** GOOD NIGHT TIME?   ____:____ pm/am
7. On a night before a day off (e.g. a weekend),
    what is your **usual** GOOD NIGHT TIME?   ____:____ pm/am
8. How stable (i.e., similar each night) are your GOOD NIGHT TIMES on a night before a day off (e.g. a weekend)? (circle one)
    0-15mins.   16-30mins.   31-45mins.   46-60mins.
    61-75mins.   76-90mins.   91-105mins   106-120mins.
    2-3hours   3-4hours   over 4hours

(次頁につづく)

第11章　眠気・睡眠習慣，入眠感の評価法（主観的評価）

Please think of GOOD MORNING TIME as the time at which you finally get out of bed and start your day.

9. Before a work day or school day,

    what is your **earliest** GOOD MORNING TIME ?　　　____:____pm/am

10. Before a work day or school day,

    what is your **latest** GOOD MORNING TIME ?　　　____:____pm/am

11. Before a work day or school day,

    what is your **usual** GOOD MORNING TIME ?　　　____:____pm/am

12. How stable (i.e., similar each night) are your GOOD MORNING TIMES before a work day or school day? (circle one)

    0-15mins.　　16-30mins.　　31-45mins.　　46-60mins.

    61-75mins.　　76-90mins.　　91-105mins　　106-120mins.

    2-3hours　　3-4hours　　over 4hours

13. Before a day off (e.g. a weekend),

    what is your **earliest** GOOD MORNING TIME ?　　　____:____pm/am

14. Before a day off (e.g. a weekend),

    what is your **latest** GOOD MORNING TIME ?　　　____:____pm/am

15. Before a day off (e.g. a weekend),

    what is your **usual** GOOD MORNING TIME ?　　　____:____pm/am

16. How stable (i.e., similar each night) are your GOOD MORNING TIMES on a night before a day off (e.g. a weekend)? (circle one)

    0-15mins.　　16-30mins.　　31-45mins.　　46-60mins.

    61-75mins.　　76-90mins.　　91-105mins　　106-120mins.

    2-3hours　　3-4hours　　over 4hours

These questions are about how much sleep you lose to unwanted wakefulness:

17. On most nights, how long, on average does it take you to fall asleep after you start trying?

    　　　　　　　　　　　　　　　　　　　　　　　_____minutes

18. On most nights, how much sleep do you lose, on average, from waking up during the night (e.g. to go to the bathroom)?　　　　　　　　　　　　　　　_____minutes

出典：文献26）Monk T. H. *et al.*, *Sleep*, **26**(2), p.212, Appendix (2003)

注："earliest"，"latest" の時刻は採点には用いず，実際の生活習慣を顧みるために用いる．この手続きによって，評定者がなんとなく典型的な時刻を記入することを予防する効果を期待している．

表 13 The Leeds Sleep Evaluation Questionnaire

How would you compare getting to sleep using the medication with getting to sleep normally, i.e. without medication?
   1. Harder than usual/easier than usual
   2. Slower than usual/quicker than usual
   3. Felt less drowsy than usual/felt more drowsy than usual

How would you compare the quality of sleep using the medication with non-medicated (your usual) sleep?
   4. More restless than usual/more restful than usual
   5. More periods of wakefulness than usual/fewer periods of wakefulness than usual

How did your awakening after medication compare with your usual pattern of awakening?
   6. More difficult than usual/easier than usual
   7. Took longer than usual/took shorter than usual

How did you feel on waking?
   8. Tired/alert

How do you feel now?
   9. Tired/alert

How was your sense of balance and coordination upon getting up?
   10. More clumsy than usual/less clumsy than usual

出典:文献27)Parrott A. C. and Hindmarch I., *Psychopharmacology*, 71(2), 178-179, Appendix(1980)
注:実際は 10cm の水平に引かれた線分の両端に記述(Tired, Alert など)が配置される。変化が感じられなかったときは中央に線を引くよう教示する。

的に睡眠習慣を知る方法として有用であると思われる。

入眠感に関しては問 17 で,眠ろうとしてから寝付くまでの時間を〜分と記述させる項目が設けられている。

3. 3. 6 The Leeds Sleep Evaluation Questionnaire

睡眠薬の影響を調べるための質問紙である[27]。睡眠薬使用時と不使用時で寝つき,睡眠の質,目覚めに関する主観的評価を行う 7 項目と現在の気分,目覚めに関する 3 項目の計 10 項目から成る質問紙である。VAS の手法で評価を行う(表 13)。

4 おわりに

快適な睡眠を得るために,これらの主観的評価を用いることは,睡眠を生理学的現象としてのみでなく,心理的な側面からとらえるという理由で有効である。この章では眠気,睡眠習慣,入眠感を扱ったが,主観的評価に用いる際は,評価の目的を熟慮し,用いる評価尺度,質問項目を選択する必要がある。生活習慣のチェック,実験要因,介入による変化などの目的に即した評価法を用いることで快適な睡眠という心理的現象をとらえることができるであろう。

第 11 章　眠気・睡眠習慣，入眠感の評価法（主観的評価）

文　　献

1) American Academy of Sleep Medicine, "International classification of sleep disorders 2nd ed., Diagnostic & Coding Manual", Westchester (2005)
2) Hoddes E, Zarcone V, Smythe H, Phillips R, Dement WC, Quantification of sleepiness: a new approach, *Psychophysiology*, 10 (4), 431-6 (1973)
3) 石原金由，齊藤敬，宮田洋，眠気の尺度とその実験的検討，心理学研究，52, 362-365 (1982)
4) 石原金由，眠気の自覚的（主観的）評価法"睡眠学ハンドブック"，日本睡眠学会（編），545-547 (1994)
5) Akerstedt T, Gillberg M, Subjective and objective sleepiness in the active individual, *Int. J. Neurosci.*, 52 (1-2), 29-37 (1990)
6) Kaida K, Takahashi M, Akerstedt T, Nakata A, Otsuka Y, Haratani T, Fukasawa K, Validation of the Karolinska sleepiness scale against performance and EEG variables, *Clin. Neurophysiol.*, 117 (7), 1574-81 (2006)
7) Monk TH, A Visual Analogue Scale technique to measure global vigor and affect, *Psychiatry Res.*, 27 (1), 89-99 (1989)
8) Maldonado CC, Bentley AJ, Mitchell D, A pictorial sleepiness scale based on cartoon faces, *Sleep*, 27 (3), 541-8 (2004)
9) Bieri D, Reeve RA, Champion GD, Addicoat L, Ziegler JB, The Faces Pain Scale for the self-assessment of the severity of pain experienced by children: development, initial validation, and preliminary investigation for ratio scale properties, *Pain*, 41 (2), 139-50 (1990)
10) Johns MW, A new method for measuring daytime sleepiness: the Epworth sleepiness scale, *Sleep*, 14 (6), 540-5 (1991)
11) Johns MW, Reliability and factor analysis of the Epworth Sleepiness Scale, *Sleep*, 15 (4), 376-81 (1992)
12) 福原俊一，竹上未紗，鈴鴨よしみ，陳和夫，井上雄一，角谷寛，岡靖哲，野口裕之，脇田貴文，並川努，中村敬哉，三嶋理晃，Murray W. Johns，日本語版 the Epworth Sleepiness Scale (JESS) ―これまで使用されていた多くの「日本語版」との主な差異と改訂―，日呼吸会誌，44 (11), 896-898 (2006)
13) Matsumoto Y, Mishima K, Satoh K, Shimizu T, Hishikawa Y, Physical activity increases the dissociation between subjective sleepiness and objective performance levels during extended wakefulness in human, *Neurosci. Lett.*, 326 (2), 133-6 (2002)
14) Yang CM, Lin FW, Spielman AJ, A standard procedure enhances the correlation between subjective and objective measures of sleepiness, *Sleep*, 27 (2), 329-32 (2004)
15) Buysse DJ, Reynolds CF 3rd, Monk TH, Berman SR, Kupfer DJ, The Pittsburgh Sleep Quality Index: a new instrument for psychiatric practice and research, *Psychiatry Res.*, 28 (2), 193-213 (1989)
16) 土井由利子，蓑輪眞澄，内山真，大川匡子，ピッツバーグ睡眠質問票日本語版の作成，精

神科治療学, **13**(6), 755-763(1998)
17) Doi Y, Minowa M, Uchiyama M, Okawa M, Kim K, Shibui K, Kamei Y, Psychometric assessment of subjective sleep quality using the Japanese version of the Pittsburgh Sleep Quality Index (PSQI-J) in psychiatric disordered and control subjects, *Psychiatry Res.*, **97**(2-3), 165-72(2000)
18) Horne JA, Ostberg O, A self-assessment questionnaire to determine morningness-eveningness in human circadian rhythms, *Int. J. Chronobiol.*, **4**(2), 97-110(1976)
19) 石原金由, 宮下彰夫, 犬上牧, 福田一彦, 山崎勝男, 宮田洋, 日本語版朝型—夜型(Morningness-Eveningness)質問紙による調査結果, 心理学研究, **57**(2), 87-91(1986)
20) Monk TH, shift work Principles and Practice of Sleep Medicine 4th ed., WB Saunders, 673-679(2005)
21) 松村京子, 児童の生活リズムに関する研究(第1報):発達段階からみた生活リズム, 日本家庭科教育学会誌, **34**(1), 1-5(1991)
22) Liu X, Uchiyama M, Shibui K, Kim K, Kudo Y, Tagaya H, Suzuki H, Okawa M, Diurnal preference, sleep habits, circadian sleep propensity and melatonin rhythm in healthy human subjects, *Neurosci. Lett.*, **280**(3), 199-202(2000)
23) 小栗貢, 白川修一郎, 安住一雄, OSA睡眠調査票の開発, 精神医学, **27**, 791-799(1985)
24) 小栗貢, 睡眠前調査 "睡眠学ハンドブック", 日本睡眠学会(編), 538-541(1994)
25) 宮下彰夫, 睡眠日誌, "睡眠学ハンドブック", 日本睡眠学会(編), 542-545(1994)
26) Monk TH, Buysse DJ, Kennedy KS, Pods JM, DeGrazia JM, Miewald JM, Measuring sleep habits without using a diary: the sleep timing questionnaire, *Sleep*, **26**(2), 208-12(2003)
27) Parrott AC, Hindmarch I, The Leeds Sleep Evaluation Questionnaire in psychopharmacological investigations - a review, *Psychopharmacology*, **71**(2), 173-9(1980)

第12章　快適な睡眠の実現を担う寝具と枕のコンサルティング

松浦倫子[*]

1　はじめに

　最近では，睡眠時間の短縮や不眠症，睡眠時呼吸障害など睡眠の悪化が問題視されている。睡眠が悪化しがちな現代社会において，日中に良好な覚醒を保ち，活動・生産性を高めるために質のよい睡眠を維持することが課題となっているといえる。睡眠科学研究が進み，様々なメカニズムが明らかにされてきており，それらに基づいて空調や飲料，入眠導入剤など快眠のためのプロダクトが多く開発されるようになった。ここでは，良質な睡眠を維持するための最も基本的な道具といえる寝具について述べる。

　寝具はふとん類，マットレス，毛布類，タオルケット，シーツ類，カバー類，枕類，ベッド類，ナイトウェア類であり，快適な睡眠の実現を担うものであるが，その基本的要素について検討した研究は決して多くない。最近では睡眠科学の発展や技術の発展に伴って高機能性のものが多くみられるようになり，新しい機能が付加された寝具に関する研究は増加傾向にあるといえる。ここでは，寝具の基本的な機能について概説するとともに，寝具市場の動向から枕に注目し，コンサルティングとその可能性について述べる。また，睡眠への関心が高まっている中で今後の発展が期待される「眠具」について触れる。

2　寝具に求められる機能

　睡眠はただじっとして休息している状態ではない。睡眠の前半と後半とでは深さや機能など異なった特徴を持った睡眠が出現する。睡眠の前半には深い睡眠が多く出現し，後半には浅い睡眠や夢をよく見ているとされるレム睡眠が多く出現するのである（図1）。成人の睡眠構築は，一晩のうち浅い睡眠が55％，深い睡眠が20％，残りの25％程度がレム睡眠である。しかし，一晩の睡眠構築は寝室環境の影響を受け，左右される。室温が5度上昇，あるいは低下することで，深い睡眠は約15％減少し，中途覚醒は5倍になることが報告されている。このような室温の変化に影響されないように，寝具には寝床内を適切な環境に保つ重要な役目があるのである。快適な

---

[*]　Noriko Matsuura　睡眠文化研究所　㈱エス アンド エー アソシエーツ

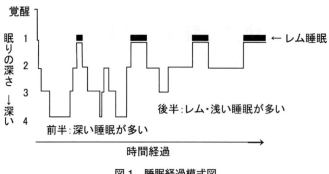

図1　睡眠経過模式図

寝床内気候は温度33 ± 1度，湿度55 ± 5%（RH）とされており[1]，寝具の使用によりたとえ室温3度以下でも睡眠構築に変化が生じないことも報告されている[2]。

寝具に求められるのは，寝室環境，睡眠中の生理，および寝床内気候の変化などに対応するために必要な機能である。睡眠中の生理的変化としては，体温の低下や発汗が挙げられる。まず入眠期には末梢皮膚血管拡張と汗の気化熱による熱放散が生じ，深部体温が低下する。そして入眠後は深い睡眠が睡眠の前半に多く出現し，温熱性発汗が活発化する。また，睡眠中は代謝量の低下に伴い，産熱量が減少し体温調節機能が低下している状態にある。このような生理的な変化に対応するためには，保温性や吸湿・放湿性のある寝具が必要となる。さらに，睡眠段階の変化，生理的変化や身体の圧迫により睡眠中には相当数の寝返りや体動が生じる。この睡眠中の動態に対応するために敷き寝具には適度な硬さと幅が必要であるし，掛け寝具には寝返りを妨げない軽さや寝床内気候を一定に保つよう体に沿うような特徴を持つことが求められる。

このように寝具は良質な睡眠を実現するための道具として，寝室環境や生体の変化に対応してそれぞれが調和し様々な機能を果たすことが重要である。

3　寝具をめぐる市場動向

2006年度の国内の寝具市場は9,196億円で前年比1.1%減である。寝装リビングタイムスの調査[3,4]によると，寝具の売上高は96年の前年比102.3%を境に8年連続で減少を続け，ここ数年は横ばい状態である（図2）。このような寝具市場動向の中で，枕は明らかに他の寝具とは異なった動向を示してきた。主要な寝具の売り上げが落ち込む一方で，枕類の売上げは93年度以降11年連続で売上げを伸ばし続けてきた。しかし，2004年には販売個数は0.4%増であったものの，単価低下などの影響を受け，販売金額は前年比7.0%減と失速する厳しい状況となっている。その後，2006年までにかけて，注目を集めた新奇枕素材の低迷や安価な商品が市場に出回ったこ

第12章　快適な睡眠の実現を担う寝具と枕のコンサルティング

とがひびいてその失速は続いている。

　一方，睡眠に関する問題が社会的に認知されるようになり，睡眠に関する話題がメディアに取り上げられる機会は増えている。主要な全国四大紙（朝日・読売・毎日・産経新聞）の睡眠に関

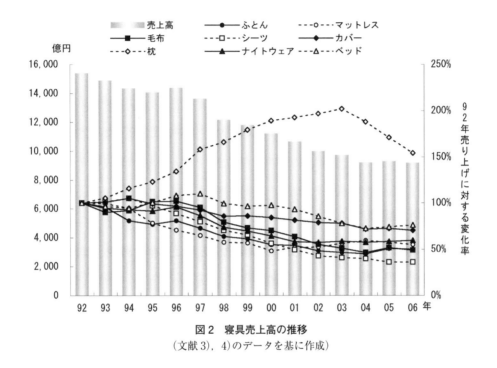

図2　寝具売上高の推移
（文献3），4)のデータを基に作成）

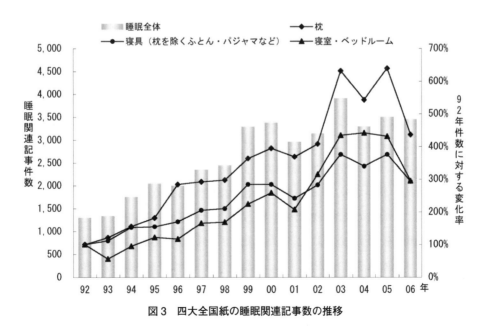

図3　四大全国紙の睡眠関連記事数の推移

する記事件数を調べてみると，1992年には約1,300件であったのに対して，2006年には約3,500件と2倍以上に増加している(図3)。特に，睡眠時無呼吸症に注目を集めることになったJR山陽新幹線の居眠り事故が起きた2003年には4,000件近い睡眠関連記事が掲載されている。このような睡眠に関する話題への注目の増加に伴い，寝具や寝室などに関する記事件数も増加している。その中でも枕に関する記事は，枕以外の寝具の上昇率を常に上回っている。売上げにおいてもその注目度においても，他の寝具とは異なる動向を見せてきた枕は，主要寝具の中では，価格や大きさの面から買い替えや複数所有することが容易な寝具である。また，コンサルティング販売やウレタンフォームの枕の出現といった目新しさも枕への注目を集めることにもなった。そして単に横になるときに頭の下に敷くものとしてではなく，高い機能性をうたった枕が市場に溢れるようになった。

4　枕の役割と機能

　枕の役割は，敷き寝具と頭部にできる隙間を埋めるとともに，適切な姿勢を維持することである。人が立っている姿を横から見ると頭部から腰部にかけてS字カーブを描いており，横になった際に敷き寝具との間に隙間ができるのである。この首部のカーブ(頚椎弧)の深さは体格や性別によって異なる。睡眠文化研究所の母体であるロフテー株式会社は，全国約70店舗の「ロフテー枕工房」で枕のコンサルティング販売を行っている。その基本的な枕のコンセプトは①頚椎支持型であること，②高さが合っていること，③好みの素材であることの3つである。

　まず，枕の構造(前述①)によって寝姿勢がどのように変化するかについて説明する。写真1は40代男性の頭部のレントゲン写真である。枕をしなかった場合(写真1b))には，起きているときの自然で楽な姿勢a)に比べて，後頭部が落ちて顎上がりの状態になる。首が伸びる状態になるのでシワ対策になると，美容意識の高い女性には枕をしない人も少なくない。しかし，首に支えがないために首の痛みや，頭部が下がるために顔のむくみの原因となることがある。また，従来主流であった，一つの袋に素材が充填された枕(c)では，顎引きの状態になってしまっていることが分かる。これは，後頭部に枕の最も高い部分が当たるためであり，気道を狭めていびきの原因になりかねない状態である。このような状態を解消するために頚椎支持型の枕(写真2)は，頚椎から後頭部にかけての頭部の形状を考慮した構造となっている。頚椎を支える部分(首の部分)が高く，後頭部を受け止めるように枕の中央部分は低く設定されている。

　さらに，このような構造であるとともに，睡眠中に適切な姿勢を維持するためには枕の高さも重要な要素である。頚椎弧の深さは人によって異なるため，首部をしっかりと支えるには個人に合った高さであることが必要となる。また，立位と横になった場合では，背面形状などの影響で

第12章　快適な睡眠の実現を担う寝具と枕のコンサルティング

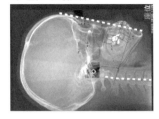
a) 座位（90度回転）

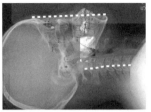
b) 枕なし

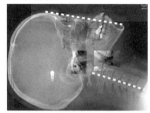
c) 最適高枕

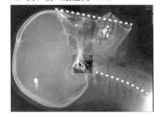
d) 高い枕（最適高+3cm）

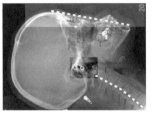
e) 高い枕（最適高+6cm）

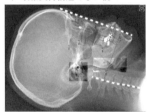
f) 頸椎支持構造でない枕

写真1　枕による寝姿勢の変化

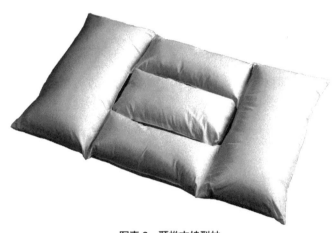

写真2　頸椎支持型枕

姿勢が変化するので，実際に横になって最適高を決定する必要がある。20歳代から60歳代の頸椎弧の深さの平均は，男性で3.3 ± 0.63cm（n = 754），女性で2.6 ± 0.49cm（n = 1,427）であるが，この計測値を目安に枕を選択すると，実際に横になったときに低く感じるという内省が得られることが多い。このことはわれわれが最適高と考えている高さに比べ，一般に高めの枕を使用している人が多いことを示している。構造が同じ（頸椎支持型）で高さだけが違う枕の比較を写真1 d)，e)，f)に示した。頸椎支持型の枕であれば顔の角度はa)に近い角度を保っているが，d)からf)へと枕が高くなるにつれ首の角度が変化し，高い枕では首が圧迫されていることが分かる。高い枕では，首や肩の痛みが生じる可能性があるので注意が必要である。

以上のように適切な構造と高さの枕は，睡眠中の楽な姿勢の保持を助けるものである。前述③の素材に関しては，使い慣れた感触のものを選択することが勧められる。メンテナンスのし易さや交換時期の目安も素材選択の手がかりとし，生活スタイルや環境に合わせて選ぶとよい。ただし，頚椎に損傷がある場合や，いびきがひどい場合などにはこれまでに述べた適切な枕の基準が適応しないことがある。頚椎の損傷の状態によってはかたい枕や高い枕の方が痛みを軽減し，楽に横になれる場合もある。また，いびきに関しては気道の幅を確保することができる高さや姿勢を優先する必要がある。今回示した男性の例では，頚椎支持型の最適高枕で最も気道幅が広い状態にあった。いびきに関連して，睡眠時呼吸障害に注目が集まっているが，一部の睡眠呼吸障害患者では仰臥位依存性であることが報告されている。側臥位よりも仰臥位において，無呼吸，低呼吸が倍以上増加する場合を体位依存性と定義している。睡眠呼吸障害の重症度評価にはAHI（無呼吸・低呼吸指数）が用いられるが，太田睡眠科学センターのデータによると体位依存性の患者のうち約半数は，側臥位でのAHIが10以下（正常範囲）となり，側臥位による就寝が睡眠時の呼吸状態を改善させる手段の一つである可能性を示唆している。このような場合，従来の仰臥位を中心とした枕とは異なった寝具が求められる。

　筆者らは，枕の形状を工夫することで，健常者の睡眠構築を変化させることなく，側臥位を増加させることができることを確認した[5]。健常男性8名を対象に睡眠ポリグラフ記録を行い，側臥位を促進し，維持させる写真3のような構造の枕を使用した場合の睡眠中の姿勢と睡眠内容の変化を検討した。普段使用している枕では睡眠中の側臥位が24.0%であったのに対して，側臥位

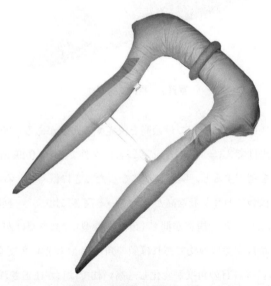

写真3　側臥位を促進する枕

第 12 章　快適な睡眠の実現を担う寝具と枕のコンサルティング

を促進する構造の枕を使用した場合には 62.0% へと増加したのである。古くから閉塞性睡眠時無呼吸障害患者の症状緩和のために，tennis ball technique など睡眠中の仰臥位を避ける方法が挙げられており[5]，側臥位を促進する枕の臨床場面での応用が期待される。すでにいくつかの研究では，枕によるいびきや睡眠時無呼吸の治療の有効性を検討している[6〜9]。枕の設計や素材は研究により異なるものの，これらは睡眠により積極的に働きかける寝具の可能性を示すものである。

5　寝具から眠具へ

寝具はその機能によって，2 つに大きく分けられる。「支持具」と「保護具」である。「支持具」とは身体を支える道具で枕や敷ふとんである。「保護具」は身体を包み適切な温度や湿度を保ち身体を守る道具で，シーツやケット，掛けふとん，ナイトウェアなどである。しかし，良好な睡眠を維持するための道具を考えた場合，従来の寝具を超えるカテゴリーが存在する。例えば寝室の環境を整える空調や照明器具のような「環境具」であり，これらも寝具に含まれるべきである。さらに，目覚まし時計やテレビなど眠る前後の時間に様々な情報を与えることで眠りに関わる「情報具」や，アロマなど寝る前のリラックスを助ける「心癒具」も挙げられる。身体・生理機能を積極的にサポートする「調生具」の開発は現在盛んに行われている。また，身体・生理機能サポートのために，身体・生理情報を把握するための様々な測定技術の開発も盛んである。入眠から生体の状態に合わせて環境全体をプロデュースする取り組みも始まっている。これらは寝具の枠を超えて「眠具」というカテゴリーとして分類できるだろう（図 4）。今後も高機能な眠具の開

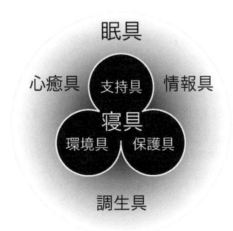

図 4　寝具と眠具の概念図

発が進むと考えられ，拡大をみせる快眠市場は，8兆円あるいは10兆円にも成長すると見込まれている。

　睡眠は個人的な要素が強く，幼少期の嗜好をそのまま維持している人も少なくない。例えば，薄いふとんを長期間にわたり使用し，一般的には身体への負担という点からは問題があるとされていても，その人は薄いふとんを好み，それが主観的には快眠環境なのである。枕に関しても，これまでに一番長く使用してきた素材が最もなじみが早い。また，枕の高さを変化させる際には，これまで慣れている枕の高さから急激に変えないことが重要である。客観的に最適な高さであっても，慣れている高さから急激に変化すると負担が大きいため，段階的に高さを変化させることで最終的な目標の高さに近づける方法が勧められる。このように睡眠には慣れが大きく影響しているのである。今後は，高機能性の眠具の開発とともに，それらをいかに使用者の生活に浸透させるかということが課題となるだろう。

文　　献

1) 鳥居鎮夫編，睡眠環境学，p.164-175，朝倉書店 (1999)
2) Tsuzuki, K., Mizuno, K., Mizuno, K., Proceedings of the 10th International Conference on Environmental Ergonomics (2002)
3) 日本寝装新聞社編集，寝装・インテリアマネジメント 2001, p.74-75, 日本寝装新聞社 (2001)
4) 日本寝装新聞社編集，寝装・インテリアマネジメント 2007, p.64-65, 日本寝装新聞社 (2007)
5) 鈴木陽子，千葉伸太郎，八木朝子，齋藤友嘉里，鈴木享美，佐々木三男，松浦倫子，安達直美，有富良二，日本睡眠学会第30回定期学術集会プログラム・抄録集 (2005)
6) Oksenberg, A. and Silverberg, D. S., *Sleep Medicine Reviews*, **2** (3), p.139-162 (1998)
7) Kushida C. A., Sherrill C. M., Hong S. C., Palombini L., Hyde P., Dement W. C., *Sleep & Breathing*, **8** (2), p.71-78 (2001)
8) Skinner M. A., Kingshott R. N., Jones D. R., Homan S. D., Taylor D. R., *Sleep & Breathing*, p.193-200, **8** (4) (2004)
9) Zuberi N. A., Rekab K., Nguyen H. V, *Sleep & Breathing*, **9** (1), p.39-40 (2004)

第13章　良質睡眠確保に役立つ光環境制御技術

小山恵美*

1　はじめに

　光に限らず，感覚器から入力される物理的刺激の増大は，一般的には覚醒反応につながる。脳波による睡眠段階判定が確立される前の時代では，睡眠深度を推測するために，覚醒にいたるまでの刺激量を計測するという手法が利用されていた[1]。

　光環境と睡眠の質との関連についての定量的研究は，1980年代から本格的になったと考えられる。まず，数千lxレベルの高照度光環境がメラトニン分泌やサーカディアンリズムに生理的影響を及ぼすことが報告された[2,3]。それまでは，他の生物と違って人間には光による生理的反応が生じないと考えられていたので，光環境制御の生理的応用可能性を示す画期的な研究成果と位置づけられている。また，睡眠中の光の暴露量が増えると，通常の室内照明程度の明るさであっても，主観的評価も含めて睡眠の質に悪影響を及ぼすという報告[4]もなされている。その後，光に対する人間の生理的反応の閾値について多くの研究がなされ，高照度域に達しない照度条件においても，メラトニン分泌や体温リズムに影響が生じることが明らかにされている[5,6]。

　睡眠と覚醒のサイクルが生物時計の制御を受けるサーカディアンシステムに組み込まれていることから，睡眠と覚醒とが互いに影響を及ぼすものであり，良質睡眠に役立つ環境整備は就寝前に限られるものではなく，覚醒中の心身の状態や環境もまた睡眠に影響を及ぼすことが明らかになっている。生物時計の状態に影響を与える物理的環境要素として光が最も強力であることは，時間生物学の分野で広く理解されているところであるので，光環境は昼夜を通して睡眠の質に影響を与えていることになる[7]。

　本章では，まず目から入る光の非視覚的な生理作用が睡眠と覚醒に及ぼす影響について概説する。さらに，光環境の現状について問題点を考察し，それを解決するという観点から光環境整備方針を提示し，より良い睡眠と覚醒を得るための光環境制御手法について，事例をあげて解説する。

---

*　Emi Koyama　京都工芸繊維大学　大学院工芸科学研究科　デザイン経営工学部門　准教授

2 光の非視覚的生理作用と睡眠

可視光帯域の自然光あるいは人工照明光が生体へ及ぼす影響として，網膜—視神経—視交叉上核を介した[8,9]光情報入力（図1）がもたらす視覚情報処理以外の生理的作用（非視覚的生理作用）が知られている。この場合の光の役割は，明暗や色彩の感覚によって物を見るために必要な通常の「あかり」とは異なる非視覚的なもので，サーカディアンリズムの位相や振幅の調整，脳の覚醒水準上昇，自律神経系やメラトニン分泌への影響などが代表的な生理的作用である。これらの非視覚的生理作用は，総じていえば覚醒方向への影響であるので，夜間の光環境制御によって直接的に睡眠を誘発あるいは促進させることは物理的に不可能である。一方，朝や昼間の光環境を適切に制御すると夜間睡眠の質向上に役立つのである。

生物一般に，入力される光の量が増えるとその対数（立方根という説もある）に比例して生体への影響が強化されるという性質があるとされ，非視覚的生理作用についても同様と考えてよい。ただし，ここでいう光の「量」とは，ある時点の瞬時の明るさ（厳密には，受光地点での放射照度；単位 $\mu W/cm^2$ あるいは，W/m^2，実用的には，照度 lx で代用評価してもよい）という意味ではなく，次のような「受光量」の概念を導入すると，種々の研究結果を合理的に解釈できると考えられる[10]。

受光量＝明るさ×暴露（受光）時間×関数［分光分布特性，配光特性］

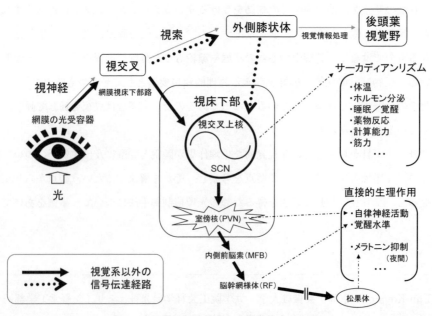

図1 光の信号伝達経路と非視覚的生理作用

第13章 良質睡眠確保に役立つ光環境制御技術

　また，光による生物時計の時刻調整作用は，その個体の持つ位相反応曲線にしたがって変化する。人間のように平均的なサーカディアンリズムの固有周期が24時間より少し長い生物については，通常は朝の光で生物時計を少し前進させて24時間周期に同調させることになる。昼間の受光では生物時計の時刻は変化しないが，体温やメラトニン分泌などのサーカディアンリズム振幅が増大し，その影響は昼間だけでなく夜間にも及ぶとされる。夜間の受光量増大は，生物時計の時刻を後退させるだけでなく，サーカディアンリズム振幅を減衰させる。このように，光の生理的影響は受光時間帯によって，サーカディアンリズムへの影響を介して睡眠の質を左右することにつながる。

　さらに，生物の光に対する種々の反応と同様に，非視覚的生理作用についても波長特異性が存在することがわかってきた。さまざまな先行研究の結果から，青色波長帯域の光をより多く含む光環境（460〜470nm付近が反応のピーク）に夜間暴露されると，比較的小さい発光エネルギーであっても，覚醒水準の増大や，体温下降，メラトニン分泌の抑制がみとめられ[11〜13]，自然の睡眠と比較してその質が低下する危険性が示唆される[14]。一方，朝の覚醒にとっては，青色波長成分を多く含む光環境はより望ましい方向に作用すると考えられる。

3　光環境の現状と問題点

　人類は百万年以上前から「火」を人工光源として利用してきたのに対し，電力による発光技術が実用化されたのは，わずか百数十年前のことである。白熱電球，蛍光灯，発光ダイオード（LED），などの段階を経て，光源安定化と発光エネルギー効率化が進んできた。蛍光灯普及の段階までについて，夜間の一般的な室内照明能力の変遷を推定したところ，燈火の時代である1000年前の約1,000倍，特に最近100年間に約100倍に激増していることが示唆される[15]。

　また，電気照明の分光分布も変遷し，電球色以外の蛍光灯や，青色LEDに黄色蛍光体を組み合わせる発光方式の白色LEDなどの光源の分光分布では，非視覚的生理作用が大きいとされる青色波長成分（440〜490nm）の増大が顕著である。白熱灯も電力も貴重品であった時代には点灯時間が短く，青色波長成分が少ないことからも，夜間のメラトニン抑制やサーカディアンリズム位相後退の心配はなかったと推察される。しかしながら，1960年代以降今世紀にいたる間に，電力安定供給や蛍光灯普及などによって夜間の光環境における発光量も青色波長成分も増大し，これらの非視覚的生理作用が生じ得る光環境になったことが懸念される。特に，青色波長成分が突出したような分光分布をもつ白色LEDを夜間室内照明に用いるのは好ましくないと考えられる[14]。

　一方，室内が明るくなったといえども日中屋外の100分の1程度にすぎない。現代社会では，

産業構造の変化などによって，近代以前と比較して昼間屋外での受光量が激減していると考えられるうえに，生活様式によっては，昼夜光環境の明暗比率が10未満の場合や明暗変化の24時間周期性が確保されない場合もあり得る[16]。このような光環境の激変に生物としての適応が追いつかず，同調因子の弱体化が，サーカディアンリズムや睡眠の質などにひずみを生じていることが懸念される。国民生活時間調査(1970～2000年)および生活時間調査(1941年)によって日本人の睡眠習慣の変遷を考察した結果，2000年までの数十年間に睡眠時間帯の夜型化と睡眠時間の短縮化が急激に進行したが，国内に蛍光灯が普及し始める時期(1960年代)を境に，まず就寝起床時刻双方が後退し，その後1970年以降は就寝時刻だけが後退して睡眠時間の短縮化につながったことが示唆されている[16]。

すなわち，現代社会における光環境の生理学的な問題点を要約すると，受光量および青色波長成分が，昼間不足し，夜間過剰であることとなる。

4 良質睡眠確保に役立つ光環境制御技術

4.1 全般的な考え方

光環境の現状を考慮すると，昼行性動物としての人間のサーカディアンシステムを守ることを第一に，同調因子を強化するような光環境整備手法を提示しなければならない。受光量(特に，白色光に含まれる青色波長成分に暴露される量)が増えると覚醒方向の影響が増大することから，昼間活動して夜間休息するという昼型の生活様式においては，昼間はできるだけ明るくするとともに分光分布に占める青色波長成分を増大させ，夜間就寝前と就寝中は極力暗くするとともに青色波長成分を減弱させるというのが原則的な考え方である。この，一見当たり前のように思える光環境が現代社会生活で実現できていないことが問題点である。

ここで，1日の自然光の変化をそのまま人工照明で再現することは，技術的に可能であっても日常的な手段としては現実的でないと考えられる。1日の生活リズムにおいて，夜間活動時，就寝直前，就寝中，起床前後，昼間覚醒中，というような大まかな区分を設定し，それぞれに適した光環境要件(図2)[17]を整備することが，物理的同調因子の強化に役立つと考えられる[7]。また，日中と夜間の切り替わりの時間帯について，睡眠と覚醒相互の移行をできるだけ円滑にするための工夫が必要である。本章では，特に，起床前漸増光による覚醒支援，および，日中の補光による高齢者睡眠改善について，以下に光環境制御事例とともに詳述する。

なお，生活環境としての光環境制御を考える場合に，生理的観点から求められる物理的要件は重要であるが，心理的側面や居住性なども考慮する必要がある。日常生活では，明るさや色彩の感覚を確保して物を見ることが，第一義的な光の利用目的なのであるから，白色光(可視光波長

第13章　良質睡眠確保に役立つ光環境制御技術

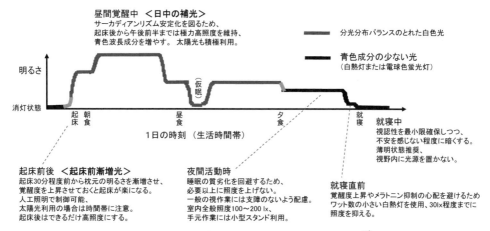

図2　1日の生活時間帯で区分した光環境制御要件[17]

帯域ほぼ全体，あるいは少なくとも光の3原色付近に成分をもつ光）が必要であり，さらには心理的精神的に日常生活空間からかけ離れたような特異な状況を発生させないためにも，特定の波長成分のみが突出するような歪んだ分光分布をもつ光源の利用は好ましくない．

4.2　起床前漸増光

夜明け前後の明るさ変化はパルスやステップ状ではなく，天文薄明（太陽伏角約18°，朝の場合東の天空にやっと見えていた6等星が見えなくなる時期）の状態から約2時間かけて徐々に明るくなる．その過程を模擬夜明け光として人工照明で再現して季節性感情障害治療などに適用するという医学研究報告[18]などもあるが，明るさ変化幅や漸増所用時間などの条件設定がまちまちであり，最適制御条件を規定するには至っていない．

一方，日常の覚醒が円滑になるよう支援することを目的として，夜明けを模した明るさ変化を起床前約30分間に短縮した照明制御手法が実用化されている．プログラム化した調光パラメータにしたがって枕元のスタンド照明（白熱灯）を自動制御して漸増させる器具や，同様に天井照明で蛍光灯を調光する器具（図3）[17]，あるいは，白熱灯と蛍光灯を組み合わせて調光する器具[19]などである．室内が暗い状態のまま目覚まし音のみで覚醒する場合と比較して，目覚まし音に先立って起床前漸増光を利用する場合には，より良い目覚め感が得られる[20]だけでなく，睡眠から覚醒への移行円滑化が脳波的にも示されている[21]（図4）．漸増光の最大照度は，顔面付近で数百lx程度まで得られる設定にしておくのが望ましいと考えられる．

朝の漸増光を得るために，窓などの開口部を遮光せずに夜明けの太陽光を利用する方法も考えられる．しかし，日の出時刻の季節変動や天候影響があることから，必ずしも明るさ変化を個人の生活スタイルすなわち希望する起床設定時刻に適合させられるとは限らず，住宅事情によって

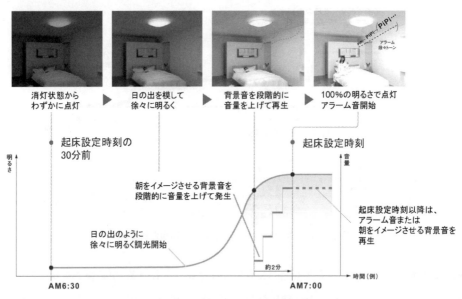

図3　天井照明を用いた起床前漸増光の実例[17]

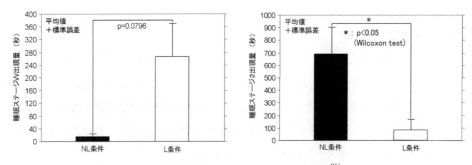

図4　起床直前30分間における睡眠構造[21]
NL条件：起床設定時刻にアラーム音のみの起床
L条件：起床設定時刻30分前からの漸増光と設定時刻アラーム音での起床

は東からの採光が十分でない場合もあるので，漸増光環境の時間的空間的安定性を考慮すると，太陽光を利用する場合には条件の制約に注意する必要がある。

4.3　日中の補光

日中の補光（午前後半から午後前半の時間帯に高照度光を受光可能とするように環境整備をすること）によって，主に高齢者を対象として睡眠－覚醒の質や夜間のメラトニン分泌を改善できるという研究報告がなされている[22～24]。近年では，若年および中年層を対象として，昼間の執務空間を明るくすることによる生理的影響の研究もなされている[25]。日中の補光が夜間の睡

第 13 章 良質睡眠確保に役立つ光環境制御技術

眠を改善する生理的メカニズムについては不明な点が残っているとされるが，昼夜の明暗変化という自然の摂理にかなった手法として，分光分布の時間的変化とともに，さらなる実用化推進が望まれる。

　補光のためには，太陽光の利用が推奨されるのはもちろんのことであるが，それが困難な場合に，卓上照明器具[19]（光照射装置）を用いる方法だけでなく，空間全体の照度を上げるように専用器具を天井や壁面に配置する方法が実用化されている（写真1，2）[17]。写真1の事例では，昼食時間帯を高照度空間で過ごすことによって，入院高齢者の夜間睡眠が安定化（ステージ2以上の睡眠段階出現の増大，中途覚醒の減少）するという結果が脳波的にもみとめられた[23]。また，写真2の事例では，昼間の補光によって，夜間の介護負荷が減少する傾向について介護者のコメ

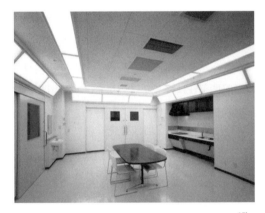

写真1　高照度空間事例①（病院：作業療法室）[17]
　　　（写真提供：松下電工株式会社©）

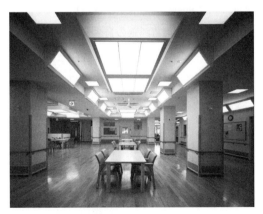

写真2　高照度空間事例②（高齢者施設：デイルーム）[17]
　　　（写真提供：松下電工株式会社©）

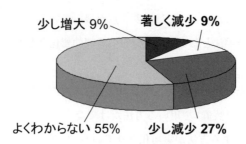

図5 日中補光開始後における夜間介護負荷の変化[17]
（介護スタッフの印象調査；体力的・心理的負荷）

ント結果が得られている（図5）[26]。

次に，高照度光環境の整備や運用方法に関して，一般的な注意事項をあげる。

・ランプ露出を避け，拡散カバーを付加することにより，居住質感向上と紫外線対策を図る。
・器具内発熱の影響を減らす工夫により，利用者の負荷を減らす。
・発光方向の偏りを少なくし，空間照度分布の均斉度を上げ，利用者の負荷を減らす。
・毎日決まった時間帯に高照度条件にする。この場合，点灯消灯だけでなく，照度の自動制御が望ましい。なお，睡眠覚醒リズム異常などの治療のために受光時間帯が特別に設定されている場合には，それに従うことは言うまでもない。
・補光中に心身の活動レベルも上げるよう生活プログラム（食事・読書・手作業など）を工夫する。

5 おわりに

電気照明の普及にともなって，夜間明るくなり利便性は増したが，分光分布の短波長方向への変化も生じ，非視覚的な生理作用増大による睡眠の質劣化などの健康リスクを心配しなければならなくなった。光によるサーカディアンリズム同調因子強化という基本に立ち返って，光環境制御を見直すことが肝要であり，時間帯を考慮した明るさの制御だけでなく，分光分布も容易に制御できる技術開発が強く望まれる。

文　献

1) 遠藤四郎, 遠藤四郎睡眠研究論集, pp.5-7, 星和書店 (1986)

第 13 章　良質睡眠確保に役立つ光環境制御技術

2) A. J. Lewy et al., *Science*, **210**, 1267–1269 (1980)
3) C. A. Czeisler et al., *Science*, **233**, 667–671 (1986)
4) 岡田モリエほか, 家政学研究, **28** (1), 58–64 (1981)
5) H. Aoki et al., *Neurosci. Lett.*, **252**, 91–94 (1998)
6) D. B. Boivin et al., *Nature*, **379**, 540–542 (1996)
7) 小山恵美, 睡眠環境学 (鳥居鎮夫編), pp.127–146, 朝倉書店 (1999)
8) 本間さと, 光と人間の生活ハンドブック (佐藤愛子・利島保・大石正・井深信男編), pp.90–98, 朝倉書店 (1995)
9) 本間研一, 三島和夫, 光による医学治療 (日本光生物学協会編), pp.1–35, 共立出版 (2000)
10) 小山恵美, 照明ハンドブック (照明学会編), pp.523–525, オーム社 (2003)
11) G. C. Brainard et al., *J. Neurosci.*, **21** (16), 6405–6412 (2001)
12) 兜真徳, LED 光源の生体安全性規格化 WG 報告, pp.27–32, 社団法人日本照明委員会 (2004)
13) 小山恵美, LED 光源の生体安全性規格化 WG 報告, pp.33–39, 社団法人日本照明委員会 (2004)
14) E. Koyama, Proc. 3rd ICHES'05 in Tokyo, Sep., 12–15, 145–150 (2005)
15) 小山恵美, ㈵日本学術振興会繊維・高分子機能加工第 120 委員会第 105 回講演会資料, 32–39 (2005)
16) 小山恵美, 環境生理学 (本間研一, 彼末一之編), pp.390–404, 北海道大学出版会 (2007)
17) 小山恵美 ほか, BIO INDUSTRY, **23** (7), 36–41 (2006)
18) D. H. Avery et al., *Acta. Psychiatr. Scand.*, **85**, 430–434 (1992)
19) 小山恵美, 睡眠医学を学ぶために：専門医の伝える実践睡眠医学 (立花直子編), pp.56–64, 永井書店 (2007)
20) 小山恵美 ほか, 第 11 回生体生理工学シンポジウム論文集, BPES'96, 121–124 (1996)
21) 野口公喜 ほか, 照明学会誌, **85** (5), 315–322 (2001)
22) E. Koyama et al., *Psychiatry and Clinical Neurosciences*, **53** (2), 227–229 (1999)
23) N. Fukuda et al., *Psychiatry and Clinical Neurosciences*, **55** (3), 291–293 (2001)
24) 早石修監修, 井上昌次郎編著, 快眠の科学, pp.27–31, 朝倉書店 (2002)
25) H. Noguchi et al., Proc. CIE Symposium 04' "Light and Health: non-visual effects", September 30–October 2, 153–156 (2004)
26) H. Noguchi et al., Proc. CIE Midterm Meeting and International Lighting Congress; Leon' 05, May 12–21, 385–390 (2005)

第14章　快適な睡眠をサポートする香り

林　光緒*

1　はじめに

　植物に含まれる揮発性の油は，精油（essential oil，エッセンシャルオイル）と呼ばれている。精油は特有の芳香をもち，古来より香料として用いられてきた。精油のなかでも，ミント，ジャスミン，柑橘類，シナモンなどの香りは覚醒作用，白檀，沈香，ラベンダーなどの香りには沈静作用があることが経験的に確かめられている[1]。

　このような香りを用いて，ストレスの軽減を図ろうとするのがアロマテラピー（aromatherapy）である。アロマテラピーは，フランスの化学者，ルネ・モーリス・ガットホセ（René Maurice Gattefossé）が1928年に命名したもので，精油を体に塗ってマッサージしたり，精油を含む飲用物を摂取したり，精油を蒸散させて吸入したりすることによって，治癒効果を高める方法である[2]。アロマテラピーによって不眠が改善するという報告はあるものの，サンプルが少なかったり，主観的な報告だけであったりすることも多く，睡眠ポリグラフ記録などを用いた睡眠科学的研究は，少ないのが現状である[1,3]。

　本稿では，快適な香りが睡眠に及ぼす効果について実証的な研究が行われているハーブ類，香木としての沈香，フィトンチッドのひとつであるセドロール，合成香料であるヘリオトロピンを取りあげる。

2　睡眠中における嗅知覚

　睡眠中は，覚醒時とは異なり，外的刺激に対する注意や応答性は低下することから[4]，快適な香りに対する応答性も，覚醒時とは異なると考えることができる。Badia[5]は，覚醒効果のあるペパーミントの香りを睡眠中に呈示し，匂いを感じたら手に装着したマイクロスイッチを押すよう実験参加者に教示した。その結果，睡眠中にも反応は認められたものの，反応率は低かった。

　また，CarskadonとHerz[6]は，睡眠中における嗅覚の感覚閾を調べた。彼女らは，覚醒時に快適気分を喚起するペパーミントを快適香りとして用い，コールタールの成分で，木材の防腐剤

---

*　Mitsuo Hayashi　広島大学　大学院総合科学研究科　准教授

第14章 快適な睡眠をサポートする香り

表1 嗅刺激と音刺激に対する行動反応の出現率(%)[6]

刺激の種類	睡眠段階2	睡眠段階4	レム睡眠
ペパーミント	0	0	0
ピリジン	45	0	33
音刺激	75	83	87

として用いられているピリジンを嫌悪的香りとして用いた。これらの香りの強度(濃度)を，覚醒時に感じることができる4段階で変化させ，各睡眠段階でそれぞれ2分間ずつ呈示した。実験参加者には，行動的反応として，香りを感じたら押しボタンを押すと同時に，「匂いを感じた」と言語報告するよう教示した。表1は，行動反応の出現率を示したものである。睡眠段階1では，両方の香りで行動反応は88%認められたが，睡眠段階2，4，およびレム睡眠では，ペパーミントの香りに対する行動反応は見られなかった。ピリジンに対する行動反応は，睡眠段階2とレム睡眠で認められたが，睡眠段階4では見られなかった。これら嗅覚刺激とは異なり，音刺激を呈示した場合には，いずれの睡眠段階でも約80%の行動反応が認められた。

しかし，睡眠中は行動反応が抑制されるため，睡眠中の情報処理過程は，行動反応には現れにくい[4]。睡眠中の情報処理過程や注意の変化は，行動反応よりもむしろ，刺激呈示時の脳波や事象関連電位の変化を調べることで明らかにすることができる。CarskadonとHerz[6]は，香りに対して行動反応が認められなかった場合でも，香りを呈示した際に脳波に覚醒反応が出現したかどうかを調べた。その結果，ペパーミントを呈示した場合では，いずれの段階でも脳波覚醒の出現頻度は低く，睡眠段階2で15%，睡眠段階4で3%，レム睡眠で20%の試行で認められただけであった。

最近，Stuckら[7]は，睡眠中に高濃度の硫化水素を呈示した場合の覚醒反応を調べた。硫化水素は，腐卵臭のある気体で，火山ガスや一部の温泉などに含まれているほか，下水処理場やゴミ処理場などでも発生する。Stuckらの結果によれば，臭気が非常に不快に感じられる8ppmの濃度で呈示した場合でも，覚醒反応はほとんど認められなかった。

これらの研究では，事象関連電位が測定されていないため，脳波覚醒に至らないまでも嗅覚刺激に対する注意や情報処理がどの程度行われていたのかは明らかではないが，これらの結果から，睡眠中は嗅覚の感覚閾が高く，嗅覚情報の処理は，比較的低いレベルでしか行われていないことがわかる。住宅火災では，防腐剤として用いられているピリジンの香りもするはずであるが，ピリジンに対しても行動反応が低かったことから考えると，実際の火災場面でも，このような匂いによって睡眠から目覚めることは少ないことが推察される。

快適な香りは，不快な香りよりもさらに睡眠中に知覚されにくいことから，快適な香りが効果的に作用するのは睡眠中ではなく，むしろ，就床前後の覚醒期や，感覚閾が比較的低い入眠期，

または，中途覚醒後の再入眠時であると考えられる。すなわち，快適な香りは，睡眠に直接的な効果を及ぼすというよりも，むしろ，就床時における快適な気分の喚起や鎮静的作用などによって睡眠に間接的に影響を及ぼしていると考えられる。

3 ハーブ類

3.1 ペパーミント

ミントの香りは，覚醒作用があることが経験的に知られているが，特にペパーミント (peppermint) については，覚醒作用が実験的に確かめられている。瞳孔反応を用いた覚醒評価においても，また，主観的眠気尺度においてもペパーミントには覚醒効果が認められている[8]。

ペパーミントの香りが睡眠に及ぼす効果については，日中仮眠および夜間睡眠において検討されている。Badiaら[9,10]は，日中の30分の仮眠中と夜間睡眠中にペパーミントまたはジャスミンの香りを揮散させたところ，どちらの香りにおいても夜間睡眠，日中仮眠にかかわらず，睡眠内容が悪化したことを報告している。

しかし，GoelとLao[3]は，ペパーミントは必ずしも睡眠を妨害するばかりでなく，睡眠改善効果を示す場合もあることを報告している。夜間睡眠において，就床時のみにペパーミントを呈示したところ，香りが非常に強いと感じた実験参加者では，総睡眠時間や就床時間が延長するとともに，徐波睡眠(睡眠段階3，4)が増加した。これに対して，香りが中程度に強いと感じた実験参加者では，有意な効果は認められなかった。また，ペパーミントの香りが刺激的であると評価した参加者ではノンレム睡眠が増加し，逆にレム睡眠が減少していた。また，この香りを鎮静的と評価した参加者では，徐波睡眠の潜時が延長していた。性差も認められ，男性では，ペパーミントを呈示すると起床時の眠気が減少していた。

これらの結果は，ペパーミントによる効果には個人差があり，Badia[9,10]の報告のように睡眠に妨害的に作用する人もいれば，睡眠促進作用が認められる人々も存在することを示している。また，GoelとLao[3]の報告では，実験参加者の全員において，ペパーミントを呈示した直後に疲労と抑うつ気分が低下していたことから，ペパーミントは，覚醒時における不快な気分の防止には効果的であると言える。

3.2 ラベンダー

ラベンダー (lavender) の精油には，香気成分として，リナリルとリナロールを主体として，多数の成分が含まれている[11]。福田ら[12]は，鎮静効果があると言われているラベンダーの香りと，覚醒作用があるとされるジャスミンの香りが随伴性陰性変動(contingent negative

第14章 快適な睡眠をサポートする香り

variation；CNV)に及ぼす効果を検討した。CNVの初期成分は，ラベンダーで減少したが，ジャスミンでは増加した。コーヒーを飲んだ後もCNVが増加しており，これらの結果は，ラベンダーが鎮静作用，ジャスミンが興奮作用を持つことを示している。

ラベンダーの香りが睡眠に及ぼす効果については，不眠症患者と健常者において調べられている。Hardyら[13]は，4名の不眠症患者に対して，ラベンダーの効果を調べた。まず，睡眠薬を処方した状態で2週間の睡眠を記録した後，2週間の睡眠薬離脱を行い，その後，2週間の間，病棟にラベンダーオイルを揮散させた。睡眠薬離脱中は睡眠時間が減少したが，ラベンダーの香りを呈示すると睡眠時間は延長し，睡眠薬を処方していたときと同程度までに回復した。また，患者自身も，不眠が軽減したと自己評価していた。

Lewithら[14]は，中等度の不眠傾向者10名に対して1週間，ラベンダーオイルを一晩中揮散させたところ，半数の5名で不眠傾向が改善したこと，特に女性と若年者において改善傾向が高かったことを報告している。

阿住ら[15]は，寝具にラベンダーオイルを入れたときの睡眠内容の変化と起床時の睡眠感への効果について検討した。彼らは19～24歳の若年成人を対象として，7日間，連続して睡眠ポリグラフ記録を行った。最初の2夜が実験室に順応する順応夜とし，続く2夜がラベンダーオイルを使用しない対照夜，残りの3夜がラベンダーオイルを使用する実験夜とした。また，起床時にOSA睡眠調査票[16]に回答してもらった。その結果，ラベンダーオイルを使用した夜は，対照夜と比較して，睡眠段階3の出現量が減少し，逆に，睡眠段階4の出現量が増加した。また，OSA睡眠調査票では，「夜中に目覚めた回数は，ふだんにくらべてよかった」などの睡眠維持因子と，「全体として昨夜の睡眠はよい」などの統合的睡眠因子の得点が改善していた。これらの結果は，ラベンダーの香りによって睡眠がより深くなったこと，主観的にも睡眠内容が向上していたことを示している。

Goelら[17]も，ラベンダーによって睡眠がより深くなったことを報告している。彼らは18歳から30歳の若年成人を対象として，連続3日間の睡眠ポリグラフ記録を行った。1夜目を順応夜とし，2夜および3夜目にラベンダーオイルか蒸留水の香りを呈示した。その結果，ラベンダーの香りを呈示した条件では，徐波睡眠（睡眠段階3，4）の出現率が増加するとともに，起床時の主観的な活力も向上していた。この結果から，彼らは，ラベンダーには穏やかな鎮静効果とともに，深睡眠を促進する作用があると述べている。

3.3 ビターオレンジ

ビターオレンジ（bitter orange，和名：ダイダイ）は，やや苦味のあるオレンジで，マーマレードの原料として利用されている[11]。この果皮から抽出された精油に入眠促進効果が認められた

ことが報告されている。三宅ら[18]は，ストレス負荷による入眠妨害に対して，香りが拮抗作用を示すかどうかを検討した。VDT作業による暗算課題時に，ラベンダー，ビターオレンジ，バレリアン，フェンネル，リンデン，マジョラムの香りを呈示し，課題直後に入眠潜時を測定した。その結果，ビターオレンジの香りを呈示した場合に入眠潜時が有意に短縮していた。また，実験参加者は，ビターオレンジの香りに対して快適でのんびりした感じと評定していた。

4 沈香

香りを放つ木は香木と呼ばれている。沈香は，東南アジアに自生するジンチョウゲ科アクィラリア属の香木の木質部に，種々の外的要因によって樹脂が凝結して，樹木自体が枯れていく過程で熟成されたものである。原木は比重が軽く，水に浮くが，沈香は水に沈むため沈水香木，略して沈香と呼ばれるようになった[11]。常温では匂いは感じられないが，摂氏150度以上に熱することで香りが揮散する。

Tanakaら[19]は，8名の医学生を対象として8日間連続で夜間睡眠を記録した。1日目（実験室順応夜），2，3日目（基準夜）および7，8日目（回復夜）は，香りを呈示せず，4〜6日目（実験夜）に沈香の香りを揮散させた。しかし，実験夜の睡眠内容は，基準夜および回復夜と有意差はなく，沈香の香りによる睡眠改善効果は認められなかった。

入眠困難の愁訴がなく，入眠潜時が10分以内で，中途覚醒もない人は睡眠良好者（good sleeper）と分類されるが[20]，睡眠良好者の場合は，そもそも睡眠内容が良好に保たれているために，それ以上の睡眠改善はほとんど認められない。したがって，睡眠良好者が実験参加者として含まれていた場合には，睡眠促進効果のある物質を投与したとしても，その効果はほとんど認められないことになる。Tanakaらの実験参加者は，入眠潜時が約20分とやや長いものの，睡眠効率は94％で，中途覚醒が5分程度と，睡眠内容は比較的良好であった。したがって，この報告だけで沈香に睡眠改善効果はないと結論づけるのは早計であるように思われる。沈香の香りに睡眠改善効果が認められるかどうか，今後，不眠傾向をもつ人を対象とした検討が必要であろう。

5 セドロール

植物が傷つけられたとき植物から放出される殺菌作用のある物質をフィトンチッド（露名 fitontsid，英名 phytoncide）と呼ぶ。フィトンチッドの中でも揮発性の高い成分が森林の香りとして空気中を漂っている。森林の香りは多様な成分から構成されているが，特にテルペン系有機化合物が森林の香りの大部分を占めている[21]。中でもモノテルペン類が最も揮発性が高く，主

第14章 快適な睡眠をサポートする香り

要な成分をなしているが,セドロールを含むセスキテルペン類も森林の香りの構成成分となっている。

セドロール(cedrol)は,米国産や中国産のヒマラヤスギから抽出されるセダーウッドオイルの香気成分である[22]。高純度に精製したセドロールの結晶は,ほとんど匂いが感じられないほどの微香である。常温では揮発しにくいため,香りによる効果を得るためには,加熱により揮散させる[23]。

Dayawansaら[24]は,覚醒中にセドロールを呈示すると,心拍数の減少と血圧の低下が認められたことを報告している。さらに,セドロール呈示中の心拍変動を調べたところ,副交感神経系の活動を反映する高周波成分(High frequency;HF)が上昇し,交感神経活動を反映する低周波数成分(LF;low frequency)と高周波数成分の比(LF/HF)が低下していた。これらの結果は,セドロールが交感神経系活動の興奮を抑制し,副交感神経系の活動を高めたことを示している。

入眠期には,交感神経系活動が低減し,副交感神経系活動が高まることから,セドロールによるこれらの作用は,入眠を促進するものと期待できる。そこで山本ら[25]は,女子大学生,大学院生(平均24.5歳)を対象としてセドロールが夜間睡眠に及ぼす効果を検討した。セドロールを呈示しないプラセボ条件では,入眠潜時が平均16.8分であったが,セドロールを呈示した条件では,平均9.3分と入眠潜時が7.5分,有意に短縮していた。また,セドロールを呈示することによって睡眠前半に中途覚醒が減少し,その結果,一晩の総睡眠時間が延長,睡眠効率(総睡眠時間/総就床時間)も上昇した(図1)。セドロールは香りが微弱であるため,香りに対する嗜好性の影響や嫌悪反応が生じにくいことから,山本らは,入眠を促進する睡眠環境としてセドロールが有利であると述べている。

また,廣瀬ら[22]は,更年期睡眠障害および更年期愁訴をもつ女性の中で,ホルモン補充療法や睡眠薬が効果を示さない25名(42〜65歳)に対してセドロールの長期使用効果を調べた。睡眠障害の程度を表すピッツバーグ睡眠質問票[26]では,セドロール使用前(平均14.6点)に比べて,

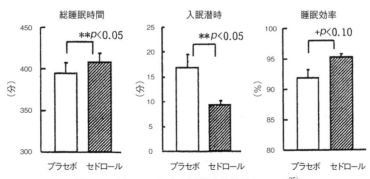

図1 セドロールによる睡眠改善効果($n=11$)[25]

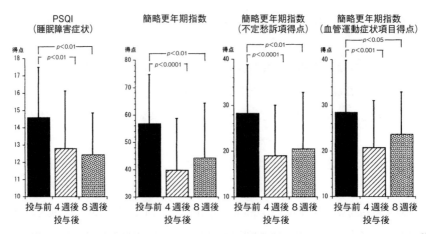

図2 睡眠障害および更年期愁訴へのセドロール夜間揮散投与の4週後，8週後の改善効果[22]

使用4週間（同12.8点），8週間（同12.4点）と，睡眠障害の程度が有意に減少した（図2）。更年期障害についても，①顔がほてる，②汗をかきやすい，③腰や手足が冷えやすい，④息切れ，動悸がする，といった血管運動神経症状が改善されたほか，⑤寝つきが悪い，眠りが浅い，⑥怒りやすく，イライラする，⑦くよくよしたり憂うつになる，⑧頭痛，めまい，吐き気がよくある，⑨疲れやすい，⑩肩こり，腰痛，手足の痛みがある，といった不定愁訴も改善された（図2）。さらに，廣瀬らは，セドロール投与後9ヵ月においてもその効果が持続した症例を認めている。セドロールを用いても副作用が認められなかったこと，自宅でも施行可能であることから，彼らは，セドロールがホルモン補充療法の代替療法にもなりうる可能性があると述べている。

6 ヘリオトロピン

ヘリオトロピン（heliotropin；化学名 piperonal）は，ヘリオトロープの花の香りに似た甘い香りのする香気成分であり，単一の香気成分として化学的に合成されている。バニラやユーカリなどに含まれており，香料として香水や食品に用いられている。ヘリオトロピンには鎮静効果が認められ，作業負荷時のストレス低減に有効であることが報告されている[27]。

Badiaら[9]は，ペパーミント，ジャスミン，クマリン，ヘリオトロピンを30分の仮眠中に呈示した。ジャスミンとペパーミント，クマリンは睡眠を妨害する傾向にあったが，ヘリオトロピン呈示時には入眠潜時が短縮するとともに睡眠効率が上昇し，睡眠を改善する傾向が認められた。その後，彼らは，ヘリオトロピンが2時間の仮眠と，夜間睡眠に及ぼす効果について検討したが，長時間の仮眠でも，夜間睡眠においても，ヘリオトロピンによる睡眠改善効果は認められなかった[28]。ただし，彼らの報告では，実験対象者の詳細については記載されていない。先述

第14章　快適な睡眠をサポートする香り

のように，睡眠良好者が実験参加者として含まれていた場合には，睡眠促進効果のある物質を投与したとしても，その効果はほとんど認められない。したがって，ヘリオトロピンの香りが睡眠改善効果をもつかどうかは，不眠傾向のある人を対象として検討する必要がある。

　尾本ら[29]は，東京都内の企業に勤務する20～30歳代女性34名を対象として，ヘリオトロピンが日常生活下における睡眠に及ぼす効果を調べた。アテネ不眠尺度[30]の結果では，18名（25～39歳）が不眠傾向にあり（6点以上），他の16名は健常範囲であった（1～5点）。プラセボとして4日間，エタノールを自宅で就床時に揮散した条件と，ヘリオトロピンをエタノールで希釈した溶液を4日間揮散した条件を行い，起床時にOSA睡眠調査票MA版[31]に回答してもらった。その結果，不眠傾向が認められなかった参加者では，「しょっちゅう夢をみた」，「悪夢が多かった」などの夢み因子が有意に改善したが，その他の項目では改善効果は認められなかった（図3）。これに対して，不眠傾向が認められた参加者では，「集中力がある」，「頭がハッキリしている」などの起床時眠気因子と，「疲れが残っている」，「不快な気分である」などの疲労回復因子が有意に改善していた。また，「寝つきがよかった」，「ぐっすり眠れた」などの入眠と睡眠維持因子，および「睡眠時間が長かった」などの睡眠時間因子に改善傾向が認められた（図4）。また，起床時の気分と睡眠感を7段階で評価してもらったところ，ヘリオトロピンを使用した4日間では，「熟睡感」，「睡眠の質」，「目覚めの良さ」，「疲労のなさ」，「日中の眠気のなさ」が有意に改善していた。

　さらに尾本ら[29]は，普段，入眠に30分以上かかると回答した不眠傾向者11名（18～25歳）を対象として，ヘリオトロピンが夜間睡眠に及ぼす効果を検討した。4夜連続して睡眠ポリグラ

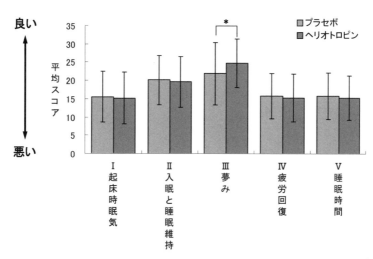

図3　睡眠良好者におけるヘリオトロピン呈示時のOSA睡眠感調査の結果[28]
＊ $p<0.05$

フ記録を行い，最初の2夜を実験順応夜とした．続く2夜を実験夜として，ヘリオトロピンをエタノールで希釈した試液か，プラセボとしてエタノールのみを消灯から約30分間，揮散させた．その結果，ヘリオトロピンの香りを呈示した夜では，入眠潜時が短縮し，睡眠効率が向上していた．睡眠内容では，睡眠段階1と2が減少し，睡眠段階4およびレム睡眠が有意に増加していた（表2）．これらの結果は，ヘリオトロピンによる睡眠改善効果を示している．

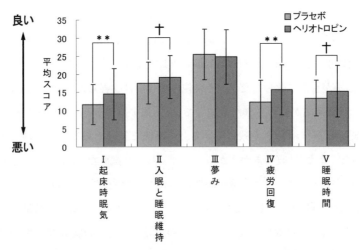

図4 不眠傾向者におけるヘリオトロピン呈示時のOSA睡眠感調査の結果[28]
+ $p<0.10$, ＊＊ $p<0.01$

表2 ヘリオトロピンとプラセボ呈示時の睡眠変数（$n=11$）[28]

	ヘリオトロピン		プラセボ		
	平均値	SD	平均値	SD	
総就床時間（分）	422	(49.2)	422	(49.2)	
総睡眠時間（分）	404	(49.6)	398	(53.5)	+
睡眠効率（％）	95.9	(2.4)	94.2	(1.8)	+
入眠潜時（分）	5.4	(4.5)	11.5	(14.6)	+
中途覚醒（％）	4.1	(2.4)	5.8	(3.4)	
睡眠段階1（％）	9.8	(3.5)	11.7	(4.2)	＊
睡眠段階2（％）	44.7	(4.5)	47.0	(4.1)	＊
睡眠段階3（％）	12.4	(2.7)	12.3	(2.2)	
睡眠段階4（％）	5.4	(3.3)	3.8	(3.6)	＊＊
レム睡眠（％）	23.6	(4.8)	19.5	(5.0)	＊＊

+ $p<0.10$, ＊ $p<0.05$, ＊＊ $p<0.01$

第 14 章　快適な睡眠をサポートする香り

7　おわりに

　種々の香りが睡眠に促進的に作用することは，経験的に知られている。しかし，睡眠中には嗅知覚が著しく低下することから，香りが睡眠に直接的に影響するというよりもむしろ，就床時における快適な気分の喚起や鎮静的作用による間接的な効果の方が大きいと考えることができる。ただし，快適な気分が喚起されたり，鎮静的作用が生じたりするためには，その香りが個人にとって不快なものであってはならない。香りの好みは個々人で異なるため，ある人にとって快適な香りであっても，他の人には不快な香りとなり，嫌悪反応が出る場合もある。したがって，快適な睡眠をサポートするための香りを検討するには，香りの嗜好性についても考慮する必要がある。

　本稿で紹介した香りは，比較的好まれやすいものであるが，それでも嗜好性の個人差は存在する。香りの嗜好性が睡眠に及ぼす影響については，実証的研究はほとんど行われていない。香りによる睡眠改善効果そのものについても，実証研究はまだ少ないが，本稿では，そのいくつかを紹介した。

文　　献

1) 白川修一郎ほか, *Aroma Res.*, **21**, 32–37 (2005)
2) 廣瀬清一, 香りをたずねて, コロナ社 (1995)
3) N. Goel *et al.*, *Biol. Psychol.*, **71**, 341–349 (2006)
4) 堀忠雄, 基礎心理学研究, **19**, 60–65 (2000)
5) P. Badia *et al.*, *Physiol. Behav.*, **48**, 87–90 (1990)
6) M. A. Carskadon *et al.*, *Sleep*, **27**, 402–405 (2004).
7) B. A. Stuck *et al.*, *Sleep*, **30**, 506–510 (2007)
8) M. I. K. Norrish *et al.*, *Int. J. Psychophysiol.*, **55**, 291–298 (2005)
9) P. Badia *et al.*, *Sleep Res.*, **19**, 145 (1990)
10) P. Badia *et al.*, *Perfumer Flavorist*, **16**, 33–34 (1991)
11) 谷田貝光克ほか, 香りの百科事典, 丸善 (2005)
12) 福田秀樹ほか, 味と匂のシンポジウム論文集, **19**, 65–68 (1985)
13) M. Hardy *et al.*, *Lancet*, **346**, 701 (1995)
14) G. T. Lewith *et al.*, *J. Altern. Complement. Med.*, **11**, 631–637 (2005)
15) 阿住一雄ほか, *Fragrance J.*, **81**, 91–95 (1986)
16) 小栗 貢ほか, 精神医学, **27**, 791–799 (1985)

17) N. Goel et al., *Chronobiol. Int.*, **22**, 889–904 (2005)
18) 三宅幸代子ほか,味と匂のシンポジウム論文集,**24**,23–26 (1990)
19) J. Tanaka et al., *Psychiat. Clin. Neurosci.*, **56**, 299–300 (2002)
20) L. J. Monroe et al., *J. Abnor. Psychol.*, **72**, 255–264 (1967)
21) 石山誠一,*Aroma Res.*, **4**, 46–54 (2000)
22) 廣瀬一浩ほか,日本更年期医学会雑誌,**14**,225–231 (2006)
23) 山本由華吏ほか,臨床神経生理学,**31**,475–481 (2003a)
24) S. Dayawansa et al., *Auton. Neurosci.*, **108**, 79–86 (2003)
25) 山本由華吏ほか,日本生理人類学会誌,**8**,69–73 (2003b)
26) 土井由利子ほか,精神科治療学,**13**,755–763 (1998)
27) 岡崎義郎ほか,*Aroma Res.*, **1**, 29–33 (2000)
28) M. Boecker et al., *Sleep Res.*, **20**, 155 (1991)
29) 尾本典隆ほか,日本睡眠学会第31回定期学術集会プログラム・抄録集,148 (2006)
30) C. R. Soldatos et al., *Psychosom. Res.*, **48**, 555–560 (2000)
31) 山本由華吏ほか,脳と精神の医学,**10**,401–409 (1999)

第15章　快適な睡眠をサポートする温熱環境

都築和代[*]

1　はじめに

　寝室の物理的環境諸条件の中でもとくに温熱，光，音は，睡眠に影響を及ぼす3大環境要因といわれている。温熱環境が睡眠に及ぼす影響については，睡眠のリズムが体温のリズムと関係があり，また，睡眠が体温や体温調節に影響を及ぼすだけでなく，温熱環境が温熱感覚や体温に働きかけて睡眠に影響を与えている。これらの観点から快適な睡眠をサポートする温熱環境について詳述する。

2　体温調節機構

　ヒトに限らず生物は物質代謝によって体から常に熱が生まれている。一方，体表面からは熱が対外へ放散される。熱産生と熱放散が等しければ体温は変化しない。熱産生は運動などの身体活動により変化し，熱放散も環境温に依存して変化する。それにもかかわらず，ヒトの場合，体温は普通37℃付近に安定している。これは積極的な調節反応によって実現されている。この体温調節には意識して行う，服を着たり，冷暖房を調節したり，といった「行動性体温調節」と，汗が出たり，鳥肌がたったり，がたがたふるえたり，といった意識しないで起こる「自律性体温調節」がある。ヒトを含めた恒温動物は行動性体温調節と自律性体温調節の両方を行う。恒温動物は環境温が変化しても体温を狭い範囲に維持すること，すなわち，体温調節ができる。

　一概に体温といっても全身が同じ温度ではなく，また，環境温によって大きく異なる（図1；Ashoff, 1958）。寒冷環境では高温部が体幹と頭部に限られ，四肢の温度は低くなる。暑熱環境では全身の温度がほぼ一様に高温になるが，身体内部の核心部と呼ばれる体の中心部の温度は環境の温度にかかわらずほぼ37℃と一定である。これに対し，この核心部の外側の部分は外殻部と呼ばれる。この外殻部の大きさを自律的に調節するメカニズムが末梢血管の収縮や拡張であり，主に動脈吻合や毛細血管による血流調節である。躯幹部皮膚は毛細血管のみによる調節であ

---

[*]　Kazuyo Tsuzuki　㈱産業技術総合研究所　人間福祉医工学研究部門
環境適応研究グループ長

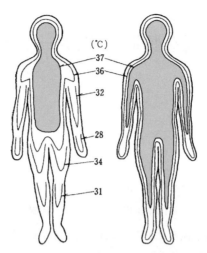

図1　寒冷環境(左)，および暑熱環境(右)における体内温度分布の模式図
(Aschoff, 1958)

り，毛細血管を流れる血流は非常にゆっくり流れるので，躯幹部皮膚温は熱伝導により核心部温からの影響を受ける。末梢部血流システムの調節には交感神経活動が重要である。核心部には脳が含まれ，脳の細胞は温度の変化に対して非常に弱い。そこで，核心部の温度すなわち脳の温度を一定に保つことこそが体温調節の機能であるといえる。

　体温調節機構には大別すると，2つの要素が含まれている。一つは，体温調節の体内時計であり，ラットでは視交叉上核(suprachiasmatic nuclei；SCN)にその存在が証明されている。もう一つは，熱の産生・放散の制御機構で，温度計は末梢と脳内にあるが，その中心は視索前野-前視床下部(preoptic/anterior hypothalamus；POAH)にある。末梢の温度計は視床を経由して大脳皮質に投射しているので温度感覚として実感できるが，脳内の温度計は主として自律性体温調節反応に出力しているのでその存在の実感は少ない。後者は，体内時計により定められている目標値(セットポイント)に近づくように，熱の産生とその放散とのバランスによって制御するメカニズムであり，主として自律神経系を介するフィードバック制御機構である。エネルギー代謝に基づく熱の産生には骨格筋のふるえによるものと，褐色脂肪組織などにおける非ふるえによるものとがある。ヒトの場合，褐色脂肪組織は非常に少ないので，熱の産生は主に骨格筋による。一方，熱の放散手段としては，発汗などによる蒸発性のものと，血管の拡張・収縮や立毛などによる皮膚温の変化を利用した伝導・対流・放射などの非蒸発性のものとがある。環境温度は皮膚に直接作用し，同時に末梢神経系を介した温度情報が脊髄や脳幹に送られ局所的な体温調節反応を引き起こしつつ，最終的にはPOAHに存在する脳温感受性ニューロンによって統合された核心温の調節反応に結びつく。また，睡眠・覚醒という行動自体が熱の産生と放散に寄与する。

第 15 章　快適な睡眠をサポートする温熱環境

3　体温のリズムと睡眠および眠気のリズム

　深部体温などの生体機能には 24 時間周期の変動がみられる。このような 24 時間リズムの成因としては，昼夜で変化する気温など環境因子に対する生体の反応や活動レベル（運動や休息）の昼夜変動の影響が考えられる。生体が環境因子の周期的変動に反応した結果生じたリズムを外因性リズムという。もし，生体機能にみられる 24 時間変動が全て外因性リズムならば，昼夜変化のない一定の環境下ではリズムは消失するはずである。しかし，多くの生体機能は，温度，光などの環境条件を一定にして，エネルギー摂取や消費のリズムを消失させても，依然として 24 時間の変動を示す。したがって，24 時間リズムには外因性要素だけでなく内因性の要素も含まれており，この内因性要素を概日リズム，サーカディアンリズムという。サーカディアンリズムをヒトの直腸温，皮膚温，産熱量，心拍数，で調べたところ，産熱量と心拍数は 11：00 〜 12：00 に最大値が固定され，躯幹部皮膚温は直腸温と同様のサーカディアンリズムを示し，それとは反対の位相で末梢部皮膚温はサーカディアンリズムを示した。尿中の Na, K などは 25 〜 180 分直腸温のリズムに先行した。直腸温の変動は，生体内の熱産生と放熱の内因性サーカディアンリズムの結果と確認された（Krauchi, 1994）。

　ヒトが，昼夜変化を知ることができない（隔離）実験室で自由に生活すると，睡眠覚醒や体温のリズム周期が 24 時間からはずれてくる。24 時間リズムが一定の条件下で 24 時間とは異なる周期を示す場合，そのリズムをフリーランリズムといい，その周期をフリーラン周期という。ヒト概日リズムのフリーラン周期は平均 25 時間である。24 時間とは異なる周期をもつ概日リズムが 24 時間周期の明暗サイクル，あるいは，温度変化などに一致することをリズム同調といい，概日リズムの同調にかかわる環境因子を同調因子という。多くの生物にとって光が最も強力な同調因子である。夜強い光をあびると位相は後退し，眠気が少なくなる。朝の光は位相を前進させ，ヒトでは概日リズムがリセットされ，ヒトの活動期が始まる。リズム同調はフリーラン周期と 24 時間の時間差を位相反応で補正することで達成される。ヒト概日リズムがフリーランすると，睡眠覚醒リズムと深部体温リズムが乖離し，この 2 つのリズムは固有の周期で変動する。この乖離状態を内的脱同調という。この場合，体温リズムは約 25 時間の周期を維持するが，睡眠覚醒リズムの周期は 33 時間にも延長する。内的脱同調が生じることから，睡眠覚醒リズムと体温リズムは異なる振動機構によって駆動されていると考えられる。睡眠覚醒リズムと脱同調することが知られている概日リズムには深部体温リズム，血中メラトニンリズム，コルチゾルリズムなどがある。脱同調が生じると睡眠期と一致していた深部体温の最低値位相や松果体ホルモン（メラトニン）の分泌ピークが覚醒期にも現れ，生体機能の時間的秩序が乱れてくる。その結果，不眠や昼間の眠気，作業能率の低下など精神的身体的不調が生じることがある。

睡眠に関連して眠気のリズムの存在が示唆されている。眠気とは睡眠を引き起こす駆動力であり，ある一定時間ごとに入眠潜時を測定する方法によって定量的に測ることができる。それによると夜間に眠気は最大となるが，日中にも小さな眠気のピークが現れる。これを眠気の二相性分布と呼ぶ。眠気が二相性分布を示すということは，朝と夕方の2回眠気の小さくなる期間すなわち覚醒維持期間が存在するということである(Broughton, 1982)。この覚醒維持期間については，フリーランニング下で内的脱同調状態にあるときのデータからも見出されている。

4 温度が睡眠に及ぼす影響

動物でもヒトでも，最低の代謝量を与える環境温度の範囲，すなわち中立温熱帯(thermoneutral zone)が存在する。この中立帯は種にも依存するが約29℃を中心温度(中立温)とし，25℃から31℃に及ぶ(Haskell, 1981)。この温度範囲では，ラットやネコの場合ノンレム睡眠の量はあまり変わらないものの，レム睡眠の量は中間温から離れるにつれて大幅に減少することが知られている。しかし，ヒトではレム睡眠とともに段階3および4の徐波睡眠量も減少する(図2)。このと

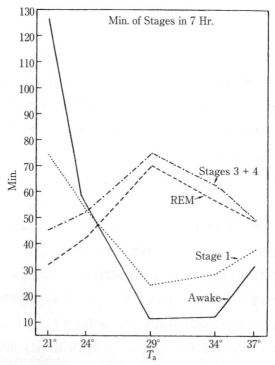

図2 環境温度が睡眠深度(睡眠段階1，睡眠段階3+4，レム睡眠，覚醒)の各時間に及ぼす影響
(Haskell, 1981)

き，睡眠段階2のノンレム睡眠量は冷環境 (21℃) では2割程度減少するが，中間温から高温環境 (34～37℃) にかけてはあまり減少することはない。代わりに覚醒と睡眠段階1が増加する。環境温度だけでなく，動物で脳温を直接加温したり，冷却しても睡眠は影響を受ける (Sakaguchi, 1979)。ラットやネコでは，高温環境におくと入眠が促進されるが，冷環境におくとレム睡眠が減少し，総睡眠量も減少する。脳温を直接加温すると中立環境において加温したほどではないが，レム睡眠が増加し，総睡眠量も増加する。これらの結果は，末梢性にせよ，中枢性にせよ温冷入力が存在する時には，睡眠時間やレム睡眠が影響を受けることを示している。

レム睡眠に入ると，体温調節反応は消失もしくはそれに近い状態となることが数々の動物実験で示されている。このようなレム睡眠時の体温調節反応の消失現象は，体温中枢すなわちPOAHにおけるニューロン活動の温度感受性の消失とみなされている (Parmeggiani, 1987)。ヒトについては，温冷入力が存在する時には，レム睡眠と徐波睡眠が短縮していることを示している。ヒトの睡眠中の温熱感受性について，加温・冷却の刺激が徐波睡眠とレム睡眠に及ぼす影響について検討された (Candas *et al.*, 1982)。徐波睡眠もレム睡眠も温熱刺激により中断され，睡眠中も温熱感受性は保持されていることが確認された。温熱刺激により徐波睡眠は睡眠段階の1，2へ，レム睡眠は覚醒へと移行した。これらの睡眠段階の変化は，加温よりも冷却でより頻繁に起こり，また，睡眠段階の変化は徐波睡眠よりもレム睡眠期に頻繁に起こった。

5　睡眠中の体温調節

立位や座位から仰臥位へ姿勢を変え，身体の緊張を解いてリラックスするだけでも代謝量はわずかに低下するとともに，血流の再分配が起こり，躯幹部も末梢部の皮膚温も素早く上昇し，同時に眠気も高まり，直腸温は低下する (Krauchi, 1997)。また，仰臥から立位へと姿勢変化すると逆の皮膚温・直腸温反応を示す。末梢部皮膚温の変化は，躯幹部皮膚温とは異なり，眠気と温熱生理的な相関関係を持つ。この末梢皮膚の暖まりがPOAHの温感受性ニューロンを駆動し，同じくPOAHに存在する睡眠調節ニューロンをある割合で刺激することが動物実験で明らかになった (McGinty, 1990)。

局所的にPOAHを暖めることがラットではノンレム睡眠開始の引き金となっている。つまり，睡眠はPOAHにある温感受性ニューロンにより影響されるのかもしれない。この仮説を支持する研究がいくつかあり，POAHの温感受性ニューロンが覚醒からノンレム睡眠に移行する時に，その発火率を睡眠開始の数秒前から増やすことを示している (Someren, 2000)。熱放散はPOAH温感受性ニューロンの活性によって開始され，POAH温感受性ニューロンの活性は入眠と熱放散のカップリングを説明している。つまり，末梢部への熱刺激がPOAHにある温感受性ニュー

ロンを刺激するので，睡眠を促進することが可能となる。覚醒から睡眠に入ると，体温のセットポイントが低下することにより脳温や直腸温などの核心温は低下する。このとき，代謝が低下し熱産生は減少する一方，皮膚の血管拡張による皮膚温の上昇，さらに発汗量の増加が起こる。いずれも体温を下降させるための調節反応であると説明されている。最近になって，睡眠調節系と体温調節系の両方がSCNにフィードバックしており，サーカディアンリズムの調節系に属するSCNが末梢の時計機構を包含しているという知見を得ている (Dober, 2003)。

　睡眠中の体温調節は，常に同じようにコントロールされているわけではなく，睡眠段階によって異なることが知られている。ヒトにおいては睡眠中の代謝量の最低値は覚醒時の5〜17%低下するという報告があり，多くの研究でかなり個人差があると強調されている (Palca, 1986)。ヒトの睡眠中の代謝量は動物の場合と異なる。睡眠3段階，4段階のノンレム睡眠に比べてレム睡眠の代謝量が高くなるとも，レム睡眠とノンレム睡眠とを比べると差がないとも言われている。異なる睡眠段階で代謝量を比べると概日リズムの影響があるので，一晩分をプールして検討するとレム睡眠とノンレム睡眠では差がない。レム睡眠とノンレム睡眠での代謝量の違いは気温が低くなるほど大きくなる。ヒトの場合，ノンレム睡眠に比べてレム睡眠では代謝量は変化しないか，むしろ増加する。これは動物実験ではノンレム睡眠に比べてレム睡眠で代謝量が減少するという結果と反対である。多分，ヒトと動物の違いは，ヒトの代謝量には脳代謝の貢献が大きいためにレム睡眠とノンレム睡眠では代謝量の変化の方向が違うと考えられ，ヒトにおいては脳血流量や脳代謝がレム睡眠中に増加するためと説明される。

　ヒトの場合，レム睡眠期には動物のように体温調節反応が完全に消失するわけではなく，低いレベルで維持される，もしくは，調節の合目的性を失っているかのようにみえる。寒冷環境においての睡眠中のふるえは，浅いノンレム睡眠の1, 2段階に限定され，深いノンレム睡眠段階3, 4の徐波睡眠やレム睡眠中は観察されない。ふるえの閾値が低下するのか，ふるえのための刺激が覚醒に結びつくのか不明であり，その結果，徐波睡眠やレム睡眠を減らすのかはわからない。しかし，これらはレム睡眠中には体温調節の制御が不活性になるということを示唆している (Palca, 1986)。寒冷環境におけるレム睡眠中，直腸温が36℃以下の時には皮膚温は低下し，36℃以上の時には皮膚温は上昇した。また，中立環境では直腸温が常に36℃以上を示すので，レム睡眠中に皮膚温は上昇を示した (Buguet, 1979)。

　中立以上の温暖環境においてレム睡眠時に発汗量が減少することも示している。レム睡眠に先立ち2, 3分前には発汗量が急激に減少する。電気生理学的にレム睡眠であると定義される以前に，あるレム睡眠のプロセスが見つかっていることと一致する。発汗量はレム睡眠開始時に著しく減少し，レム睡眠中は低いレベルを保ち，そしてレム睡眠が終わると急激に増加する。このように睡眠深度による体温調節の度合いは異なっている。図3に体温と発汗量の関係を睡眠段階別

第 15 章 快適な睡眠をサポートする温熱環境

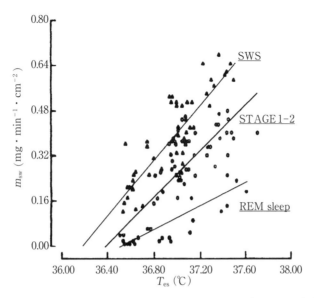

図 3 睡眠深度(徐波睡眠(SWS), 睡眠段階1・2, レム睡眠)における食道温と局所発汗量との関係(Libert, 2003)

に示す。各睡眠段階において発汗開始閾値体温は異ならないが, 体温変化度あたりの発汗量は, レム睡眠よりも1・2段階, 1・2段階よりも3・4段階の方が多くなっていた(Libert J. P. et al., 2005)。

6 快適な睡眠をサポートする温熱環境

ヒトでは29℃の中立温度からはなれて低温になるにつれて, レム睡眠・徐波睡眠が減り, 覚醒が増える(図2参照)。そして, 自律性体温調節だけで調整できなくなると着衣や寝具, そして暖房などの行動性体温調節による調節をするようになる。また, 高温になるにつれて, 自律性体温調節のうちでも血流調節だけで核心温が維持できなくなると, 発汗が開始されて, 蒸発潜熱による体温調節に頼るようになり, さらには空調などの行動性体温調節を行う。これらの体温調節の特徴としては, 季節の気候に順化して閾値や反応の大きさが異なる。快適な睡眠を考える時, ヒトが持つサーカディアンリズムを損なわない, 自然に近い睡眠をとることが身体への負担を減らすことになる。しかし現実には, 地球温暖化の影響で真夏日(気温が30℃以下に下がらない日)が続き, 住宅断熱性の悪さが厳しい低温をそのまま寝室に反映させる。そのうえ, 2週間ほどで身体は気候順化する。ここでは, 実態調査に基づく睡眠温熱環境と睡眠行動の実態を明らかにし, また, 睡眠をサポートするための行動性体温調節のあり方を述べる。

6.1 季節の影響

　季節による気候や日照の変化の中でヒトは生活し睡眠している。季節による気候や日照など環境の変化のうち，光環境は概日リズムの強力な同調因子であり，また，温熱環境は睡眠行動や体温調節を介して影響を及ぼす。眠気の変動や睡眠の開始のタイミングは，光を同調因子とする概日リズムの調節下にあり，睡眠時間の長さは体温リズム位相との関係で調整される。

　ヒトの生態リズムの季節変化を隔離実験室で測定した報告はいくつかある。季節により就寝や起床のタイミングが異なり，また，深部体温やメラトニン分泌の頂点位相（Honma et al., 1992），睡眠段階4の減少やレム睡眠の増加に季節性が認められる（Kohsaka et al., 1992）。また，睡眠時間や深部体温リズムの周期が短縮するなど夏と冬に多く違いが観察された（Wirz-Justice et al., 1984）。しかし，これらの実験は隔離実験室で実施されているため，外界環境の影響を極力排除し，生体内に存在すると思われる年周期の時計機構により駆動される現象について検討したと考えられる。しかし，外界環境の四季の中で自然に生活するわれわれの普段の睡眠の変化を調べたものとは状況が異なる。

　そこで，自分で生活時間をコントロールできる高齢者について，四季の睡眠時間，就床・起床時刻，昼間睡眠に関してアクチグラフを携帯し，寝室温熱環境の気温・湿度を自働測定記録した結果を表1に示す（高齢者は茨城県在住のシルバーセンター登録者）。その結果は，就寝時刻には季節の差が認められなかったが，起床時刻，覚醒時間，睡眠時間，睡眠効率，平均覚醒回数と最長覚醒時間に有意な季節差が認められた。起床時刻が春は秋・冬に比べて，夏は冬に比べて，有意に早くなった。その結果，睡眠時間は，春は冬よりも，夏は秋・冬よりも有意に短くなった。また，他の季節に比べ，夏で最長覚醒時間が長く，平均覚醒回数が多いため一晩の覚醒時間が長くなっており，睡眠効率が低下していた。普段の生活では，寝室気温や湿度は季節によって異なり，また，寝衣や寝具の種類や使い方は季節によって異なっていた。また，起床時刻は日の出時刻の影響を受けると考えられ，春・夏で秋・冬に比べて早くなったと考えられた。夏は睡眠時間が短縮していたうえに，就寝中の覚醒時間がもっとも長く，覚醒回数が多かったことから，睡眠効率が四季の中で最も低く，睡眠が悪かったことを示していた。これは，寝室が高温高湿であったことが原因の一つと考えられる。また，冬の就寝中の寝室温度は平均10℃（最低8℃，最高14℃）と一般に考えられている以上に低温を示すとともにトイレや家全体が低温であった。このことは就寝中にトイレに起きる回数が多い高齢者には，寒冷負荷となるため何らかの対応が必要である。

6.2 高温環境

　高温環境では，皮膚血管の拡張により放熱が促進される。そのうえ，皮膚温が34℃以上にな

第 15 章 快適な睡眠をサポートする温熱環境

表 1 睡眠行動（上）と寝室温湿度（下）の季節変動
調査対象は，茨城県つくば市近郊に居住する高齢男性 8 名にアクチグラフと小型温湿度記録装置を携帯してもらい得た睡眠と周囲気温に関するデータの平均値と SD。

	春	夏	秋	冬
	average (SD)	average (SD)	average (SD)	average (SD)
就寝時刻 (h：mm)	22：31 (1：17)	22：35 (0：57)	22：35 (0：43)	22：51 (0：55)
起床時刻 (h：mm) *	5：41 (1：07) [cd]	5：58 (0：37) [d]	6：09 (0：34) [ad]	6：30 ('0：32) [abc]
就床時間 (min)	431.2 (100.8)	443.9 (56.2)	455.3 (51.6)	460.3 (59.0)
就寝中活動量	17.2 (7.0)	25.5 (12.8)	17.1 (4.5)	16.1 (6.3)
覚醒時間 (min) *	49.4 (25.3) [b]	77.5 (45.6) [acd]	49.8 (18.7) [b]	48.3 (20.2) [b]
睡眠時間 (min) *	381.8 (96.3) [d]	366.4 (61.2) [cd]	405.5 (57.9) [b]	412.1 (64.0) [ab]
睡眠効率 (%) *	88.3 (5.9)	82.7 (10.4) [acd]	88.9 (4.7) [b]	89.3 (5.5) [b]
入眠潜時 (分)	15.3 (22.8)	19.3 (16.7)	13.8 (11.0)	16.3 (14.6)
平均覚醒回数 *	9.3 (5.0) [bd]	12.3 (8.6) [acd]	8.7 (3.5) [b]	7.4 (3.4) [ab]
最長覚醒時間 (min) *	21.1 (14.4) [b]	29.5 (19.6) [acd]	19.8 (6.2) [b]	22.9 (15.5)
日中活動量	207.5 (34.5)	199.8 (35.1)	170.4 (42.6)	185.0 (55.7)
日中睡眠時間	36.6 (50.5)	30.1 (39.9)	86.1 (70.2)	18.2 (25.9)

* 季節による有意差，$P < 0.05$
[a] 春と有意差，$P < 0.05$ [b] 夏と有意差，$P < 0.05$ [c] 秋と有意差，$P < 0.05$ [d] 冬と有意差，$P < 0.05$

		春	夏	秋	冬
		average (SD)	average (SD)	average (SD)	average (SD)
外気温 (℃)		18.0 (1.8)	24.9 (1.0)	12.4 (3.6)	0.4 (1.1)
寝室	平均気温 (℃)	22.5 (1.4)	27.8 (1.0)	18.4 (1.8)	10.3 (2.6)
	最高気温 (℃)	23.2	28.7	19.7	13.6
	最低気温 (℃)	21.7	27.0	17.4	7.9
	相対湿度 (%)	64.8 (7.5)	72.6 (7.4)	69.8 (6.7)	59.4 (5.9)

ると発汗を開始する。睡眠中の発汗量は覚醒時に比べて少なく，また，睡眠深度により異なることが明らかになっている（図 3 参照）。つまり，レム睡眠中は交感神経活動が抑制されるので，動物ではあえぎが抑制されるが，ヒトでは発汗が完全に消失されるわけではなく，発汗量が少なくなる。また，放熱のために発汗してもその蒸発が阻害される高湿環境では，身体のぬれ面積率が増えるため，不快になり，覚醒を増やしている（Okamoto-Mizuno, 1999）。日本の夏は梅雨時から高温高湿環境が続く。そこで，高温高湿環境で快適睡眠を得るための温熱環境制御法について 2 つの方法について検討した。1 つは冷却枕を就寝中に使用し，頭部を冷却する方法であり，もう 1 つは風を使う方法である。

汗を抑える方法として，身体を冷やすことは有効である。冷たい飲み物を飲んだり，額や腋などを冷やしても，一時的に汗を抑えることができる。睡眠中に頭部を冷却した場合にどの程度の

効果があるのかを明らかにするために，冷却枕を使って就寝し，その時の体温，発汗量と睡眠を高温高湿条件(32/80；気温℃/相対湿度%)，高温高湿で冷却枕条件(32/80HC)，冷房条件(26/50)で比較した(Okamoto-Mizuno et al., 2003)。今回，睡眠中に使用した冷却枕は，枕の中央部にゲル状の保冷剤を充填したもので，急激な過冷却を緩和するためにタオルで包んで用いている。この冷却枕の表面温度は使用の開始時に16℃で，その後ゆっくりと上昇し8時間後には29℃になる。この冷却枕で体温調節中枢がある頭部を後側から接触で冷却した場合の発汗量を図4に示す。

　高温高湿条件は冷房条件の約2倍の汗をかいている。冷却枕条件は，頭部のみを冷やしているが，熱負荷は冷房条件と高温高湿条件の間ぐらいに緩和されたと推定される。覚醒時においては，発汗量は熱負荷に比例して増えることが知られている。冷却枕を使用して就寝することにより発汗量は有意に減少を示した。この発汗の減少分は頭部を冷却したことから，頭部での発汗量の減少が推察される。しかし，皮膚温や胸部の衣服内温度については，冷却枕条件は高温高湿条件と差がなかったが，衣服内湿度は低く保たれていた。つまり，冷却枕条件は頭部のみでなく，全身からの発汗量を抑制することができたと考えられる。睡眠効率は，26/50の冷房条件が93.4%と快適睡眠の目安となる90%以上になっていたが，32/80では睡眠効率が78.5%であった。冷却枕を使用することにより，84.1%まで睡眠効率が改善している。冷却枕の使用は，発汗量の減少を導き，睡眠効率の改善に結びついたと考えられるが，今後，さらに中立温に近い環境においての頭部冷却の影響については検討すべきと考えられる。

　元来，日本人は自然な風を好み，また，室内においても扇風機を利用してきたので，高温高湿環境において有効な放熱を促進する手段として風の影響を検討した。送風機は被験者の足元にお

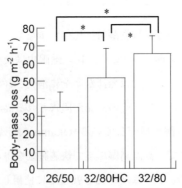

図4　温暖環境における頭部冷却が睡眠中の発汗量へ及ぼす影響
高温高湿条件(32/80；気温℃/相対湿度%)，高温高湿で冷却枕条件(32/80HC)，冷房条件(26/50)で比較。
(Okamoto-Mizuno, 2003)

第15章　快適な睡眠をサポートする温熱環境

き，足元から頭部方向へ吹き出した。平均風速は頭部付近で1.4m/s，足元1.7m/sで，知覚できる強さであった。図5は，高温高湿条件（32/80；気温℃/相対湿度%），高温高湿に気流を付加した条件（32/80 with airflow），冷房条件（26/50）について体温への影響を比較する。高温高湿環境では，皮膚温は高いレベルを保っており，その結果，直腸温もほとんど低下しなかった。しかし，気流の増加は，吹き出した足皮膚からの対流放熱を促進し，その結果，直腸温の低下を促

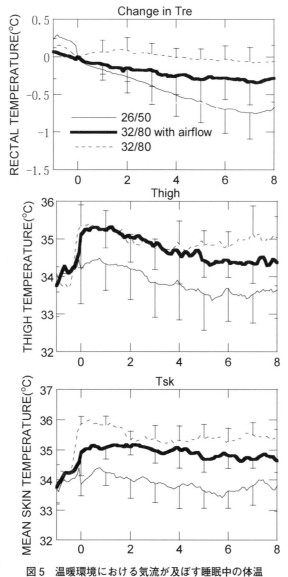

図5　温暖環境における気流が及ぼす睡眠中の体温
直腸温変化度，大腿皮膚温，平均皮膚温へ及ぼす影響高温高湿条件（32/80；気温℃/相対湿度%），高温高湿に気流を付加した条件（32/80with airflow），冷房条件（26/50）の比較。

進した.平均皮膚温は約0.5℃気流なし条件よりも低くなった.3条件について睡眠中の発汗量を比較した(図6).その結果,冷房条件よりは発汗量は有意に多くなったが,気流がない状態よりも有意に少なくなった.また,睡眠段階を比較すると(表2),高温高湿条件は冷房条件よりも覚醒と睡眠段階1が増加し,睡眠段階2と4が減少したが,気流条件では,気流によって他の睡

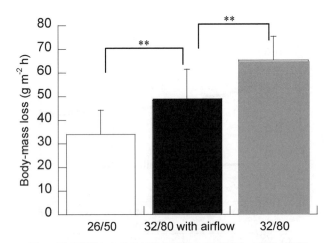

図6 温暖環境における気流が睡眠中の発汗量へ及ぼす影響
高温高湿条件(32/80;気温℃/相対湿度%),高温高湿に気流を付加した条件(32/80 with airflow),冷房条件(26/50)の比較.

表2 温暖環境おける気流が睡眠深度に及ぼす影響

		26/50	32/80 with airflow	32/80
Sleep onset latency (min)		7 ± 6.9	2.6 ± 1	6.3 ± 6.4
tal duration (min)	Stage W	21.1 ± 9.7	22.7 ± 14[#]	104.4 ± 86.1[$]
	Stage 1	34.8 ± 11.6	44.3 ± 24.7	56.6 ± 28.3[$]
	Stage 2	233.1 ± 36	232.4 ± 38.8	179.6 ± 62.1[$]
	Stage 3	39.4 ± 11.1	41.5 ± 11.1	27.6 ± 20.4
	Stage 4	50.8 ± 29.6	39.4 ± 34.4	25.8 ± 26.2[$]
	SWS	90.3 ± 38.4	81 ± 43.9	53.5 ± 44.7
	REM	101 ± 23.8	99.5 ± 28.6	85.2 ± 27.9
	TIB[a]	480.5 ± 1.4	480.4 ± 1.4	479.9 ± 0.3
	TST[b]	459.3 ± 9.6	457.3 ± 14.7[#]	375.1 ± 86.2[$]
	MT[c]	0 ± 0.1	0.1 ± 0.5	0.3 ± 0.3[$]
	SEI[d] (%)	95.5 ± 2.0	95.1 ± 2.9[#]	78.1 ± 17.9

[a] Time in bed, [b] Total sleep time, [c] Moving time, [d] Sleep efficiency index
[#] $P < 0.05$ between 32/80 with airflow and 32/80 with still air, [$] $P < 0.05$ between 26/50 and 32/80 with still air

第15章 快適な睡眠をサポートする温熱環境

眠段階には有意な差を認めなかったが，覚醒を有意に減少させた。気流によって中途覚醒が減少させ，26/50と同じ睡眠効率に改善している。しかし，主観的には温冷感や快適感を改善することはできなかった。これは，皮膚温とほぼ等温の気流を利用したためと考えられる。

一方，これが涼しい風，つまり，周囲環境よりも低温の気流の場合は，どうであろう。皮膚の冷覚を刺激するため，中途覚醒を増加させ，睡眠段階を変化させるなど悪影響が考えられる(Candas, 1982)。つまり，30℃前後の高温高湿環境であれば，皮膚温との温度差が小さいので，気流の利用による放熱の増加で，温熱感受性を刺激せず，つまり，睡眠段階の移行などを誘引せず熱負荷の軽減は可能であり，体温調節中枢への刺激を減らすことができる。しかし，エアコンなどの冷気が感知されるような場合は，睡眠段階の移行回数を増やし，局所所的な寒さ・冷たさを知覚させるかもしれない。

これまでの冷房制御では室温を一定温度に保つことが主流であった。しかし，夜間，就寝時に使用する場合には，外気温が明け方最低になること，また，ヒトの体温調節は概日リズムにより修飾され，また，睡眠習慣の影響を多大に受ける。就寝中，特に明け方に産熱が最低になることを考えると，それらを考慮した冷房制御の検討が望まれる。

6.3 低温環境

ヒトの場合，衣服，寝具や空調などの行動性体温調節により，自身の周りに衣服内気候や寝床内気候を形成して中立温度帯を広げている。裸で寝る場合，26℃から34℃の狭い範囲でしか眠ることができず，この温度より高温でも低温でもレム睡眠や徐波睡眠は減って覚醒が増える(図2参照)。−25〜−35℃の北極屋外で寝袋を使って就寝するという極端な寒冷環境では，レム睡眠が減少することが示された。しかし，寝具を使うことにより，レム睡眠の潜時や総量には差がなかったが，気温13℃から19℃まで上昇するにつれてレム睡眠の周期長は短くなった(Muzet et al., 1983)。レム睡眠維持とレム睡眠の周期性に内在するメカニズムは異なり，レム睡眠を誘引する生化学物質の生成や放出に環境温度が影響していることが示唆された。

最近の日本国内の実測結果によれば，寝具を増やし，電気毛布を使用して，0℃近傍の低温環境で睡眠をとっている例が報告されている(都築ほか，1990)。そこで，人工気候室で気温を3℃，10℃，17℃に設定して就寝した結果，睡眠効率は94%以上で，睡眠段階や躯幹部の寝床内気候には有意な差を認められなかった。しかし，布団から出ている前額の皮膚温は気温に比例して低下した(図7)。また，布団内の足皮膚温も室温が低いほど上昇に時間を要した。さらに，直腸温や大腿皮膚温の低下も認められた。また，心電図r-rの解析結果は，17℃よりも3℃，10℃で副交感神経活動が有意であった。これらは，布団から出ていた顔面で冷やされた血流や冷気の吸入により肺で冷やされた血流が循環し，体深部から冷やした結果であると考えられた。

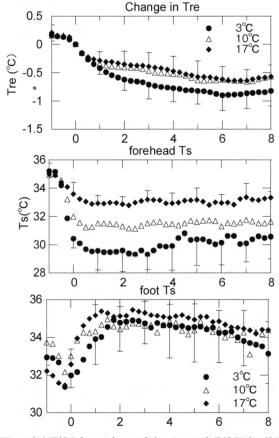

図7 寒冷環境(3℃, 10℃, 17℃)において寝具使用時の体温
直腸温，前額皮膚温，下腿皮膚温)への影響。

　冷え性の女性や高齢者では，冬に布団に入った時のひやりとした冷たさや不快感，足が暖まらないことが原因で寝付くまでに時間がかかり，入眠が妨げられることが報告されている。血管痙攣症候群の人たちが手や足の冷えによる入眠潜時の遅延が報告され(Pache et al., 2001)，他方，皮膚の暖まりが入眠潜時を短縮することから(Krauchi et al., 1999)，入眠には手・足など末梢部皮膚温の暖まりが重要であると考えられた(Someren, 2000)。また，入床1〜2時間前に電気毛布等で寝具内を暖めておくことは有効であった(Okamoto-Mizuno, 2005)。しかし，就寝中暖まり過ぎた電気毛布は熱負荷となることから，入床時に電源をオフにするなどして，睡眠中は熱負荷にならないような工夫が必要である。高齢者では夜間排尿に目覚める割合が高く，また，早朝覚醒が多いことが知られている。その際，暖まった寝床内から寒い寝室，廊下，トイレを通って戻ってくると，寝付くまでに時間がかかるなど，青年とは異なり高齢者特有の気温の影響も認められる。住宅内に温度分布を作らずに，中立に近い温度に保つことが必要であろう。

第15章 快適な睡眠をサポートする温熱環境

文　　献

1) Aschoff J., Wever R., *Naturwissenschaften*, **45**, 477-485 (1958)
2) Broughton R., Mullington J., Circasemidian sleep propensity and the phase-amplitude maintenance model of human sleep/wake regulation, **1** (2), 93-98 (1992)
3) Buguet A. G. C., Livingstone S. D., Reed L. D., Skin temperature changes in paradoxical sleep in man in the cold Aviat, *Space Environ. Med.*, **50** (6), 567-570 (1979)
4) Candas V., Libert J. P., Muzet A., Heating and cooling stimulations during SWS and REM sleep in man, *J. therm. Biol.*, **7** (3), 155-158 (1982)
5) Deboer T., Vansteensel M. J., Détári L., Meijer J. H., Sleep states alter activity of suprachiasmatic nucleus neurons, *Nature Neuroscience*, **6**, 1086-1090 (2003)
6) Haskell E. H., Palca J. W., Walker J. M., Berger R. J., Heller H. C., The effects of high and low ambient temperatures on human sleep stages, *Electro Clin. Neurophysiol.*, **51**, 494-501 (1981)
7) Honma K., Honma S., Kohsaka M., Fukuda N., Seasonal variation in the human circadian rhythm: dissociation between sleep and temperature rhythm, American J Physiological Society, R885-R891
8) Kohsaka M., Fukuda N., Honma K., Honma S., Morita N., Seasonality in human sleep, *Expeerientia*, Vol. 48, No. 3, 231-233 (1992)
9) Kräuchi K., Cajochen C., Wirz-Justice A., A relationship between heat loss and sleepiness: effects of postural change and melatonin administration, *J. Appl. Physiol.*, **83**, 134-139 (1997)
10) Kräuchi K., Cajochen C. E., Werth E., Wirz-Justice A., Warm feet promote the rapid onset of sleep, *Nature*, **401** (6748), 36-37 (1999)
11) Kräuchi K., Cajochen C., Werth E., Wirz-Justice A., Functional link between distal vasodilation and sleep-onset latency?, *Am. J. Physiol.*, **278** (3), R741-R748 (2000)
12) Kaiser H. J., Cold feet and prolonged sleep-onset latency in vasospastic syndrome, *Lancet*, **358** (9276), 125-6 (2001, Jan.14)
13) Libert J. P., Bach V., Thermoregulation and sleep in the human, eds. Pier Luigi Parmeggiani, "The Physiologic nature of sleep", Chapter 19, 407-431, Imperial College Press, USA
14) McGinty D., Szymusiak R., Keeping cool : a hypothesis about the mechanisms and functions of slow-wave sleep, *Trends Neurosci.*, **13** (12), 480-487 (1990)
15) Muzet A., Ehrhart J., Candas V., Libert J. P., Vogt J. J., Rem sleep and ambient temperature in man, *Intern. J. Neuroscience*, Vol. 18, 117-126 (1983)
16) Okamoto-Mizuno K., Mizuno K., Michie S., Maeda A., Iizuka S., Effects of Humid Heat Exposure on Human Sleep Stages and Body Temperature, *SLEEP*, **22** (6), 767-773 (1999)
17) Okamoto-Mizuno K., Tsuzuki K., Mizuno K., Effects of head cooling on human sleep stages and body temperature, *Int. J. Biometeorol.*, **48**, 98-102 (2003)
18) Okamoto-Mizuno K., Tsuzuki K., Ohshiro Y., Mizuno K., Effects of an electric blanket on

sleep stages and body temperature in young men, *Ergonomics*, **48** (7), 749-757 (2005)
19) Pache M., Krauchi K., Cajochen C., Wirz-Justice A., Dubler B., Flammer J., Kaiser H.J., Cold feet and prolonged sleep-onset latency in vasospastic syndrome, *Lancet*, **358** (9276), 125-6 (2005; Jul. 14)
20) Parmeggiani P. L., Interaction Between Sleep and Thermoregulation: An Aspect of the Control of Behavioral States, *Sleep*, **10** (5), 426-435 (1987)
21) Sakaguchi S., Glotzbach S.F., Heller H.C., Influence of hypothalamic and ambient temperatures on sleep in kangaroo rats, *Am. J. Physiol.*, **237** (1), R80-88 (1979)
22) Someren E. J. W., More than a Marker: Interaction between the Circadian Regulation of Temperature and Sleep, Age-Related Changes, and Treatment Possibilities, *Chronobiology International*, **17** (3), 313-354 (2000)
23) Wirz-Justice A., Wever R. A., Aschoff J., Seasonality in freerunning circadian rhythms in man, *Naturwissenschaften*, **71** (6), 316-9 (1984, Jun.)
24) 都築和代,横山一也,横井孝志,小木元,多屋秀人,吉岡松太郎,中村和男,農村地域における高齢者住宅の温熱と空気環境の実態,日本生気象学会雑誌,**38** (1),23-32 (2001)
25) Tsuzuki K., Okamoto-Mizuno K., Mizuno K., Iwaki T., Effects of airflow on body temperatures and sleep stages in a warm humid climate (submitted)
26) Tsuzuki K., Okamoto-Mizuno K., Mizuno K., Oshiro Y., The effects of low air temperatures during winter on human sleep and body temperature with the use of bedding (submitted)

第 V 編
機能性食品による睡眠改善

第16章 サプリメントによる睡眠改善法の現状
—テアニンの効果を中心に

小関　誠*

1　健康食品のなかのサプリメント

　健康食品市場の売り上げは，2006年度の推定で約1兆2,100億円となり前年比6％減となった[1]。健康食品市場はこの20年間成長を続けてきたが，アガリクスの安全性をめぐる騒動や大豆インフラボンの上限値問題など，安全性をめぐる行政の規制強化，薬事法や景表法による表示規制の強化などから，この2006年度は初めてのマイナス成長となった（図1）。サプリメントという言葉が日本で定着したのは1990年代のことであり，それまでの健康食品は，ローヤルゼリー，クロレラといった高額品が主体で利用者も中高年齢層や富裕層に限定されがちであった。販売形態も多くが訪問販売であり，一部には過剰表現などによる不当な販売も見られたことから，いかがわしいイメージを持つ人も少なからずおり，一般消費者に浸透していたとは言い難かった。一方，サプリメントは従来の健康食品と比較すると非常に低価格であり，販売チャネルもコンビニエンスストアなどの一般小売店が主体であったため，若年女性を含む幅広い層で利用されるものとなった。健康食品が消費者に浸透していく過程においてサプリメントが果たした役割は非常に

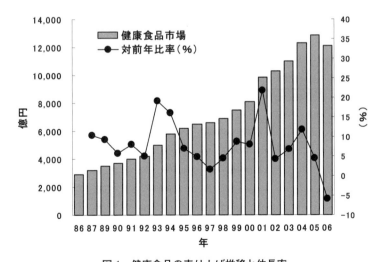

図1　健康食品の売り上げ推移と伸長率

---

*　Makoto Ozeki　太陽化学㈱　ニュートリション事業部　次席研究員

大きかったといえる。サプリメントの健康食品との違いは，低価格帯での商品設計，コンビニエンスストアなどの一般小売店による販売，ビタミン・ミネラル類中心のラインナップなどが挙げられる。ビタミンCやカルシウムといった成分はその機能も含めて広く認知されており，一般消費者にも受け入れやすいものであった。

　サプリメントには，はっきりした定義はないが「特定の成分・栄養素を補給し，また特別の用途に資するものとして販売の用に供する食品のうち，錠剤，カプセル等通常の食品形態でないもの」と考えられている[2]。世界のサプリメント市場において最も売れている国はアメリカで2004年度販売額は約145億ドル（約1兆8,900億円），2位は日本で約74億ドル（約9,620億円）である（表1）。また，消費総額を単純に人口1人あたりに換算すると日本が首位となり，実質的にサプリメントを最も使用しているのは日本人といえる（表2）[3]。サプリメントは大塚製薬などの商品投入により市場が形成され，1990年代半ば頃から急激に販売規模を拡大した[4]。1994年にはメーカー出荷ベースで100億円に満たなかった市場規模は，2000年には500億円を超え，2005年には1,000億円弱のように10年で約10倍の売り上げとなった（図2）。この成長はサプリメントメーカーであるファンケル，DHCなどの通信販売系企業の躍進であった。これらの通信販売系企業は，コンビニエンスストアやスーパーマーケット，薬局・薬店などの一般小売店といったルートでも販売チャネルを広げている。また近年売り上げを伸ばしているのが，サントリーに代表されるやや高価格帯のサプリメントである。サプリメントの種類で世界や日本において最も売れているのは"マルチビタミン"といった不足する栄養素を補給する目的のものであるが，その一方で，健康食品業界では"エビデンス"という言葉が盛んに用いられるようになっている。この点を前面に出した展開により顧客の獲得を進めているのが特徴である。このような状況で，

表1　国別サプリメント売り上げランキング

順位	国名	2004年度販売額 （換算単位 US100万ドル）
1	アメリカ合衆国	14,583.6
2	日本	7,435.3
3	中国	2,755.6
4	ドイツ	1,303.4
5	イタリア	1,222.3
6	韓国	1,208.3
7	イギリス	788.3
8	台湾	656.6
9	フランス	573.1
10	カナダ	555.5

第16章 サプリメントによる睡眠改善法の現状―テアニンの効果を中心に

表2 サプリメント1人あたりの売り上げが最も多い国

順位	国名	金額 (単位 US ドル)	人口 (総務省04年央推計)
1	日本	58.2	127,687,000
2	アメリカ合衆国	49.1	297,043,000
3	台湾	29.1	22,535,000
4	韓国	25.2	47,950,000
5	イタリア	21.3	57,346,000
6	カナダ	17.5	31,743,000
7	ドイツ	15.8	82,526,000
8	イギリス	13.1	59,428,000
9	フランス	9.5	60,434,000
10	中国	2.1	1,313,309,000

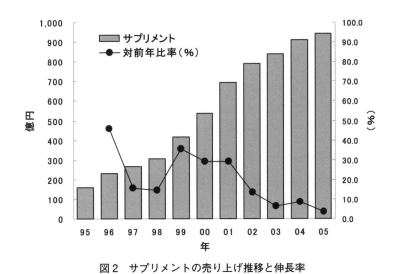

図2 サプリメントの売り上げ推移と伸長率

DHA やコエンザイム Q10 などといった特別なサプリメントが急激な売り上げを伸ばしており，今後もこうした傾向がさらに進み，製品が目的別となっていくと考えられる。例えば，「骨の健康」「心臓の健康」など，特定の成果を目的として使用される製品が増えてくるであろう。サプリメント市場は，価格や多様なラインアップに替わる，新たなる価値提案を必要とする段階に入っているが，"エビデンス"はその際に一つのキーワードとなる。このように，エビデンスベースで展開されるサプリメントの一つとして睡眠改善の分野がある。

不眠症の治療には睡眠薬が用いられ，その作用は通常睡眠導入の効果である。睡眠薬は薬理作用の特徴から，非ベンゾジアゼピン受動体作動薬とベンゾジアゼピン受動体作動薬に大きく分か

れ，前者はバルビツール酸系睡眠薬と非バルビツール酸系睡眠薬，後者はベンゾジアゼピン系睡眠薬と非ベンゾジアゼピン系睡眠薬に区分される。歴史的にはバルビツール酸系睡眠薬が開発され，睡眠導入や麻酔を目的として広く使用された。これらの睡眠薬は耐性や依存性が形成されやすく，休薬時に激しい離脱症状を示すことがある。さらに，催眠量と致死量が比較的近いため自殺目的で使われるといった問題があった。このような背景から睡眠薬は恐ろしいといったイメージがあり，約80％の患者が睡眠薬の使用に不安を抱き，危険な薬だと考えているといった報告もある。また，睡眠薬を使用するには医師の指導や処方箋が必要となるが，ちょっとした不眠で悩んでいる程度なら医師にかかることはない。先のような睡眠薬へのイメージから「よく眠れないけれど，病院で睡眠薬をもらうのはちょっとイヤだ」と感じる人も多いと推察され，そのようなニーズに合った，薬局や通信販売で手軽に購入できるサプリメントが望まれている。

2 テアニン

茶は我々が長年飲用している嗜好飲料である。茶には他の植物に比べて特異な成分としてL-テアニン（テアニン）というアミノ酸を含み，茶のうま味成分として寄与している。テアニンはグルタミン酸のエチルアミド誘導体（γ-glutamylethylamide）であり，1950年に酒戸の研究[5]により玉露から分離精製されたことから構造が明らかになり，1964年に食品添加物として指定された。テアニンは乾燥茶葉中に1～2％含まれ，特に上級なお茶に多く含まれている。また，テアニンは茶の等級にかかわらず，全遊離アミノ酸の約半量を占めている[6]。テアニンは血液脳関門を通過するアミノ酸であり，脳に関する生理効果については幾つかの研究がなされている。ドーパミン[7]，セロトニン[8]，ノルアドレナリン[9]などの脳内神経伝達物質の動態に作用すること，血圧降下作用[10]，記憶学習能力向上[11]，脳血管障害[12]に対する効果などが知られている。また，テアニンは睡眠と関連する脳内神経伝達物質に作用することが知られている。ガンマアミノ酪酸（GABA）作動性ニューロンは抑制系の代表的なニューロンであるが，睡眠導入剤であるベンゾジアゼピン（Benzodiazepin；BZ）はBZ/BABA$_A$受容体/Cl$^-$複合体に結合して鎮静，催眠作用を示すことが知られている。ラットによる試験においてテアニンを腹腔内に投与すると，脳内のGABA量が増えることが報告されている[13]。また，鎮静系の神経伝達物質であるグリシンも睡眠に関連する神経伝達物質であり，ヒトに3gのグリシンを経口投与することにより主観的な睡眠の改善効果が得られている[14]。テアニンとグリシンに関する研究は，山田らがマイクロダイアレシス法においてテアニンを脳内に直接投与することにより脳内におけるグリシンの放出が高まると報告している[15]。

一方，興奮性のニューロンも睡眠に関連している。酸化型グルタチオンのようなグルタメート

第16章　サプリメントによる睡眠改善法の現状—テアニンの効果を中心に

受容体のアンタゴニストはグルタメート作動性ニューロンの活動性を阻害し睡眠を促進させることが知られている[16]。テアニンは in vitro における試験で興奮性神経伝達物質であるグルタメートに対応するグルタメート受容体のイオンチャンネル内蔵型受容体 α–amino–3–hydroxy–5–methyl–4–isoxazol–propionic acid（AMPA），カイニン酸および N–methyl–D–aspartate（NMDA）受容体のアンタゴニストとして働くことが知られている[17]。以上のように，テアニンには脳神経系において抑制系の神経活動を亢進し，興奮系の神経活動を抑制することにより，脳内の神経伝達機構のレベルにおいても睡眠を促進する可能性が推定される。

3　テアニンの睡眠改善効果

テアニンの睡眠改善効果の評価は，青年男性を対象とした介入試験により実施した[18]。被験者は健常日勤男性の25〜36歳（28.0 ± 1.0歳）12名，男子大学生・大学院生の20〜33歳（27.0 ± 1.5歳）10名であった。実験期間中，被検者には規則正しい生活スタイルを心がけさせ，就床・起床時刻は各被検者の普段どおりの時刻から1時間以上ずれないよう，休日も勤務日・授業日とほぼ同じ就床時刻，起床時刻となるよう要請した。実験スケジュールは摂取期間としてテアニン，プラセボの各6日とし，テアニンおよびプラセボ間に1日間の効果消去期間をおいた。テアニンとプラセボの摂取条件は，順序効果を消去するためカウンターバランスによるクロスオーバ・デザインとした（図3）。また，規則正しく食事をとること，薬や大量のアルコールを飲まない，さらに夕食後はカフェインの入った飲料を飲まないよう要請した。実験にはテアニンを50mg含むテアニン錠剤（テアニンタブレット，太陽化学㈱製）およびテアニンを乳糖に代替した同じ外見のプラセボ錠剤を用いた。テアニン摂取期間中は習慣的就床時刻の1時間前にテアニン錠剤4錠（テアニンとして200mg）を水で摂取するよう指導した。プラセボ摂取期間中はプラセボ錠剤を同様に摂取させた。実験期間中の連日の起床時に起床時睡眠感としてOSA睡眠調査票

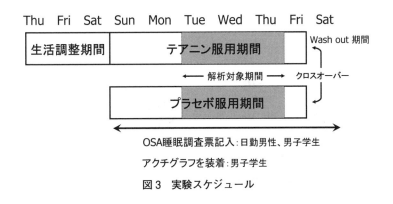

図3　実験スケジュール

MA 版[19]による日々の睡眠内省評価および入眠感評価尺度による入眠に対する心理評価[20]を施行した。また，客観的な評価としてアクチグラフ（actigraph，米国，A.M.I.社）による日中と夜間の活動量を連続記録した。

　睡眠に対する効果評価の主体となる OSA 睡眠調査票 MA 版は，5 つの因子に分類され，第 1 因子：起床時眠気，第 2 因子：入眠と睡眠維持，第 3 因子：夢み，第 4 因子：疲労回復，第 5 因子：睡眠時間，から構成されており，起床時の心理状態に関する評価は 4 肢選択方式で聴取する調査票である。OSA 睡眠調査票 MA 版による起床時睡眠内省を構成する第 1 因子から第 5 因子へのテアニン摂取による日勤男性および男子大学生・大学院生 22 名の効果を図 4 に示した。第 4 因子の疲労回復は得点が高いほどリフレッシュ感が良好であることを示す指標であり，被検者はテアニンの摂取でプラセボに比較して起床時のリフレッシュ感が有意に良好であったと評価していた（$p < 0.05$）。第 5 因子の睡眠時間は被検者が主観的に取得できたと感じた睡眠時間に関する評価であり，テアニン摂取で被検者はより長く眠っていたと評価していた（$p < 0.05$）。第 2 因子の入眠と睡眠維持ではテアニン条件において被検者は睡眠が質的に向上したと評価する傾向を示した（$p = 0.055$）。第 3 因子の夢みでは得点が高いほど悪夢や頻回な夢みによる睡眠の妨害が少

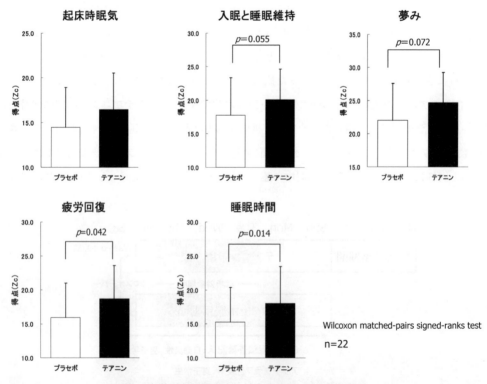

図 4　起床時の睡眠内省に対するテアニン摂取の効果

第 16 章　サプリメントによる睡眠改善法の現状―テアニンの効果を中心に

ないことを示し，テアニンの摂取で被検者は悪夢が少なく夢みが頻回でなかったと評価する傾向のあることが判明した（$p=0.072$）。第1因子の起床時眠気には両群で有意な差はなかった。

　入眠感評価尺度は入眠に対する心理評価を的確に評価する標準化された入眠内省評価である。入眠感評価尺度を用いて入眠感に対するテアニンの効果を男子学生10例について検討した（図5）。入眠感得点が高いほど入眠が円滑で良好であったと被検者が評価していたことを示すが，テアニンの摂取で被検者は10例中7例がプラセボ摂取時に比べより良好な入眠経過であったと評価していた（$p=0.051$）。

　また，男子大学生・大学院生には実験期間中常に非利き腕にアクチグラフ装着させ，1分ごとの活動量を連続記録した。アクチグラフにより記録された連続活動量より，睡眠と覚醒をColeらの方式[21]に従い判別した。アクチグラフにより計測された客観的睡眠指標については，22時以降の10分以上連続した睡眠の始まりを入眠とし，翌朝の10時以前の10分以上連続，安定した覚醒の始まりを起床とした。入眠から起床までを主睡眠期とし，その間に出現した睡眠時間の累計を睡眠時間とした。また，睡眠効率（%）は（睡眠時間／主睡眠期の時間）× 100で算出した。男子学生10例の主睡眠期の睡眠時間はプラセボ条件 6:22 ± 0:10，テアニン条件 6:20 ± 0:11 と差は認められなかった。睡眠効率は，プラセボ条件の 93.8 ± 3.0% に対しテアニン条件で 96.6 ± 1.3% と有意に改善した（$p<0.05$）。主睡眠期の入眠後の中途覚醒時間（Wake After Sleep Onset; WASO）および主睡眠期を徐波睡眠出現の多い主睡眠期前半と中途覚醒やレム睡眠出現の多い主睡眠期後半に分割し中途覚醒時間を算出した。主睡眠期の中途覚醒時間はプラセボ条件の 19.8 ± 7.6 分に対しテアニン条件では 12.6 ± 4.5 分と有意に減少した（$p<0.05$）。また，睡眠の前半に比較し後半で，テアニン摂取による中途覚醒の減少はより大きい傾向（$p=0.075$）が認められた

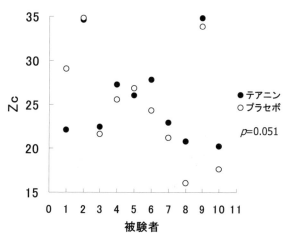

図5　起床時に聴取した入眠感評価に対するテアニンの効果

(図6)。

　以上のことから，アクチグラフで測定された活動量の連続記録より，睡眠時間には両条件で差異は認められなかったが，睡眠効率はプラセボ条件に対しテアニン条件で有意に改善していた。この結果は，テアニンの睡眠改善効果が睡眠時間の延長によるものではなく，睡眠の質的改善によるものである可能性を示している。入眠後の中途覚醒はテアニン条件で有意に減少しており，特に睡眠後半での改善効果が明らかであった。睡眠内省評価でもテアニン摂取において起床時の疲労回復および睡眠時間因子が有意に改善していたことも，上記の考えを支持する結果であろう。即ち，テアニン摂取時の睡眠では，被検者の熟眠度が高く睡眠中の疲労回復過程が円滑に進行し，起床時のリフレッシュ感をより良く感じていた可能性が高い。また，各条件の最終日の朝に聴取した睡眠・覚醒状態調査票による総合的な睡眠状態および日中の覚醒状態によると，テアニンには睡眠剤のような強い入眠あるいは睡眠維持効果を有しておらず，マイルドな睡眠改善効

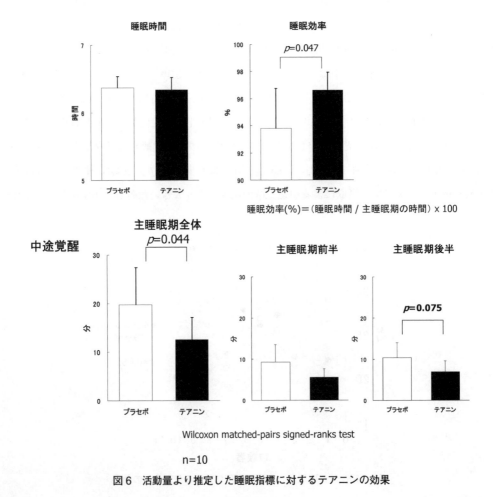

図6　活動量より推定した睡眠指標に対するテアニンの効果

第16章 サプリメントによる睡眠改善法の現状―テアニンの効果を中心に

果によるものである可能性を示唆する結果が得られている。さらに，日中，夕方，夜間就眠前の活動量および日中の睡眠の混入に対して，テアニンの摂取による効果は認められておらず，テアニンの睡眠改善効果は，睡眠そのものに対する効果と推論された。テアニンは主観的評価においても睡眠改善作用を示し，アクチグラフを用いた客観的評価においても中途覚醒を減少させ，睡眠維持機能を改善することが判明した。

4 睡眠関連サプリメント

現在，多様な睡眠に関連する商品が開発，販売されている。表3にサプリメントに使用されているテアニン以外の成分について掲載し，国内で販売されているサプリメントを写真1に，アメリカで販売されているサプリメントを写真2に商品の例として挙げることにする。

表3 睡眠に関連する成分

名　　称	概　　要	効 果 情 報
セイヨウカノコソウ [俗名]バレリアン [英]Valerian [学名]Valeriana officinalis オミナエシ科カノコソウ属	バレリアンはヨーロッパ原産で，高さ40〜80cmになる多年草（花期は5〜7月）である。 日本，サハリン，朝鮮半島，台湾等でも栽培されているが，ヨーロッパ産の種とは異なり，主な成分の含有量も多少異なっている。 「精神的ストレスを緩和する」，「寝つきが悪い方によい」といわれているが，不眠に対しては，一部でヒトでの有効性が示唆されている。 コミッションE（ドイツの薬用植物の評価委員会）はセイヨウカノコソウの「不眠症」，「精神不安」などに対する使用を承認している。コミッションEで承認されているセイヨウカノコソウ乾燥品は，モノテルペン類，吉草酸などのセスキテルペン類（sesquiterpenes）からなる精油を含み，治療目的での処方薬では，熱に弱く化学的に不安定な成分のバレポトリアツムは含まれていない。 根にはバレポトリアツム，配糖体，精油（4〜8%）（bornyl isovalerate（主成分約90%），ピネン，テルネオール，ボルネオール（berneol），camphene, dipenteneなどのテルペノイド及びこれらの酢酸，吉草酸，イソ吉草酸エステル）を含み独特の匂いがある。	セイヨウカノコソウは不眠に対して経口摂取で有効性が示唆されている[22, 23]。寝付くまでの時間を短縮し，睡眠の質が向上したという報告がある[22]。睡眠の2時間前までに400〜900mgを摂取すると最も効果的であった。セイヨウカノコソウはベンゾジアゼピンの使用を中止した患者の，睡眠の質を改善すると思われる。必ずしもベンゾジアゼピン系薬剤ほど速やかに効くということはなく，有意な効果が出るまでに数日から4週間かかることもある[22]。セイヨウカノコソウとレモンバームとの組み合わせは，健康な人における睡眠の質と量を改善することが示唆されている[22]。少数例ながら知的障害小児5例におけるプラセボとの無作為化二重盲検試験での有効性の報告がある[24, 25]。 睡眠に悩みがある成人34名（平均年齢28.7歳）を対象としたクロスオーバー二重盲検試験において，バレリアンエキス325mgを含むサプリメントを毎日，3日間摂取させたところ，睡眠感スコアのうち総合的睡眠スコアが上がったという報告がある[26]。 不安に対して経口摂取で有効性が示唆されている[22]。社会的不安，不安障害の人が訴えるストレスを改善することが報告されている[22]。 セイヨウカノコソウを摂取した後は眠気の心配があるので，車の運転や機械の操作は注意すべきである。

(つづく)

メラトニン [英] Melatonin	メラトニンは松果体で分泌されるホルモンであり，アミノ酸のトリプトファンからセロトニンを経由して合成される。 メラトニンの合成は昼間（明期）に抑制され，夜間（暗期）は促進されるというように明暗サイクルと関連している。このことからメラトニンは，睡眠・覚醒周期などの生体の日内リズムや内分泌系を制御する働きをもつと考えられている。 またメラトニンは視床下部でのゴナドトロピン放出ホルモンの分泌抑制を介して結果的に性腺刺激ホルモン合成を抑制し，生殖腺の機能や発育を抑制する。 メラトニンは海外ではサプリメントとして市販されているが，日本国内で食品として販売することは法律で認められていない。 一般に「眠りを助ける」「時差ボケによい」「若返り効果がある」と言われている。 ヒトでの有効性については，睡眠障害などに対して有効性が示唆されている。しかし，医薬品に区分されており日本ではサプリメントや食品に使えない。医療従事者の管理の下でのみ使用可能。	概日リズム睡眠障害に対して有効と考えられている。経口摂取すると盲目の人の睡眠障害を改善するとの報告がある。米国のFDA（食品医薬品局）はこの目的での使用をオーファンドラッグとして承認している[27～29]。 睡眠周期障害に対しておそらく有効と思われる。経口摂取すると精神遅滞，自閉症，その他の中枢神経系障害の小児～思春期における睡眠障害に役立つという報告がある[30～33]。種々の睡眠周期障害による二次的な不眠を主観的に改善するという報告がある[34～37]。 群発性頭痛に対して有効性が示唆されている。毎晩10mg摂取すると頻度が低減するという報告がある[38]。しかし2mgでは効果がなかったとする報告もある[39]。 睡眠相後退症候群に対して有効性が示唆されている。青年の患者における不眠およびQOLを改善するという報告がある[40]。 不眠症に対して有効性が示唆されている。メラトニン欠乏の高齢者における不眠にサプリメントが効果があるという報告がある[41～43]。高齢でない人においても主観的な不眠改善効果はあると思われるが，客観的には認められないという報告がある[44～46]。 時差ぼけに対して有効性が示唆されている。東に向かって時差5時間以上の旅行をする際に，現地時間の到着日の就寝時刻に2～3mgを2～5日摂取し続けると効果があるという報告が複数ある[47～49]。また，システマティック・レビューによる10件の無作為化比較試験の結果では，メラトニン0.5～5mgが有効であると報告されている[50]。 うつ病患者の不眠症には効果があるが，その他の客観的なうつ症状に対しては有効でないという報告がある[51, 52]。
ビタミンB$_{12}$ （シアノコバラミン） [英] Vitamin B$_{12}$ 　　　（Cyanocobalamin） [学名] Vitamin B$_{12}$ 　　　（Cyanocobalamin）	ビタミンB群は呼吸代謝に関連する生体必須物質であるが，その中でもビタミンB$_{12}$には光刺激に対する感受性を増加させる作用や，睡眠を促進する作用などがある。睡眠相後退症候群や季節性うつ病など，光刺激に対する反応性が弱いために睡眠-覚醒の生体リズムがズレることが原因と考えられる疾患に有効とする報告がある。	2名での評価であるが，ビタミンB$_{12}$は睡眠リズム障害患者の睡眠周期を正常にする報告がある[53]。 また，サーカディアンリズムの調整に関連しているという報告がある[54, 55]。
トリプトファン [英] Tryptophan (Trp)	トリプトファンは必須アミノ酸で，種々の食品に含まれるがその含有量は低い。脳内の神経伝達物質であるセロトニンやメラトニンの原料であり，精神機能の維持に重要である。一般に「精神を安定さ	トリプトファンはセロトニンの前駆物質であり，セロトニンは睡眠促進効果があるとされている。 慢性不眠患者39人にトリプトファンを2g摂取させることにより睡眠促進効果

（つづく）

第16章　サプリメントによる睡眠改善法の現状—テアニンの効果を中心に

	せる」「鎮静作用がある」といわれている。安全性については，過剰な量の経口摂取は危険とされている。サプリメントとしてトリプトファン製剤を摂取して，好酸球増多筋痛症候群という健康障害を引き起こした事例がある。必須アミノ酸で，芳香族アミノ酸の一つ。	が認められている[56]。 慢性不眠患者20名にトリプトファンを3g摂取させたところ，睡眠潜時の短縮が第3夜までは効果が認められなかったが，第4夜目から効果が認められた[57]。不眠症患者を対象として食品含有トリプトファンと精製トリプトファンによる介入試験を行ったところ，どちらのトリプトファンも不眠に効果があると報告されている[58]。 ヒトにおけるダブルブラインド試験においてトリプトファン2.4g摂取により睡眠潜時を短縮する効果が認められている。睡眠潜時の効果は血中のトリプトファン濃度と相関していた[59]。
カモミール [英] Matricaria recutita [学名] *Matricaria recutita* [和名] カミツレ キク科シカギク属　1年草	キク科の耐寒性一年草。ヨーロッパから西アジアにかけて分布し，草丈60cmくらいになる。 葉は羽状複葉で，春先に，中心の管状花が黄色で，舌状花が白い直径3cmくらいの頭花を多数咲かせる。 全草に特有の香りがあり，特に花の香りが強い。	睡眠障害ラットの睡眠覚醒サイクルに対するカモミール抽出物の効果について検討されている。カモミールにより睡眠障害ラットの睡眠導入所要時間が短縮する効果がある[60]。
ホップ [学名] *Humulus lupulus* [和名] セイヨウカラハナソウ （西洋唐花草）	アサ科の多年草。雌雄異株。ビールの原料の一つ。 夏に，鞠花と呼ばれる松かさに似た花のようなもの（本当の花ではない）をつける。これが，ビールの原料になる。ホップという名は，ベルギーのポペリンゲ（Poperinge）という町で植樹されたことに由来している。 かつてはクワ科とされていたが，托葉が相互に合着しない，種子に胚乳がある等の理由でアサ科として分けられた。 同じアサ科としての植物はカンナビス（大麻），カラハナソウがある。	バレリアンとの併用であるが不眠患者と睡眠不良の患者に対してプラセボを用いた介入試験により睡眠改善効果を認めている[61]。 軽度から中程度の不眠症患者30名を対象にバレリアンとホップの抽出混合物の効果の検討を行った。脳波や眼球運動などの生理的な事象を指標とする多チャンネル睡眠モニターを用いた測定と睡眠段階の解析などによって検証が行われた。バレリアンとホップの抽出混合物は1錠に付き250mgのバレリアン抽出物と60mgのホップ抽出物を含んでおり，患者には夜に2錠ずつ服用するよう処方された。2週間の服用の後に，入眠潜時と覚醒時間の減少，睡眠段階1の減少，徐波の増加が観察された。更に患者らは，翌朝の爽快感を訴えている。これらの結果から，バレリアンとホップの抽出混合物の2週間服用後に睡眠状態が改善されたと報告[62]。
レモンバーム [学名] *Melissa officinalis* [英] Lemon balm	シソ科に属する多年生のハーブ。南ヨーロッパ原産。 葉はレモンのかおりがする。夏の終わりに蜜を持った小さな白い花をつけ，それはミツバチをひきつける。このことからMelissa（ギリシア語でミツバチ）という名がついた。地上部は冬には枯れる。	レモンバームは鎮静効果があることと[63]，不眠症に対して効果があるハーブにレモンバームの紹介がある[64]。

（つづく）

セイヨウオトギリソウ (セントジョーンズワート, ヒペクリムソウ) [英] St. John's wort [学名] *Hypericum perforatum* L. オトギリソウ科オトギリソウ属	セイヨウオトギリソウはヨーロッパ原産で、アジア、北アフリカに分布する多年草で30〜90cmの高さになる。 一般に「うつ状態を改善する」などといわれて、軽度のうつ状態に対しては、一部にヒトでの有効性が示唆されている。ドイツのコミッションEは、うつ状態に対する使用を承認している。 安全性については、光過敏症や睡眠障害、胃腸の不調などの悪影響、および様々な医薬品との相互作用があるため、使用には注意が必要とされている。	プラセボをコントロールとしたダブルブラインド試験によるヒト臨床試験により、睡眠ポリソグラムにて評価したところセントジョーンズワート0.9, 1.8mgでレム睡眠が有意に増加していると報告している[65]。
γ-アミノ酪酸(ギャバ) [英] Gamma-aminobutyric acid (GABA)	ギャバ(GABA)は、甲殻類の神経筋接合部、哺乳類の小脳、脊髄、大脳などに多く存在する抑制性神経伝達物質と考えられているアミノ酸。 玄米には天然ギャバが多く含まれ、さらに発芽することによって増加し、発芽玄米には白米の約10倍のギャバが含まれるともいわれている。その他、緑茶葉を窒素ガス下で処理したギャバロン茶や、ぬか漬けなどにも含まれている。GABAを関与成分とする特定保健用食品が許可されている。 その他、ヒトでの有効性については、信頼できるデータが見当たらない。安全性についても、通常の食品に含まれる摂取量を超えた場合の安全性については、信頼できるデータが見当たらないため妊娠中・授乳中の使用は避けるべきとされている。	脳内のGABAレセプターのアゴニストは鎮静効果があるため睡眠を良好とすると考えられる。しかし、経口摂取したGABAは血液脳関門を通過することはないため、脳に直接働きかけて睡眠を良好にするとは考えられていない。 GABA末梢神経に対して作用して鎮静効果があるためこの作用による睡眠改善効果は考えられる。

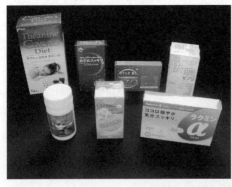 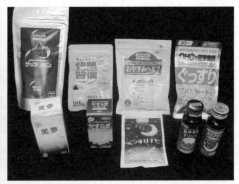

写真1 国内の睡眠関連サプリメント

第16章　サプリメントによる睡眠改善法の現状—テアニンの効果を中心に

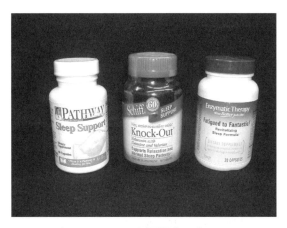

写真2　アメリカの睡眠関連サプリメント

5　まとめ

　睡眠はわれわれの生体や生命現象を健康に維持するための大切な働きを担っている。睡眠障害は生命維持にさまざまな影響を与え，健康，特に脳の機能を障害すると考えられている。睡眠障害により，QOL の低下，記憶・学習能力の低下，ヒューマンエラーの増加，事故の発生リスクの増加，痴呆性疾患発症リスクの増加などが指摘され，また，生体維持における問題として，生体リズムの障害，免疫等の生体防御機能の障害，生体修復機能の障害，高血圧などの生活習慣病の増加が指摘されている[66, 67]。これらのことから，国民が健康な生活を送るためには適切な睡眠が確保できるようにサポートすることが重要であり，手軽に摂取できるサプリメントが国民の健康に寄与し，その増進に貢献する一つの手段となることが期待される。

文　　　献

1) 健康食品の市場動向と素材・技術研究，食品と開発，**42**，16 (2007)
2) 末木一夫，*Techno Innovation*，**16**，32 (2006)
3) 食品工業，**49**，89 (2006)
4) 小倉敏雄，食の科学，**9**，9 (2005)
5) 酒戸彌二郎，日本農芸化学会誌，**23**，262 (1949)
6) 茶のいれかた研究会，茶業研究報告，**40**，58 (1973)
7) H. Yokogoshi *et al.*, *Neurochem. Res.*, **23**, 667 (1998)

8) R. Kimura *et al., Chem. Pharm. Bull. (Tokyo),* **34**, 3053 (1986)
9) H. Yokogoshi *et al., Biosci. Biotechnol. Biochem.,* **62**, 816 (1998)
10) H. Yokogoshi *et al., Biosci. Biotechnol. Biochem.,* **59**, 615 (1995)
11) 横越英彦, *Food Style 21,* **3**, 41 (1999)
12) T. Kakuda *et al., Neurosci. Lett.,* **289**, 189 (2000)
13) R. Kimura *et al., Chem. Pharm. Bull. (Tokyo),* **19**, 1257 (1971)
14) K.Inagawa *et al., Sleep and Biological Rhythms,* **4**, 75 (2006)
15) T. Yamada *et al., Nutr. Neurosci.,* **8**, 219 (2005)
16) Y. Komada *et al., Chem. Pharm. Bull.,* **38**, 2057 (1990)
17) T. Kakuda *et al., Biosci. Biotechnol. Biochem.,* **66**, 2683 (2002)
18) 小関誠ほか, 日本生理人類学会誌, **9**, 143 (2004)
19) 山本由華吏ほか, 脳と精神の医学, **10**, 401 (1999)
20) 山本由華吏ほか, 心理学研究, **74**, 140 (2003)
21) R. J. Cole *et al., Sleep,* **15**, 461 (1992)
22) Pharmacist's Letter/Prescriber's letter Natural Medicine Comprehensive Database, 5th ed. Stockton, CA: Therapeutic Research Faculty (2003)
23) G. Ziegler *et al., Eur. J. Med. Res.,* **7**, 480 (2002)
24) A. J. Francis *et al., Phytomedicine,* **9**, 273 (2002)
25) R. Andreatini *et al., Phytother. Res.,* **16**, 650 (2002)
26) 申曼珍ほか, 新薬と臨床, **52**, 833 (2003)
27) R. L. Sack *et al., J. Biol. Rhythms,* **6**, 249 (1991)
28) L. Palm *et al., Dev. Med. Child Neurol.,* **39**, 319 (1997)
29) D. J. Skene *et al., Biol. Signals Recept,* **8**, 90 (1999)
30) A. J. McArthur *et al., Dev. Med. Child Neurol.,* **40**, 186 (1998)
31) G. E. Lancioni *et al., Am. J. Ment. Retard,* **104**, 170 (1999)
32) J. E. Jan *et al., J. Pineal. Res.,* **21**, 93 (1996)
33) F. J. O'Callaghan *et al., Dev. Med. Child Neurol.,* **41**, 123 (1999)
34) O. T. Dolberg *et al., Am. J. Psychiatry,* **155**, 1119 (1998)
35) L. I. Brusco *et al., Biol. Signals Recept,* **8**, 126 (1999)
36) L. Shilo *et al., Chronobiol. Int.,* **17**, 71 (2000)
37) E. Shamir *et al., J. Clin. Psychiatry,* **61**, 373 (2000)
38) M. Leone *et al., Cephalalgia,* **16**, 494 (1996)
39) T. Pringsheim *et al., Headache,* **42**, 787 (2002)
40) J. E. Nagtegaal *et al., J. Psychosom. Res.,* **8**, 45 (2000)
41) D. Garfinkel *et al., Lancet,* **26**, 541 (1995)
42) L. I. Brusco *et al., Biol. Signals Recept,* **8**, 126 (1999)
43) I. V. Zhdanova *et al., J. Clin. Endocrinol. Metab.,* **86**, 4727 (2001)
44) M. E. Attenburrow *et al., Psychopharmacology (Berl),* **126**, 179 (1996)
45) C. M. Ellis *et al., J. Sleep Res.,* **5**, 61 (1996)
46) S. P. James *et al., Neuropsychopharmacology,* **3**, 19 (1990)

47) A. Suhner *et al.*, *Chronobiol. Int.*, **15**, 655 (1998)
48) K. Petrie *et al.*, *Biol. Psychiatry*, **33**, 526 (1993)
49) K. Petrie *et al.*, *BMJ*, **298**, 705 (1989)
50) A. Herxheimer *et al.*, *Cochrane Database Syst. Rev.*, CD001520 (2002)
51) O. T. Dolberg *et al.*, *Am. J. Psychiatry*, **155**, 1119 (1998)
52) E. Leibenluft *et al.*, *J. Clin. Psychiatry*, **58**, 383 (1997)
53) M. Okawa *et al.*, *Sleep*, **13**, 15 (1990)
54) N. Imamura *et al.*, *Life Sci.*, **57**, 1317 (1995)
55) T. Ohta *et al.*, *Sleep*, **14**, 414 (1991)
56) K. Demisch *et al.*, *Pharmacopsychiatry*, **20**, 242 (1987)
57) C. L. Spinweber *et al.*, *Psychopharmacology (Berl)*, **90**, 151 (1986)
58) C. Hudson *et al.*, *Nutr. Neurosci.*, **8**, 121 (2005)
59) C. F. George *et al.*, *Sleep*, **12**, 345 (1989)
60) K. Shinomiya *et al.*, *Biol. Pharm. Bull.*, **28**, 808 (2005)
61) C. M. Morin *et al.*, *Sleep*, **28**, 1465 (2005)
62) A. Fussel *et al.*, *Eur. J. Med. Res.*, **18**, 385 (2000)
63) D. O. Kennedy *et al.*, *Neuropsychopharmacology*, **28**, 1871 (2003)
64) *Prescrire Int.*, **14**, 104 (2005)
65) A. L. Sharpley *et al.*, *Psychopharmacology (Berl)*, **139**, 286 (1998)
66) 白川修一郎ほか，臨床と薬物治療，**17**，222 (1998)
67) 白川修一郎ほか，*Cognition and Dementia*，**2**，116 (2003)

第17章 発酵乳飲用が日常生活および睡眠の健康に与える効果

熊ノ郷卓之[*1], 菅沼仲盛[*2], 山村周平[*3], 増山明弘[*4], 杉田義郎[*5]

1 はじめに

近年, 主要な先進国の成人人口の約20〜30%に何らかの睡眠障害があるといわれている。我が国においても, ストレス社会, 24時間型社会, 超高齢化社会, 食習慣の乱れ, 生活習慣病の増加などに象徴されるような社会的背景の中で, 国民の約3割が何らかの睡眠障害に悩まされていると推測されている。1961年, クロルジアゼポキシドを第一号とするベンゾジアゼピン系薬物が登場し[1], その骨格をもつ睡眠薬は, 耐性が生じにくい, 生命的な安全性が高いという特徴を持つことから, ニトラゼパムを皮切りに続々と開発され, 臨床の多くの場面で使用されることとなった。現在では, 日本人成人の4〜6%が睡眠薬を常用しているといわれている。

一方で, 医療機関にかからない不眠の対処法として, OTC(ハーブ類, メラトニン, 抗ヒスタミン薬など)の利用も広まっている。実際に専門的な薬物療法ではなく, 認知行動療法や日常生活における自己治療を求めている傾向があり, たとえば医学的に処方される睡眠薬を使用している割合(11%)よりも, ハーブ類やサプリメントなどを使用している割合(15%)の方が高い[2]という報告がある。ハーブ類やサプリメントの特徴である, 処方薬とは異なった自然特性や残存効果が比較的少ない点などに, 期待が寄せられているのであろう。こうした昨今の潮流の中で, 人間の普段の暮らしの中で最も重要な位置を占める, 食事や栄養面に配慮した不眠に対するアプローチや睡眠衛生の指導[3]を提示したものは非常に少なく, 食品の快眠効果についての科学的な文献はほとんどない。

本稿では, 発酵乳(*Lactobacillus helveticus* を利用した)の快眠効果への探索的研究について取り扱う。日本やヨーロッパなどで親しまれている食品である発酵乳には, 寿命延長効果, 抗腫瘍

[*1] Takayuki Kumanogo 大阪大学 保健センター；大阪大学 医学部附属病院 睡眠医療センター
[*2] Nakamori Suganuma 大阪大学大学院 医学系研究科 精神医学教室
[*3] Shuhei Yamamura 大阪大学大学院 医学系研究科 精神医学教室
[*4] Akihiro Masuyama カルピス㈱ 健康・機能性食品事業部
[*5] Yoshiro Sugita 大阪大学 保健センター

第 17 章　発酵乳飲用が日常生活および睡眠の健康に与える効果

効果[4]，免疫賦活効果，抗潰瘍効果[5]，血圧降下作用[6]などをはじめとして，さまざまな生理活性機能が確認されている。しかし，筆者らの知る限り，この発酵乳と人間の睡眠や健康に関連した報告はいまだない。今回筆者らは，発酵乳の飲用が人間の睡眠や健康状態に与える影響を調べることを目的とした。

2　研究方法

2.1　対　象

健常男子大学生 30 名（平均年齢 19.3 ± 1.05 歳）。牛乳や乳製品，乳性飲料などに対する食品アレルギーの既往のあるもの，アルコール類の飲用習慣のあるものは除外した。評価項目が性周期の影響を受ける可能性もあるため，女性は対象として採用しなかった。試験期間は 2002 年 10 月 16 日から 2003 年 1 月 15 日の間である。期間が 13 週間におよぶため，特に，飲料の摂取期間および休止期間は，気候が比較的安定し，大きな社会的イベントが含まれない時期になるように設定した。本研究の参加に際し，謝金も支払われた。

2.2　同　意

担当医師が，対象者に対して本研究内容を口頭および文書にて説明し，文書にて同意を得た。

2.3　試験期間中の制限

試験開始前に各対象者は，生活環境を変えないことと，暴飲暴食・不規則な生活を避けることを文書および口頭で指示された。試験期間中，薬物の服用やアルコール摂取などがあった場合は，原則除外することとした。また，ヨーグルト，牛乳，納豆などの発酵食品の摂取も避けることとした。

2.4　試験食品

試験食品は発酵乳である。*Lactobacillus helveticus* を用いて，37℃で 24 時間発酵させ，安定剤・香料・甘味料を添加した後，80℃で殺菌し，100g の飲料とした。ここから，5%単位で濃度別の飲料を作成し，飲料の継続摂取が可能な味を選出した。同じく，9%脱脂粉乳を発酵させずに乳酸をくわえたものに同様の処理を行い，これをプラセボ（＝未発酵乳）とした。発酵乳と未発酵乳については，飲料の色，味，におい，粘度などの性状，容器の外観など，識別不能性を確認した（表 1 参照）。食習慣への影響を極力少なくするため，飲料の摂取時刻を定めないこととした。

表1 発酵乳・未発酵乳の組成

	発酵乳飲料	未発酵乳飲料
エネルギー	26kcal/100g	35kcal/100g
水分	92.8g/100g	90.5g/100g
タンパク質	2.9g/100g	3.0g/100g
脂質	0g/100g	0g/100g
炭水化物	3.6g/100g	5.8g/100g
灰分	0.7g/100g	0.7g/100g
一般生菌数	300以下/g	300以下/g
カビ・酵母・大腸菌	陰性	陰性

2.5 割付

本研究は，無作為化二重盲検クロスオーバー試験を採用した。1群を15名とし，全体を発酵乳-未発酵乳群，未発酵乳-発酵乳群の2群に分け，無作為割付を行った。

2.6 投与方法

前対象期間は1週間。各飲料摂取期間は3週間として，1日1回100gの飲料を摂取とした。飲料の休止期間は2週間設けた[7,8]。

2.7 評価項目および評価時期

評価項目は，即効性を期待したものは不適切であると考え，一定期間の睡眠や健康状態を振り返る形式でのアンケートを採用した。不眠と生活の質の関連性が報告されているため[9]，自覚的な心身機能の評価として，「SF-36 日本語版 Ver.1.2」[10,11]（以下QOL）を，睡眠健康の評価として，「睡眠健康調査票」[12]（以下QOS）を，起床時の自覚的睡眠感の指標としてOSA睡眠調査票を採用した。QOLでは，①身体機能，②日常役割機能（身体），③体の痛み，④全体的健康感，⑤活力，⑥社会生活機能，⑦日常役割機能（精神），⑧心の健康の8つの下位尺度（いずれも得点が高いほうが良い）を，QOSでは，①睡眠維持障害，②睡眠随伴症状，③無呼吸関連，④起床困難関連，⑤入眠障害関連の5つの下位尺度と睡眠危険度得点（いずれも得点が低いほうが良い）を，比較検討した。各アンケートは各期間の終了時に記入とした。日々の生活リズムとイベントの評価のため，睡眠覚醒リズム表も毎日記入させた。

PSGとの関連性もあるアクチグラフ[13]（睡眠覚醒リズムの評価[14]，薬物の反応性[15,16]，宇宙空間[17]においても利用される）を採用し，睡眠覚醒リズムの連続測定を可能にした。アクチグラフから得られた活動量から，入眠潜時，睡眠効率，覚醒エピソード，身体活動数の変動を解析ソフトAW2を用いて観察した。さらに睡眠覚醒リズム表を元に修正を加えた。また，週ごとに血

第 17 章　発酵乳飲用が日常生活および睡眠の健康に与える効果

圧の測定を行い，試験開始時と終了時に糞便の採取を行った。

2.8　倫理性および安全性
　本研究は，大阪大学健康体育部（現大阪大学保健センター）倫理委員会において承認されている。食品であるため副作用の可能性はきわめて低いと考えられるが，1週ごとに集合をかけ，簡単な問診や血圧の測定を行い，有害事象の発生時には，電話およびメールにて対応できるものとした。

2.9　試験の中止
　担当医師が試験を続行不可能と判断した場合，対象者本人もしくは代理人から中止の申し出があった場合は，試験の続行を中止とすることとした。

2.10　解析法
　順序効果，時期効果の判定は，両側分布に基づくスチューデントt検定からp値を示し，検定水準を5％とし，クロスオーバー試験としての成立の適否を判断した。処理効果に関しては，同じく両側分布に基づくスチューデントt検定からp値を示し，検定水準は5％とした。

2.11　key code のオープン
　症例の固定および主要な統計解析結果が確認された後，key code のオープンを行った。

3　結　果

　両群とも離脱例や有害事象の発生例は認められなかった。しかし，発酵乳–未発酵乳群で1名，未発酵乳–発酵乳群から2名，試験期間中に極端に不規則な生活習慣やアルコール摂取があったため解析対象者からはずした。したがって，クロスオーバ試験の対象者は，発酵乳–未発酵乳群14名（18.86 ± 0.66歳），未発酵乳–発酵乳群13名（19.46 ± 0.88歳）となった。すべての項目において，前対象期間において両群間で有意な差は認められず，均一に割付が行われたことが確認された。

　血圧，糞便解析（*Bifidobacterium*, *Lactobacillus*, *Escherichia coli*, *Clostridium*, *Enterobacteriaceae*），OSA睡眠調査票については，発酵乳と未発酵乳間で，有意な差は得られなかった。QOLでは，日常役割機能（身体）の項目のみ，時期効果が検出されたため，解析対象からはずした。その他の7つの項目で，発酵乳と未発酵乳間でいずれも有意な差は得られなかった（表

2参照)。QOSでは，睡眠危険度得点の項目のみ，順序効果が認められたため，解析対象からはずした。その他の5つの項目で，発酵乳と未発酵乳間でいずれも有意な差は得られなかった(表3参照)。アクチグラフでは，睡眠効率，入眠潜時，覚醒エピソード，身体活動指数が，それぞれ発酵乳で96.2 ± 2.99%，8.41 ± 2.21分，14.8 ± 11.9回，174.7 ± 23.6，未発酵乳で95.7 ± 3.50%，9.30 ± 2.84分，16.9 ± 13.4回，176.4 ± 21.4であり，入眠潜時では発酵乳と未発酵乳の間に有意な差が認められた(表4，図1参照)。

表2 SF-36 (日本語版 Ver.1.2) の結果

	前対象	発酵乳	未発酵乳	p値
身体機能	98.3 ± 2.8	99.1 ± 2.4	96.5 ± 9.8	0.172
日常役割機能(身体)	88.9 ± 25.3	(87.0 ± 29.7)	(91.7 ± 20.8)	—
体の痛み	76.4 ± 25.6	86.6 ± 14.6	83.1 ± 22.5	0.498
全体的健康感	70.2 ± 14.0	72.5 ± 14.1	74.3 ± 16.0	0.444
活力	65.2 ± 15.3	62.8 ± 15.9	59.6 ± 16.3	0.128
社会生活機能	88.4 ± 15.5	93.1 ± 14.4	89.8 ± 17.0	0.312
日常役割機能(精神)	85.2 ± 33.8	86.4 ± 31.0	91.4 ± 23.7	0.499
心の健康	74.7 ± 10.1	73.3 ± 14.0	68.1 ± 17.5	0.080

表3 睡眠健康調査票の結果

	前対象	発酵乳	未発酵乳	p値
睡眠維持障害	38.7 ± 6.1	37.6 ± 4.8	37.6 ± 4.1	0.819
睡眠随伴症状	53.1 ± 12.4	50.8 ± 11.7	50.8 ± 9.8	0.987
無呼吸関連	37.9 ± 4.9	38.2 ± 5.5	37.6 ± 4.9	0.600
起床困難関連	61.2 ± 11.2	61.9 ± 13.2	58.6 ± 9.8	0.114
入眠障害関連	51.4 ± 9.6	49.7 ± 8.7	48.1 ± 7.4	0.059
睡眠危険度得点	48.4 ± 5.3	(47.6 ± 5.7)	(46.5 ± 4.2)	—

表4 アクチグラフの結果

	前対象	発酵乳	未発酵乳	p値
睡眠効率	95.7 ± 3.43	96.2 ± 2.99	95.7 ± 3.50	0.587
入眠潜時	9.18 ± 3.54	8.41 ± 2.21	9.30 ± 2.84	0.036 *
覚醒エピソード	17.7 ± 14.4	14.8 ± 11.9	16.9 ± 13.4	0.504
身体活動指数	182.8 ± 21.6	174.7 ± 23.6	176.4 ± 21.4	0.710

第17章　発酵乳飲用が日常生活および睡眠の健康に与える効果

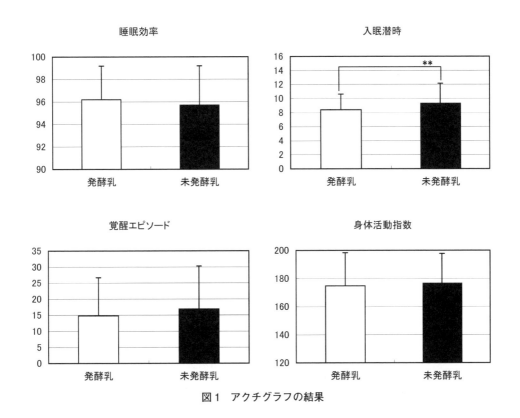

図1　アクチグラフの結果

4　考　察

　本研究は，さまざまな生理活性を持つ発酵乳によって人間の睡眠や健康状態がどのように変化するかを調査した探索的な研究である。試験期間を通じて，何ら有害事象は発生せず，安全に試験を遂行できた。今回，試験で測定されたほとんどすべての項目において，発酵乳と未発酵乳との間に有意な差が認められることはなかった。対象を若年健常者としており，睡眠と健康状態のベースラインですでに良好な状態であるため，仮に発酵乳に何らかの睡眠の改善効果があったとしても，いずれの項目でも変化を認めにくいことはある程度予想された。

　しかしながら，アクチグラフの測定による入眠潜時で発酵乳と未発酵乳の間で有意な差が認められており，発酵乳が寝付きをよくする効果をもつことが示されている。また，本結果とは別に，アクチグラフの項目と QOL の 8 つの項目において，ベースラインと各飲料の飲用期間の比較を行ってみた。アクチグラフではいずれも有意な差は認められなかったが，QOL で得点比較してみると，発酵乳では「身体機能」($p = 0.043$)，「体の痛み」($p = 0.056$)，「社会生活機能」($p = 0.096$) の項目で高く，未発酵乳では，「全体的健康感」($p = 0.031$) で高いものの，「活力」($p = 0.022$)，「心の健康」($p = 0.031$) で低い。これらの得点の結果は，発酵乳の QOL の改善効果に

示唆を与えるものである。

　研究の期間は，各飲料の飲用期間を季節の変化や大きな社会イベントを避けた時期に設定した。発酵乳による睡眠や生活状態への効果は，効果発現の点で睡眠薬と比較して弱いものと考えられる。そのため，長期にわたってその食品を連続摂取する必要がある。一般に，調査期間が長期になればなるほど，社会的イベントの影響を受けやすくなるが，今回の試験でもクリスマスや年末年始と重なった後対象期間で生活リズムの大きな乱れが確認されていた。しかし，評価対象となる期間中は，解析対象者では大きな乱れもなく測定できた。QOL，QOSに関するアンケートはともに，本来は過去1ヵ月を振り返る形式のものであるため，飲料の摂取期間が3週間であるため，厳密にいうと各飲料の摂取前の1週間も含むことになる。飲用期間をさらに延長することも考えられたが，期間を延長することでの試験に与えるデメリットの方が大きいと考え3週間の飲用期間とした。

　発酵に使用する菌体はいくつも存在するが，これまで科学的な実証を重ねられている *Lactobacillus helveticus* を利用した発酵乳とした。発酵乳の飲用時刻については，食品であり対象によって摂取する時間帯の習慣が異なること，摂取後にすぐに眠たくなるような即効性はないものと考え，特に規定しなかった。本研究では，効果発現の動態を連続観察するために，試験期間中はアクチグラフを連続着用としたが，発酵乳の効果に即効性がないこと，アクチグラフに定期的な充電が必要なこと，また連続装着によるストレスの軽減をはかることを考慮して，今後は非装着期間を各期間の初期に設けてもよいと考える。アクチグラフの自動解析結果の誤判定については，同時に記録していた睡眠覚醒リズム表から適切に修正を加えることができた。

　我が国において，昔から発酵した食べ物は健康によいものとされ，摂取され続けてきた。味噌汁，納豆，お酢，お酒なども発酵食品である。発酵乳については，20世紀初頭のフランスパスツール研究所のメチニコフの提唱した「不老長寿」説がよく知られている。これを科学的に証明するデータはなかったが，発酵乳のもつ健康への効果を世界中に広める大きなきっかけとなった。近年は，様々な領域において，発酵乳のもつ抗腫瘍効果[4]，骨密度の上昇作用[18]，血圧降下作用[19]，抗酸化作用[20]などの有効性が示されてきている。降圧作用をもつACE-Iが精神機能に影響をおよぼし，抗うつ効果を示すこと[21]は，一部知られている。また，発酵乳を摂取したラットの脳内神経伝達物質を調べたところ，セロトニンが増加していたといった報告[22]もある。睡眠の改善作用にムラミルペプチド[23]が関与している可能性もある。現時点では，蛋白の発酵過程によって生じるバイオアクティブペプチドやその他の物質がもつ，未知のもしくは既知の機能が，直接ないし間接的に脳内に作用し，睡眠や精神機能に有益な効果を与えていると推察される。本研究と同じように，筆者らは高齢者に対して，発酵乳と未発酵乳を3週間飲用させて，睡眠と健康状態を調査する研究（学会発表）を行っている。アクチグラフから算出される睡

第 17 章　発酵乳飲用が日常生活および睡眠の健康に与える効果

眠パラメーター解析からは，発酵乳飲用により睡眠効率や覚醒エピソードにおいてベースラインからの有意な改善がみられ，この変化は未発酵乳飲用では観察されなかった[24]。また，入眠潜時の長い下位群で，QOL における全体的健康感の項目で発酵乳群が未発酵乳群と比較して有意に高いという結果が出ている[25]。本研究と合わせて，発酵乳の睡眠や健康に与える良好な効果を示唆するものである。

5　おわりに

本研究を通じて，発酵乳は，未発酵乳に比較して，人間の睡眠や生活状態に対する改善効果を持つことが示唆される。また，発酵乳は身近に得られる食品であるため，一部のアレルギーを除き，安全性も高く，日常生活で行える快眠法の1つとしても期待がもてる可能性がある。今回の対象者は若年健常者であったが，今後は不眠症患者などに対象をひろげ（高齢者は内部調査済み），対象者の数も増やし，動物実験など多領域にわたる知見も集積させて，その改善効果の可能性および生理的あるいは生化学的機能について検証していく必要がある。

文　　献

1) Sternbach L. H., The benzodiazepine story, *J. Med. Chem.*, 1979; **22**: 1–7
2) Morin C. M., LeBlanc M., Daley M. et al., Epidemiology of insomnia: prevalence, self-help treatments, consultations, and determinants of help-seeking behaviors, *Sleep Med.*, 2006; **7**: 123–30
3) 厚生労働省精神・神経疾患研究委託費，睡眠障害の診断・治療ガイドライン作成とその実証的研究班平成 13 年度研究報告書
4) Takano T., Arai K., Murota I. et al., Effects of feeding sour milk on longevity and tumorigenesis in mice and rats, *Bifidobacteria Microflora*, 1985; **4**: 31–37
5) Hamilton-Miller J. M., The role of probiotics in the treatment and prevention of Helicobacter pylori infection, *Int. J. Antimicrob. Agents*, 2003; **22**: 360–366
6) Takano T., Anti-hypertensive activity of fermented dairy products containing biogenic peptides, *Antonie Van Leeuwenhoek*, 2002; **82**: 333–40
7) Narva M., Karkkainen M., Poussa T. et al., Caseinphosphopeptides in milk and fermented milk do not affect calcium metabolism acutely in postmenopausal women, *J. Am. Coll. Nutr.*, 2003; **22**: 88–93
8) Rizkalla S. W., Luo J., Kabir M. et al., Chronic consumption of fresh but not heated yogurt

improves breath-hydrogen status and short-chain fatty acid profiles: a controlled study in healthy men with or without lactose maldigestion, *Am. J. Clin. Nutr.*, 2000; **72**: 1474-1479

9) Schubert C. R., Cruickshanks K. J., Dalton D. S. *et al.*, Prevalence of sleep problems and quality of life in an older population, *Sleep*, 2002; **25**: 889-83

10) Ware J. E., Snow K. K., Kosinski M. *et al.*, SF-35 health survey:manual and interpretation guide. Boston: The Health Institute, *New England Medical Center*, 1993 2nded

11) 福原俊一,鈴鴨よしみ,尾藤誠司ら,SF-36日本語版マニュアル(ver.1.2),㈶パブリックヘルスリサーチセンター,東京,2001

12) 田中秀樹,白川修一郎,鍛冶恵ら,生活・睡眠習慣と睡眠健康の加齢変化,性差,地域差についての検討,老年医学雑誌,1999;**10**:327-335

13) Ancoli-Israel S., Cole R., Alessi C. *et al.*, The role of actigraphy in the study of sleep and circadian rhythms, *Sleep*, 2003; **26**: 342-392

14) Kushida C., Littner M. R., Morgenthaler T. *et al.*, Practice Parameters for the Indications for Polysomnography and Related Prodedures: An Update for 2005, Committee of the American Academy of Sleep Medicine, *Sleep*, 2005; **28**: 113-121

15) Katayama S., Actigraph analysis of diurnal motor fluctuations during dopamine agonist therapy, *Neurol.*, 2001; **46**: 11-17

16) Daurat A., Benoit O., Buguet A., Effects of zopiclone on the rest/activity rhythm after a westward flight across five time zones., *Psychopharmacology*, 2000; **149**: 241-24

17) Monk T. H., Buysse D. J., Rose L. R., Wrist actigraphic measures of sleep in space, *Sleep*, 1999; **22**: 948-954

18) Narva M., Rissanen J., Halleen J. *et al.*, Effects of bioactive peptide, valyl-prolyl-proline (VPP), and lactobacillus helveticus fermented milk containing VPP on bone loss in ovariectomized rats, *Ann. Nutr. Metab.*, 2007; **51**: 65-74

19) Nakamura Y., Yamamoto N., Sakai K. *et al.*, Purification and characterization of angiotensin I-converting enzyme inhibitors from sour milk, *J. Dairy Sci.*, 1995; **78**: 777-783

20) Aoi W., Naito Y., Nakamura T. *et al.*, Inhibitory effect of fermented milk on delayed-onset muscle damage after exercise, *J. Nutr. Biochem.*, 2007; **18**: 140-145

21) Mesure G., Fallet A., Chevalier J. F., *et al.*, Psychotropic effects of angiotensin-converting enzyme inhibitors: what are the arguments?, *Encephale*, 1995; **21**: 609-614

22) 森口盛雄,安井正明,賀屋真彩ら,脳の機能と酸乳成分,栄養と健康のライフサイエンス,1999;4:171-176

23) Krueger J. M., Majde J. A., Microbial products and cytokines in sleep and fever regulation, *Crit. Rev. Immunol.*, 1994; **14**: 355-379

24) 菅沼仲盛,熊ノ郷卓之,山村周平ら,発酵乳飲用が高齢者の睡眠・生活状態に与える効果(1)―アクチグラフを用いた効果検証―,日本睡眠学会第30回定期学術集会(2005)

25) 山村周平,熊ノ郷卓之,松本英幸ら,発酵乳飲用が高齢者の睡眠・生活状態に与える効果(2)―アンケート調査による効果検証―,日本睡眠学会第30回定期学術集会(2005)

第18章 アラキドン酸による高齢者の脳機能改善と睡眠改善作用

木曽良信*

1 はじめに

　高齢者では脳内のアラキドン酸量が低下することが知られている。最近，アラキドン酸(アラキドン酸高含有の油脂)の1ヵ月間摂取で高齢者の脳機能が改善されることが見出された。また，老齢動物を用いた実験で，アラキドン酸は睡眠と覚醒のリズムの改善に役立つことが明らかにされた。さらに，高齢者においても，アラキドン酸を摂取させることで，全体として覚醒時の活動量が増えていることが確認され，アラキドン酸は日中の活動量を増やし，覚醒の質をよくすることで，夜間の睡眠が改善されたのではないかと考えられる。

　アラキドン酸は肉や魚，卵などに多く含まれる必須脂肪酸のひとつで，生体内で十分量合成できないために食事から摂取する必要がある。また，アラキドン酸はわれわれの身体を構成するあらゆる細胞の細胞膜に存在し，特に記憶に深く関与するとされる脳の中の海馬に多く存在することから，脳の働きそのものにも深く関わっているといわれてきた。

　このアラキドン酸は魚油中に多く含まれるドコサヘキサエン酸(DHA)とともに，乳児の脳の発達に不可欠な栄養素であることが報告されている[1]。成熟児を調整乳群，DHA配合調整乳群，アラキドン酸・DHA配合調整乳群に分け，生後5日目から17週目までそれぞれの調整乳を与え，18ヵ月目に子供の総合的な知能，運動量を比較した。その結果，神経運動発達指標(歩行，ジャンプ，お絵かき)と精神発達指標(記憶，単純な問題の解決力，言語能力)において3群を比較したところ，いずれの指標でもDHAだけの配合では不十分で，アラキドン酸をさらに添加することによってはじめて高い値を示した。特に精神発達指標においては，アラキドン酸・DHA配合調整乳群で調整乳群と比較して有意差が認められた。

　このほかにも，調整乳にアラキドン酸とDHAを同時に添加することの有用性が多数報告され，いまではいくつかの公的機関から推奨摂取量が公表され，すでにヨーロッパなどではアラキドン酸とDHAを配合した調整乳が発売されている。

　このように，アラキドン酸は脳を育む栄養素のひとつであることが広く認識されつつあるが，最近，アラキドン酸は乳児ばかりでなく高齢者の脳においても必須な栄養素であることがわかっ

＊　Yoshinobu Kiso　サントリー㈱　健康科学研究所　所長

てきた。本稿では，高齢者に焦点をあて，脳機能および睡眠の改善に対するアラキドン酸の作用について紹介する。

2 アラキドン酸は老齢ラットの記憶能を改善する

1997年McGahonらにより，アラキドン酸は老齢ラットの記憶の維持に寄与している可能性が示された[2]。すなわち，若齢ラットと老齢ラットの脳内のアラキドン酸量を比較したところ，老齢ラットで有意な低下が認められ，アラキドン酸の8週間投与により回復した。また，記憶の指標のひとつとされている脳海馬の長期増強（LTP：高頻度刺激を与えることにより，グルタミン酸放出に伴うシナプス経路の興奮が長期増強する現象）を測定すると，老齢ラットで低下しており，アラキドン酸の8週間投与により回復した。老齢ラットの記憶能の低下をアラキドン酸投与で維持・改善できる可能性が初めて示された。そこで筆者らは，アラキドン酸の老齢ラットにおける記憶改善作用を，モリス型水迷路試験を用いて検討した。

老齢ラット（18.5ヵ月）を2群（$n=6$）に分け，それぞれに対照飼料とアラキドン酸配合飼料（全脂肪酸に占めるアラキドン酸の割合は4.3％で，摂取量から求めたアラキドン酸の摂取量は40mg/ラット/日）を与え，20.3ヵ月目からモリス型水迷路で場所課題訓練を実施した。場所課題訓練はプール内の決まった場所に，水面下の見えない台を設置し，異なる複数の出発点からこの台へ泳ぐことを学習させ，次に台を取り除き60秒間遊泳させ，台のあった領域の探索行動で

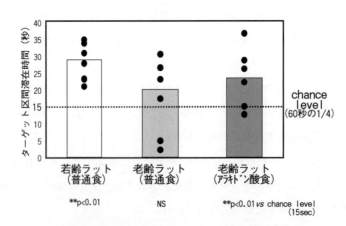

図1 老齢および若齢ラットにおける学習記憶能の試験成績
モリス型水迷路で場所課題訓練を実施し，学習で覚えた水面下にある見えない台を取り除いた時に各群のラットが訓練時に台のあった区間（ターゲット区間）に滞在していた時間。有意差は，無作為に泳いだ時にターゲット区間に滞在すると考えられる時間（チャンスレベル）に対する実際の滞在時間の差を示す。

第18章　アラキドン酸による高齢者の脳機能改善と睡眠改善作用

記憶の最終確認を行った（プローブテスト）。なお，若齢コントロールとして，3ヵ月齢ラットに対照飼料を摂取させ同様の訓練に供した。

その結果，アラキドン酸を摂取した老齢ラットと若齢ラットは有意に長時間，台のあった領域を探索したが，対照飼料を摂取した老齢ラットにはそのような傾向は認められなかった（図1）[3]。すなわち，行動学的にもアラキドン酸は老齢ラットの記憶能を改善する作用があることが示された。

3　アラキドン酸は高齢者の脳機能を改善する

ヒトでの有効性は脳波事象関連電位 P300 の応答を調べることにより評価した。すなわち，2種類の音（高音 2kHz・低音 1kHz）をランダムに聞かせた際に，たまにしか出てこない高音（20％）を聞いたときにボタンを押すという課題を与え，実際に音を鳴らしてから約300ミリ秒後に認められる特徴的なピーク（P300）までの時間（潜時）と振幅を算出した。この潜時（情報処理速度）は加齢とともに延長し，その振幅（集中力）は縮小することから，加齢による認知応答の低下を反映するよい指標とされている[4]。そこで，この評価法を用いてアラキドン酸摂取の有効性を検討した。

健康な高年被験者 20 名に対して，アラキドン酸含有油脂（アラキドン酸 240mg 相当量）ある

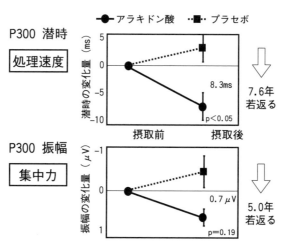

図2　高年者の認知能力に対するアラキドン酸含有油脂カプセル摂取の効果
アラキドン酸含有油脂（アラキドン酸 240mg 相当）とプラセボ油脂（等量のオリーブ油）を1日1回，1ヵ月間摂取した健康高年者 20 名の脳波事象関連電位 P300 の比較（ダブルブラインドクロスオーバー試験）。潜時は P300 の波形が出現するまでの時間を示し，振幅は P300 の波形の大きさを示す。統計処理には，2元配置分散分析を用いた。

いはプラセボを毎日1回，1ヵ月間摂取させた。摂取前後のP300を測定して比較した。また，試験紙にて抑うつ状態を調査した。試験は途中1ヵ月間の非摂取期間を設けたダブルブラインドクロスオーバー法を用いて行った。

　その結果，アラキドン酸含有油脂を摂取させた後は，摂取させる前と比較して，P300応答までの時間が速くなり，振幅が大きくなることが確認された。プラセボではこのような変化は認められなかった。また，この応答の変化は被験者の血清リン脂質中のアラキドン酸量と有意な相関が認められ，アラキドン酸が有効成分であることが示唆された。このことから，アラキドン酸は高年者の認知応答を改善することが明らかになった。また，抑うつ状態も有意に改善できることが明らかになった[5]。年齢と潜時，振幅の相関から算出すると，アラキドン酸の摂取により情報処理速度においては7.6年，集中力においては5.0年，脳が若返ったことになる（図2）。

4　アラキドン酸は老齢ラットの日内リズムを改善する

　哺乳類の日内リズムの体内時計が存在する視床下部視交叉上核（SCN）においてもLTPが認められ，SCNのLTPは体内時計の外部環境（光など）による同調機構に関与すると考えられている。そこで，若齢ラット（8週齢）と老齢ラット（22ヵ月齢）を用いて，その自発活動パターンを比較するとともに，アラキドン酸含有飼料摂取の影響を検討した。

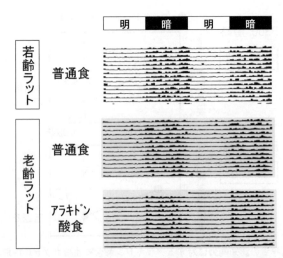

図3　老齢ラットの日内リズムに及ぼすアラキドン酸摂取の影響
老齢ラット（22ヵ月齢）に普通食あるいはアラキドン酸食を摂取させ，赤外線センサーを組み込んだケージで飼育することにより活動量を経時的に測定した。普通食を摂取させた若齢ラット（8週齢）の結果と比較した。

第 18 章　アラキドン酸による高齢者の脳機能改善と睡眠改善作用

若齢ラットでは普通食の摂取でも日内リズムは明暗はっきりしていて，活動期には行動し，非活動期には安静にしている。一方，老齢ラットでは全体に活動量が低下し，日内リズムは不鮮明になり，活動期に安静，非活動期に活動という本来とは逆のパターンが一部に認められる。ヒトの高齢者と類似したパターンが普通食を摂取している老齢ラットでもみられた。それに対して，老齢ラットでもアラキドン酸含有飼料を摂取したラットでは，明暗のリズムがはっきりしており，明らかに改善が認められた(図3)。このことから，アラキドン酸は高齢者の脳機能を改善するとともに，睡眠障害を改善できる可能性が示唆された。

5　アラキドン酸は高齢者の活動量を高める

介護老人保健施設に入院中の60歳以上の男女9名を対象として，アラキドン酸含有油脂(アラキドン酸240mg相当量)あるいはプラセボを毎日1回，3週間摂取させた。活動量はアクチグラフ(A.M.I.社)を用いて測定した。アクチグラフは身体の動きから睡眠覚醒状態を測定する腕時計型の測定器で，入浴時以外は睡眠時間中も含め1日中非利き腕に装着して活動量を記録した。試験は途中2週間の非摂取期間を設けたダブルブラインドクロスオーバー法を用いて行われた。

その結果，アラキドン酸含有油脂を摂取することにより，全体としての活動量が増えていることが確認された(図4)。覚醒と睡眠はコインの表と裏のような関係である。アラキドン酸が高齢

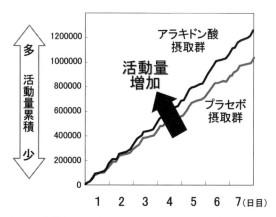

図4　高齢者の活動量に及ぼすアラキドン酸摂取の影響
介護老人保健施設に入院中の60歳以上の男女9名を対象として，アラキドン酸含有油脂(アラキドン酸240mg相当量)あるいはプラセボを毎日1回3週間摂取させた。活動量はアクチグラフ(A.M.I.社製)を用いて測定した。アクチグラフは入浴時以外は睡眠時間中も含め1日中非利き腕に装着して活動量を記録した。試験は途中2週間の非摂取期間を設けたダブルブラインドクロスオーバー法を用いて行われた。

者の睡眠にもたらす直接的な効果はまだ確認されていないが，日中の活動量を増やし，覚醒の質をよくすることで，夜間の睡眠が改善されることは十分に期待できる。加齢とともに脳に含まれるアラキドン酸の量は減少することが確認されていることからも，日常の食生活でアラキドン酸を積極的に補うことによって，脳の健康，そして睡眠と覚醒のリズムを維持できる可能性を，本研究は示唆している。

6 おわりに

　毎日食べている肉や魚，卵に含まれるアラキドン酸にこのような効果があることはほとんど知られていない。特に中年から高年になるとカロリーオーバーによる肥満ばかりが強調され，高カロリーの肉や魚，卵は敬遠される傾向にある。必要な栄養素が必要量摂取されていない可能性も否定できない。食生活をもう一度見直して，適切な栄養素を十分摂取できるように心がけることが，健康長寿を伸ばす最善の方法と考える。

　アラキドン酸の栄養学的研究は緒についたばかりで，十分なデータとはいえないが，これまでの知見から，高齢者の脳機能と睡眠の改善が期待される素材であることは間違いない。今後の研究の進展が期待される。

［謝辞］本研究は，同志社大学文学部・岡市廣成教授，東海大学開発工学部・榊原学教授，大阪大学蛋白質研究所・永井克也教授，杏林大学医学部精神神経科・古賀良彦教授，中島亨講師との共同研究によるものであり，ここに謝意を表します。

文　　献

1) E. E. Birch *et al.*, *Dev. Med. Child Neurol.*, **42**, 174 (2000)
2) M. McGahon *et al.*, *Neurobiol. Aging*, **20**, 643 (1999)
3) S. Kotani *et al.*, *Neurosci. Res.*, **46**, 453 (2003)
4) Y. Hirayasu *et al.*, *Clin. Neurophysiol.*, **111**, 187 (2000)
5) Y. Ishikura *et al.*, *Neurosci. Res.*, 投稿中

第19章　グリシン摂取による睡眠の質の改善効果

稲川健太郎[*1]，小野　郁[*2]，高橋迪雄[*3]

1　はじめに

「2002年に，あるアミノ酸の効果を確認する実験のプラセボ（偽薬）として，グリシンを使ったときのことです。被験者の研究員が奥さんに，『最近いびきが止まったわね』と指摘されたそうなんです。本人も朝起きた時の調子がいいと感じていたらしく，何か因果関係があるのではと思ったのが始まりでした」[1]。

グリシンとは体内で生合成される非必須アミノ酸のひとつであり，光学異性体も存在しない最も単純な化学構造をもつ。我々の体内では1日当たり数十gのグリシンが生成・分解されると推測されており[2]，また食事からは蛋白質由来のグリシン3～5g程度を摂取していることと併せて，生体内ではかなり量の多い動的平衡が成り立っている。従来，グリシンは輸液の窒素栄養源として1日当たり10g以上が配合されるなど，生理的，薬理的作用はほとんど認識されないできた。このような趨勢の中，冒頭に記したような意図しない経緯で，当社において起床時の主観的睡眠感に対する効果が存在することが発見された。

2　起床時の主観的な睡眠感に対する効果

逸話的に報告されたグリシンの作用をエビデンスとして検証すべく，無作為化試験[3]を行い，先ずはグリシンの起床時の主観的睡眠感に対する効果を検討した[4]。被験者は，19名の女性ボランティア（平均年齢31.1歳）であり，過去1ヵ月間の睡眠状態を尋ねる「ピッツバーグ睡眠質問票」[5,6]のスコアは6点以上で，もともと睡眠に何らかの問題を抱えている[7]人たちが対象であった。試験計画は二重盲検無作為化交差試験法とした。試験スケジュールは以下の通りである。即ち試験参加者は或る週の月曜日から木曜日まで就寝前にグリシン3gまたは対照食（還元麦芽糖）を摂取し，金曜日から日曜日までは何も摂取しない「洗い流し」期間，続く月曜日から木曜日ま

[*1]　Kentaro Inagawa　味の素㈱　健康基盤研究所　主任研究員
[*2]　Kaori Ono　味の素㈱　健康基盤研究所　研究員
[*3]　Michio Takahashi　味の素㈱　健康基盤研究所　所長；東京大学　名誉教授

では対照食またはグリシン3g，いずれか前の週に摂取しなかったものを摂取するとした．

主観的な睡眠への効果は聖マリー病院（SMH）睡眠調査票[8]およびSpaceaeromedicine（SAM）疲労度チェックリスト[9]を用いて評価した．SMH睡眠調査票は，睡眠深度，中途覚醒度，熟眠感，睡眠の満足感，起床時の爽快感，就眠困難度，早期覚醒の有無など14項目からなり前夜の睡眠や起床時の状態を評価する質問紙であり，例えば「昨夜はどれくらいよく眠れましたか？」という項目については，「1.大変悪かった，2.悪かった，…5.よかった，6.大変よかった」のような選択肢からを1つを回答することが求められる．SAM疲労度チェックリストは「とてもいきいきしている」「非常に疲れている」等の10項目よりなり，「1.非常にそう思う，2.そう思う，3.そうは思わない」という選択肢から1つを回答することが求められる．これら質問紙による評価は，試験期間中のグリシン或いは対照食投与の翌朝起床時に行われた．データの統計解析は除外基準に抵触した4名のデータを除いて行った．なお，$p < 0.05$を有意水準と定義した．

結果を図1に示す．グリシン投与はSAM疲労度チェックリストの総得点（10項目の得点の和）で改善効果を示した．個別の項目については，項目a「とてもいきいきしている」，また項目e「はつらつとした気分である」でも，グリシン投与時に有意な改善効果が観察された．項目h「元気が回復した気分である」については，改善傾向（P = 0.065）が認められた．なお，SMH睡眠質問票では，項目10「今朝起床した後，どのくらい頭がすっきりしていましたか？」について有意な改善効果が観察された．

これらの観察を概括すると，睡眠に問題を抱えている被験者が就寝前に3gのグリシンを摂取

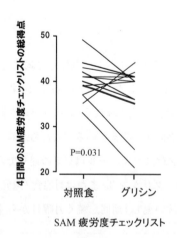

SAM 疲労度チェックリスト

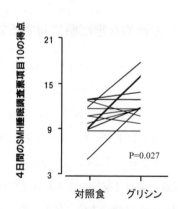

SMH睡眠調査票項目10
「今朝起床した時、どのくらい頭がすっきりしていましたか？」

図1　グリシンの起床時の主観的睡眠感への作用
SAM疲労度チェックリスト（左）およびSMH睡眠調査票（右）
で測定されたグリシンの起床時の主観的睡眠への作用を示す．

第19章 グリシン摂取による睡眠の質の改善効果

すると，翌朝目覚め時に主観的な安眠効果，すなわち，起床時の疲労感の低減，いきいきとした気分やはつらつとした気分，あるいは頭がすっきりした感じで表されるような主観的状態がもたらされることが強く示唆される。生体内半減期を考える[10]と，摂取したグリシンが睡眠中持続的に効果を発揮していたとは考えにくいので，これらの結果は睡眠の初期相に対する効果によってもたらされている可能性が高いと考えられた。そこで，終夜ポリグラフ(PSG)検査を用いた検討が行われた。

3 起床時の主観的睡眠感および夜間睡眠構造に対する効果

一般的に，健康なヒトの睡眠構造については，ノンレム睡眠からレム睡眠への周期が一夜のうちに3～5回繰り返される。初期相には深いノンレム睡眠（徐波睡眠）が多く出現し，覚醒が近づくにつれレム睡眠の割合が増え，自然な朝の覚醒につながるといわれている。そこで，これら睡眠事象に対するグリシンの作用を睡眠時の脳波等の測定（ポリグラフ検査）を実施することで検討した[11]。

被験者は日常の睡眠に問題を感じている男女ボランティア11名（平均年齢40.5歳）で，過去1ヵ月間の睡眠状態を尋ねる「ピッツバーグ睡眠質問票」のスコアが6点以上であることを基準に選抜された。試験計画は単盲検無作為化交差試験法とした。試験は2夜連続を1セットとし，1週間以上の間隔を空けて2回行った。就寝前にグリシン3gまたは対照食を摂取し，終夜ポリグラフ検査を行った。起床後直ちに，SMH睡眠調査票を用いて主観的睡眠感を測定し，さらに，その後8, 10, 12, 21, 23時の5回，各々の時点での眠気をスタンフォード眠け尺度[12]やVisual Analogue Scale[13]を用いて測定した。日中の認知機能への作用は，8, 10, 12時の3回，各々の時点でパーソナルコンピュータを用いた記憶再認課題の遂行成績で評価した。なお，検査に対する慣れの影響を考慮し，初日のデータは除外してデータの統計解析を行った。

図2にヒプノグラムの典型例を示す。グリシン摂取時には，対照食摂取時と比較して入眠後すぐに深睡眠に達していることや入眠後覚醒（WASO）の頻度が減少しているなど睡眠状態が安定していることが分かる。またREM睡眠潜時には変化が認められなかったが，入眠潜時（消灯後睡眠II相までの潜時）や徐波睡眠潜時（消灯後睡眠IIIまたはIV相までの潜時）は有意に短縮された（図3）。一方，睡眠全体に占める各ステージの割合を変化させることはなく，グリシンには自然な睡眠パターンを乱す作用がないことが示唆された（図4）。起床時の主観的睡眠感については，SMH睡眠質問票の項目11「昨晩の睡眠に満足しましたか？」，項目13「昨晩眠りにつくのがどのくらい困難でしたか？」，項目14「昨晩眠りにつくまでどの位時間がかかりましたか？」においてグリシン摂取時に対照食摂取時と比較して，有意な主観的安眠効果も観察された（図5, 6）。

237

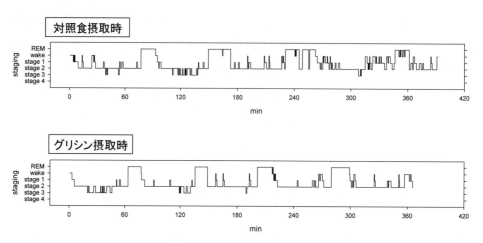

図2　グリシンの睡眠状態への作用
被験者37の対照食摂取時(上)およびグリシン摂取時(下)のヒプノグラムを典型例として示す。

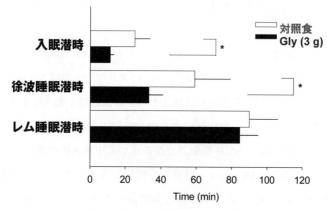

図3　グリシンの睡眠潜時への作用
消灯後，ノンレム睡眠のステージ2に到達するのに要する時間(入眠潜時)，および徐波睡眠もしくはレム睡眠に到達するのに要する時間(徐波睡眠潜時，レム睡眠潜時)を示す。平均 ± 標準誤差で表し，＊ $p<0.05$ とした。

また日中の眠気はグリシン摂取により軽減され(図7, 8)，記憶課題の遂行も障害されなかった(図9)。従来の睡眠薬服用時には日中の眠け，頭重感等の持越しや記憶などの認知機能の低下がしばしば報告されているが[14]，グリシン摂取ではそれらの作用は観察されなかった。

　睡眠時終夜脳波の測定結果は，グリシン摂取により初期睡眠相が深い徐波睡眠相を伴う「良好な」睡眠パターンに改善されたことを示した。併せて実施された前夜の睡眠に対する主観的評価では，グリシン摂取による起床時の満足度の増大が認められると共に，入眠困難の軽減，主観的入眠潜時の短縮が有意に認められ，ポリグラフ検査により生理学的に測定された睡眠構造へのグ

第19章　グリシン摂取による睡眠の質の改善効果

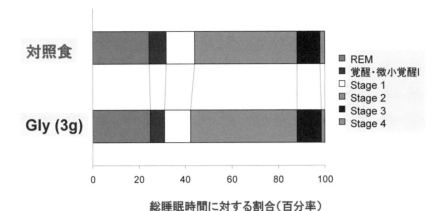

図4　グリシンの睡眠構造への作用
消灯後，起床までの時間における各睡眠ステージの占有率を示す。

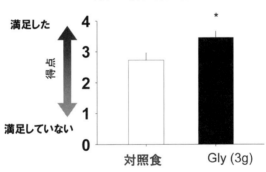

図5　グリシンの睡眠の満足感への作用
SMH睡眠調査票項目11で表された睡眠の満足感への作用。平均 ± 標準誤差で表し，＊ $p<0.05$ とした。

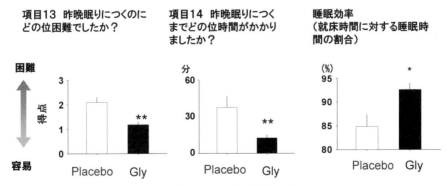

図6　グリシンの睡眠状態への作用
SMH睡眠調査票項目13，14および睡眠効率（就床時間に対する睡眠時間の割合）で表された睡眠の満足感への作用。平均±標準誤差で表し，＊ $p<0.05$，＊＊ $p<0.01$ とした。

眠りの科学とその応用

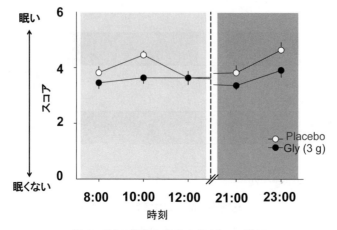

図7 日中の眠気に対するグリシンの作用
スタンフォード眠気尺度で測定された日中の眠気に対するグリシンの作用。
平均＋標準誤差で表した。

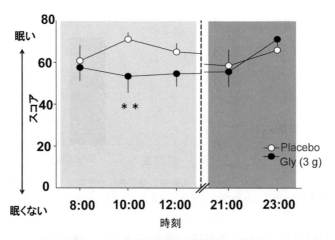

図8 日中の眠気に対するグリシンの作用
Visual Analogue Scale で測定された日中の眠気に対するグリシンの作用。
平均±標準誤差で表し＊＊ $p<0.01$ とした。

リシンの作用とよく合致する結果であった。

4　3倍量摂取時の急性有害作用の検討

　グリシンの安全性については，健常者で30g/day の用量で重篤な副作用がないこと[15]，および統合失調症患者で30〜60g/day の用量で2〜12週間投与しても忍容性は良好であったこと

第19章　グリシン摂取による睡眠の質の改善効果

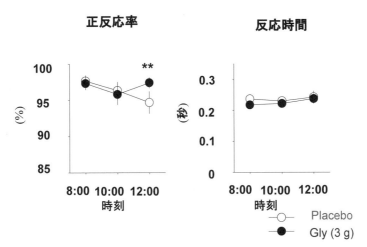

図9　日中の認知機能に対するグリシンの効果
記憶再認課題の正反応率(左)と反応時間(右)で評価した。
平均±標準誤差で表し＊＊$p<0.01$とした。

が報告されおり[16〜19]．また体内動態については健常者が3.6〜5.4g/personのグリシンを経口摂取した時に，$T_{max}=40$min，$C_{max}=909\mu$mol/Lであり，他のアミノ酸と同様に速やかに吸収され数時間後に消失することが報告されている[20]。このように，従来の知見からグリシンの安全性は高いことが示されているが，グリシンの効果発現時に急性の有害事象が生じる可能性の検討と，睡眠を企図していない昼間に大量に摂取した場合にも眠気が誘発されないことを確認する目的で，効果発現量3gの3倍量(9g)のグリシンをヒト・ボランティアに摂取させることにより検討した[21]。

被験者は，ピッツバーグ睡眠調査票の得点が平均4.41であり，睡眠について特に問題を有していない12名の男女ボランティア(平均年齢34.0歳)であった。試験計画は，安全性上の問題が生じた場合に速やかな対応ができるように，オープン試験とした。試験期間は17日間で，前後3日間の非摂取観察期間を設けると共に，最初の3日間は還元麦芽糖の対照食，次の2日間は毎食後に3gずつのグリシン，次の3日間は朝食あるいは昼食後に9gのグリシン，最後の2日間は就寝前に9gのグリシンが摂取された。有害事象の評価は，被験者が記録したグリシン摂取後の自覚症状を参考にした試験担当医師による問診結果により評価した。グリシン摂取時の血液学的検査(検査項目：白血球数，赤血球数，ヘモグロビン，ヘマトクリット，血小板数，白血球像)，生化学的検査(検査項目：総ビリルビン，直接ビリルビン，GOT，GPT，LDH，γ-GTP，LAP，コリンエステラーゼ，グルコース，総タンパク，アルブミン，A/G比，尿素窒素，クレアチニン，尿酸，ナトリウム，カリウム，塩素，無機リン，総コレステロール，HDL-コレステロール，LDL-コレステロール，中性脂肪)，尿検査(pH，比重，尿タンパク，グルコース，ケト

ン体，潜血，ウロビノーゲン，ビリルビン，尿沈渣，尿中クレアチニン，尿中尿素窒素），および血中遊離アミノ酸濃度の変動は，グリシンの摂取後と対照食摂取後との比較を行った。日中の眠気評価は「自覚症しらべ」[22]を用いて検討した。

　就寝時にグリシン9gを摂取した場合の1～2名に限って被験者で軟便や腹痛の発生が観察されたが，比較的空腹の状態の消化器に，グリシン9gによって一過性の高浸透圧状態がもたらされたためであると考えられた。グリシン摂取後の血中アミノ酸濃度の変動は生理的な変動範囲から大きく逸脱することなく，また各種臨床検査値も生理的な変動範囲内であった。以上の観察より，効果発現の3倍量のグリシンは重篤な急性有害事象をもたらさないことが確認された。さらに，就寝時に摂取したとき翌日昼間に眠気を催すこともなかったし，睡眠を企図していない日中に大量摂取したときにも，摂取後眠気を催す例は1例も観察されないことが確認された。日中の大量（効果発現量の3倍量）摂取で眠気が誘発されないという結果は，グリシンの睡眠に対する効果が通常の睡眠薬とは異なることを強く示唆する。

5　グリシンの作用機序

　睡眠学の分野では，複雑な睡眠調節機構の全貌が解明されたとは言いがたい[23]というのが一般的認識である。従って，これまで紹介してきたグリシンのヒトの睡眠に対する効果の作用機作の検討は今後に残された課題であると認識している。この効果に多くの睡眠研究者が興味を示され，研究が大きく進展することを筆者一同期待している。

　ヒトがグリシン3gを摂取したときの血中濃度推移については，過去の文献[10]から推察すれば，1時間以内に基底値の3～5倍に達し半減期はおよそ4時間となることから，翌朝にはほぼ基底値に回復していると考えられる。実際，筆者らの検討において就寝前にグリシン3gを摂取したとき，翌朝空腹時の血中レベルは対照食摂取時の約1.2倍であった。睡眠調節中枢の大部分は視床下部および延髄に存在していると考えられている[24]。グリシンは脳血液関門を通過しないアミノ酸であるから，吸収され循環血に入ったグリシンが脳血液関門を介さずに間接的に中枢に作用し効果を発現する可能性が考えられる。例えば，末梢組織に分布するグリシン受容体に作用し，液性因子もしくは神経情報として中枢に到達して睡眠機構に介入するといった経路が想定される。一方，循環血で一過的に濃度が上昇すればグリシンは脳室液にも受動的に拡散すると考えられ，脳室周辺には様々な神経核が存在しており，それらの機能に間接的に影響されるという経路も，また，考えられる。放射性同位体ラベルしたグリシンをラットの静脈内に投与しその分布を調べたところ，速やかに松果体に取り込まれることが観察された[25]。松果体は血液に直接暴露されているだけでなく，脳室にも接している組織であり，トランスポーターを発現してグリシ

第 19 章 グリシン摂取による睡眠の質の改善効果

ンを高濃度に含有している。通常の生理的条件では末梢のグリシンが松果体で濃縮されて，第4脳室に放出される機構が元々存在しているのかもしれない。

現時点では，睡眠調節機構における内因性グリシンの関与は明らかにされていないが，「グリシンが睡眠調節機構に何らかの形で介入しうる」という仮説のもとで現在研究を継続している。たとえば研究の端緒になったイビキに関して，呼吸支持筋を支配する神経の活動は NMDA 受容体を介してグリシンによる修飾を受けることが報告されており[26]，何らかの原因で睡眠中の呼吸支持筋の緊張が低下しているヒトが，就寝前にグリシンを摂取することによりイビキが軽減する可能性もまた検討するに値する研究課題と考えている。

6 おわりに

高度に発達した脳機能を背景に複雑な社会活動を営むヒトにおいては，夜間に脳と身体を積極的に休息させることにより日中のパフォーマンスをよりよく発揮させる役割を担う睡眠は極めて重要な生理機能である。しかし，このような睡眠はヒトで突然出現したのではなく，神経機構を有する動物が進化の過程で徐々に発達させてきた生命機構であることは疑いない。従来の睡眠薬は，摂取したヒトに対して，摂取場面を問わずに一様に睡眠をもたらすことが特徴であるが，グリシンは，これまでの研究より，睡眠に問題を有しているヒトが就寝前に摂取するときにおいてのみ，睡眠の質を向上させるという特徴がある。グリシンの作用は，ヒトを含む進化的に新しい動物に固有に発現されるものと考えるよりも，「神経機構を休息させる」という進化上の古い機能が背景に存在しているのかもしれない。

筆者らの研究が，睡眠の問題に悩む多くの生活者にとって，数ある解決手段のうちの特徴あるひとつの選択肢として，有効に機能することを切に願っている。

[付記] 各試験実施に当たっては，味の素株式会社倫理委員会および実施機関の倫理審査委員会で審査され承認を得た。全ての試験参加ボランティアから，試験手続きや予想される危険についての説明の後に，本試験に参加することについて書面での同意を得た。各試験はヘルシンキ宣言の精神および関連諸法規に遵じて実施された。

文　　献

1) 平原悟，週刊現代，**1205**，158（2005）
2) M. Gersovitz *et al.*, *Metabolism*, **29**, 1087（1980）
3) 橋口正行ほか，月刊薬事，**48**(8)，67（2006）
4) K. Inagawa *et al.*, *Sleep Biol. Rhythms,* **4**, 75
5) D. J. Buysse *et al.*, *Psychiat. Res.*, **28**, 193（1989）
6) 土井由利子ほか，精神科治療学，**13**，755（1998）
7) 井上昌次郎ほか，快眠の科学，p.2，朝倉書店（2002）
8) B. W. Ellis *et al.*, *Sleep*, **4**, 93（1981）
9) D. A. Harris *et al.*, *Aerospace Med.*, **42**, 980（1971）
10) M. C. Gannon *et al.*, *Am. J. Nutr.*, **76**, 1302（2002）
11) W. Yamadera *et al.*, *Sleep Biol. Rhythms*, **5**, 126（2007）
12) E. Hoddes *et al.*, *Psychiphysiol.*, **10**, 431（1973）
13) T. H.Monk *et al.*, *Psychiat. Res.*, **27**, 89（1989）
14) 石郷岡純，臨床神経科学，**22**(1)，76（2004）
15) P. J. Garlick *et al.*, *J. Nutr.*, **134**, 1633S（2004）
16) D. C. Javitt *et al.*, *Int. J. Psychopharmacol.*, **4**, 385（2001）
17) U. Heresco-Levy *et al.*, *Arch. Gen. Psychiat.*, **56**, 29（1999）
18) S. G. Potkin *et al.*, *Am. J. Psychiat.*, **156**, 145（1999）
19) A. E. Evins *et al.*, *Am. J. Psychiat.*, **157**, 826（2000）
20) M. C. Gannon *et al.*, *Am. J. Clin. Nutr.*, **76**, 1302（2002）
21) K. Inagawa *et al.*, *J. Urban Living Health Assoc.*, **50**, 27（2006）
22) 井谷徹，労働の科学，**57**，305（2002）
23) 井上昌次郎，眠りを科学する，朝倉書店（2006）
24) C. B. Saper *et al.*, *Nature*, **437**, 1257（2005）
25) S. Seki *et al.*, *Bull. Jpn. Soc. Neurochem.*, **43**, 558（2004）
26) H. W.Steenland *et al.*, *Neurosci.*, **138**, 1407（2006）

第20章　抗ストレス食品ミルクペプチドの睡眠改善効果

矢澤一良*

1　はじめに

　地球上に起こりつつある環境の変化，すなわち物理的および化学的な地球温暖化や，それに伴う気象変化，オゾン層の問題などから，世界中の人間を取り巻く安全性の確保に大きな問題が生じている。海水温の変化や異常気象だけでなく，食にまで影響を及ぼしている。プランクトンや微生物に変化を及ぼし，有害微生物やウィルス等，これまでに人類が経験したことのない生体外環境の変化が押し寄せている。

　一方，我々の生体内ではその環境の変化に微妙に反応して内分泌系に作用して全身に伝播し，さらに人間関係やテクノストレス等，人類自らが作り出したストレッサーにも対抗しなくてはならなくなってきている。

　このような変動がもし数千年の時を経て，ゆるやかに生じてきたとすれば，我々人類は多用な生体機能を変異させることにより，容易に生き抜いていくことができるであろう。しかし実際にはこの変動は，人類が"Reproduction"による変異あるいは「適応」により克服していくには，あまりにも急すぎるものである。

　わが国における食事の欧米化と高齢化社会への急激な進展が，生活習慣病の増加をもたらしたことに関して，現在では異論を唱える者はない。ほとんど全ての生活習慣病が，生活習慣の乱れにより発生していることは論を待たないが，現実的には実生活においての悪癖，あるいは生活習慣の悪い部分を全て避けて通ることは難しい。例えば，食生活においての過剰摂取や栄養バランスの不均衡，人体に悪影響を及ぼす種々の環境汚染物質などは必ずどこかに混入してくるものである。またヒトを取り巻く環境からくる精神的なストレスや，テクノストレスなど，多方面からのヒトに対するストレスも現代においては重要な問題であり，さらにストレスに対して弱い子供や老人を襲うこともあり深刻な社会問題となっている。

　このような生活習慣病を増加させる主要因であるバランスの悪い食生活や社会環境の中で，いかに健康に生きていくかということは，きわめて大切であり知恵もまた要する。重要なことは，

---

　*　Kazunaga Yazawa　東京海洋大学大学院　海洋科学技術研究科
　　　　　　　　　　ヘルスフード科学（中島董一郎記念）寄附講座　客員教授

悪くなった病気を治す「治療医学」よりも、病気になる時期を遅らせる「予防医学」であり、知恵を使った予防医学的な「知的生活習慣」や「知的食生活」を必要とする。

2 健康寿命

「健康寿命」とは、世界保健機構（WHO）の報告による「健やかに過ごせる人生の長さ」であり、平均寿命とは異なる概念である。世界の中で日本は最も健康寿命の長い国といわれているが、それでもわが国の平均寿命と健康寿命との間には約7年の開きがある。平均寿命を更に延長することを考えるより、7年間の開きを持つ健康寿命をいかに引き伸ばし平均寿命に近づけるかということが予防医学の1つの目的となる。人が老化するのは生物学上当然のことといえるが、健康でかつ長寿であるということが、健康寿命が高いことを意味し、単に寿命が長いということとは意味が違うと考える。このことの最終目的は、個人の健康・福祉に止まらず、わが国の医療費の削減や産業振興にもつながるものである。

3 予防医学の概念とヘルスフード

これまでの栄養学では、六大栄養素を偏りなく摂取することを推奨しており、具体的には「1日30品目」というような食生活を指導したり、「食育基本法」に基づく「食事バランスガイド」に順ずる指導を行っている。これらは多くの人々の1つの目標としては重要な提言であることは間違いないが、一般の社会における生活習慣や食生活において、このことを実践できる人は決して多くはないと考えられる。一方、ヘルスフードは、六大栄養素のみでは必ずしも人の健康を維持できるものではない現代や、その環境の背景において必要とされるプラスアルファの栄養素と定

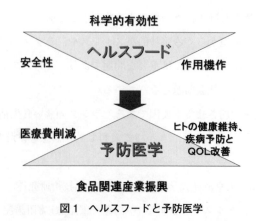

図1 ヘルスフードと予防医学

第20章 抗ストレス食品ミルクペプチドの睡眠改善効果

義づけられる。ヘルスフードとは，六大栄養素をこえる「予防医学」に必要な栄養成分をさす。

現代社会を背景に，予防医学的に一般食生活に取り入れられるべきものがこの「ヘルスフード」であり，その条件を以下に述べる（図1）。

① Evidence

科学的な有効性が証明されること（Evidence Based）。すなわち食品であっても薬理学的にヒト臨床研究で有意差があることが必要とされる。多くの症例報告や疫学調査の結果，さらには動物実験などの研究結果を超えて，可能であればプラセボコントロール（偽薬を対象とする）でダブルブラインド法（二重盲検法）を用いた臨床研究を行い，統計的に有意差がみられる結果が得られていることが望ましい。

② Safety

安全であること。すなわち動物実験等での急性毒性試験や，亜急性毒性実験，さらには慢性毒実験等での安全性確保ばかりでなく，できればその成分は食経験がある，という条件が満たされればより安全性が高いといえる。現在「食の安全性」に関する関心が非常に高い時代になってきているが，食品の安全性を確保することは，最も重要な事項である。

③ Mechanism

作用メカニズムが解明または推定されていること。なぜかわからないが有効である，という食品が散見されるが，これらはまだヘルスフードとはいい難い。なぜ有効であるかのメカニズムが解明されていることが望ましい。また，このことが食の安全性とも密接な関わりをもつ。

4 健康の3要素とヘルスフードの機能

健康の考え方として，その対象となるものは「体の健康」，「脳，神経系の健康」，そして「心の健康」である。このような健康の3要素が満たされて，本当の健康といえると考える（図2）。

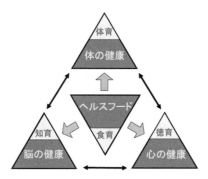

図2 ヘルスフードと食育の関係

ヘルスフードの機能は，ヒトの「体・脳・心の健康」に障害となるものに対応して予防することである。例えば，認知症や生活習慣病，特に近年認識されるようになってきた「メタボリックシンドローム」や，現在深刻な社会問題となっている各種ストレス障害などの発症を未然に防ぐことがミッションである。

5　ストレスと睡眠障害

　真の健康とは「体・脳・心の健康」であり，特に心の健康は精神的ストレスを管理（マネージメント）することにより得られる。

　我々は五感全ての感覚を通してストレス（＝精神的疲労）を感じ取っている。触覚，嗅覚，味覚，視覚，聴覚の全てに，大きく分けると危機を敏感に感じる場合と，安らぎ（＝癒し）を感じ取る場合がある。前者を感じ取った場合，その情報が大脳に伝わり多岐にわたる身を守るための指令が出る（"Fight or Flight"「闘争か逃走」）。我々の体が精神的なストレスを受け止めると，無理をしている状況が脳の脳幹網様体に伝えられ，その周辺にある視床下部や大脳辺縁系などの中枢神経へ次々に情報を流す。この情報はさらに大脳皮質へ伝わり，ここで情報が分析・判断されると，視床下部などの中枢神経はその判断に従い，内分泌・自律神経系，免疫系，代謝系などに指令を出す（図3）。その結果，それらの部位に変化が生じ，その変化が"ストレスを感じた"と感じる様々な症状となる。

　人間は心にストレスを受けると，脳の視床下部から脳下垂体に指令が行き，脳下垂体からさらに副腎皮質や副腎髄質に指令が行く。するとアドレナリン，ノルアドレナリンやグルココルチコイドなどのホルモンが分泌され，体全体に防衛反応を起させて体勢を整える。また，視床下部から自律神経系に指令が行き，体温を上昇させたり，呼吸を早めたりといった防衛反応を整え，臨

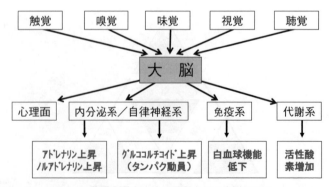

図3　五感を通してのストレス反応と大脳機能

第20章 抗ストレス食品ミルクペプチドの睡眠改善効果

戦体勢に入る。しかし，ストレスが大きすぎたり，長期にわたり継続したり，またストレス耐性の弱い若年期や老年期に生じたりしてその場では処理しきれないと，防衛反応に狂いが生じバランスが崩れてくる。その結果起きるのが，ノイローゼや心身症，うつ病や不眠症などの心の疲労であり，それに伴う身体症状である。また肉体的な疲労は精神的な疲労と密接に関連し，結果としてストレス障害として知られる多くの肉体的なトラブルが発症し，時として人間の命に関わるような重症にまで至ることがある。

忙しくストレスに満ちた現代社会において，睡眠障害は無視できない社会問題である。睡眠障害とは不眠，過眠，睡眠覚醒リズム障害，睡眠時随伴症（睡眠時の異常行動）等を含む大きな概念である。睡眠は，疲労回復，成長や正常な精神機能の維持に不可欠であり，その不足は生命の質（QOL）を著しく低下させるばかりでなく，各種疾患の引き金にもなり，メタボリックシンドロームも例外ではない（図4）。

睡眠はレム睡眠とノンレム睡眠に大別される。レム睡眠は，夢を見る睡眠といわれ，脳波は浅く，急速な眼球運動が認められる睡眠である。ノンレム睡眠はステージ1（眠っている人が容易に目覚める最も浅い眠り）からステージ4（起こすことが難しい眠り）に分類され，特に深い眠りが得られるステージ3，4では大きく遅い周波数の脳波（睡眠脳波）の出現が認められる。このノンレム睡眠とレム睡眠のサイクルを睡眠周期といい，正常な睡眠では一晩に3～5回の睡眠周期が観察される。一般に高齢者の睡眠では，ステージ3，4の出現がほとんど見られなくなると共

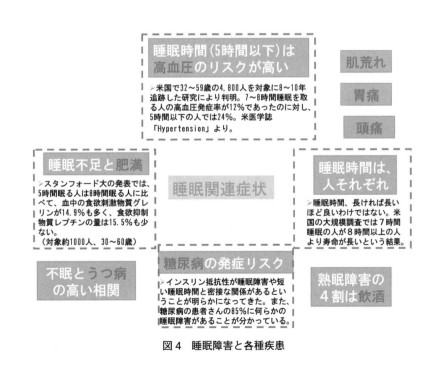

図4 睡眠障害と各種疾患

に，睡眠徐波の出現が消失する。このため眠りが浅く，ちょっとした刺激でも覚醒が生じ，満足な睡眠が得られなくなる。加齢に伴い「良質の睡眠」が得られにくくなり，不眠症が増加するのはこのためである。

　ヘルスフードとは，前述のようにEvidence・Safety・Mechanismの科学的証明のなされるべきものであり，本稿ではこのような要件を満たす，ストレス障害や睡眠障害に有効な「抗ストレス食品ミルクペプチド」について概説する。

6　ミルクペプチドとその作用

　古くからヨーロッパではミルクにリラックス作用があるとされ，寝る前に飲むと良いことが知られている。また赤ちゃんが授乳後，あるいは授乳中に穏やかな状態や心地よい睡眠状態になることも知られており，これらの事実に注目して1980年代よりミルク中の睡眠改善作用を有する成分についての研究が行われ，それがミルクタンパク（カゼイン）酵素分解物であるペプチド（10個のアミノ酸が結合したデカペプチド［Try-Leu-Gly-Try-Leu-Glu-Gln-Leu-Leu-Arg］）であることが解明された。通常ヒトのタンパク質分解酵素は大人の場合ペプシンが主であり，このペプシンによってもミルクカゼインよりデカペプチドは切り出されるが，乳児の酵素は主にトリプシンであり，このタンパク質分解酵素により非常に効率良くミルクペプチドが生成することも解明された。現在，このミルクペプチドは睡眠改善に止まらず，抗ストレス作用や広くストレス障害改善作用を有するヘルスフードとして知られるようになっている。

　乳タンパク質のトリプシン処理により得られる生理活性デカペプチドのアミノ酸配列と立体構造等を基にその作用機作についても検討が行われた。デカペプチドは最初にGABA$_A$受容体への親和性を持つことが示された（受容体に関する in vitro 結合実験）。これはDBI（ジアゼパム結合阻害タンパク質，GABA$_A$受容体の内因性のリガンド）と配列ホモロジーであり，この2つのチロシンの芳香環の中心とベンゾジアゼピン環の中心の距離は，ほぼ同じであることが示された。GABA$_A$受容体はシナプス後膜に位置し，5つの部分からなるタンパク質である。これは塩素イオンチャンネルを含み，その開口は，GABA$_A$受容体の特定部位に結合する数種類の分子（ベンゾジアゼピン，アルコール，バルビツール酸塩，ステロイドなど）によって調節される。それらの分子がこれら受容体に結合すると，これらの活性物質がこの受容体の「ベーシック」リガンドであるGABAの反応を調節する。

　現時点では作用機作の一端が証明されたに過ぎないが，少なくともGABA反応の調節作用を有すること，また後述のように同じ作用機作を有するベンゾジアゼピン（医薬品としては「ジアゼパム」）とは異なり，このデカペプチドはきわめて安全性の高い食経験のあるヘルスフードと

第20章　抗ストレス食品ミルクペプチドの睡眠改善効果

して評価できると考えられる。

7　前臨床（動物）試験におけるミルクペプチドの生理機能

「CDB（条件付け逃避防御行動*）モデル」という抗不安作用を検定するラットを用いる経口投与試験を行った。プラセボ（脱脂粉乳）をコントロールとして，またリファレンスをベンゾジアゼピン系抗不安薬「ジアゼパム」（3 mg/kg 体重）とした場合に，ミルクペプチド（15 mg/kg 体重）投与において明らかな抗不安作用（抗ストレス作用）を示し，抗不安薬とほぼ同等の生理機能を有することが示された（図5）。

8　ヒト臨床試験によるミルクペプチドの有効性

動物試験による有効性や安全性試験に基づき，以下のパラメータ（テスト）にてヒト臨床研究が行われた。

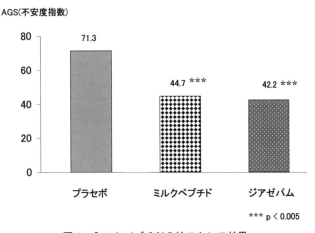

図5　ミルクペプチドの抗ストレス効果

＊ CDB（Conditioned Defensive Burying）とは，電極ショック装置を設置したおが屑入りのケージに入れておいたラットが，おが屑で電極を隠す行動によって，不安-抗不安を検定するモデル系である。DBテストは，ラットが非常に活発である暗周期の最初の1時間のうちの5分間にわたり実施された。ショックプローブをテストセッション前にチャンバー内に挿入し，ラットをテストチャンバーのショックプローブの反対側に置き，そのラットが前足でショックプローブに触れた最初の時に，単回の2mAのショックを与える。ショックの適用直後に各ラットの行動を5分間録画し，その映像から，probeburyingの継続時間，プローブに向かって頭部を伸ばす回数，プローブに向かって接近する回数，プローブから後退する回数を計測して統計処理し，AGS（Anxiety Global Score）とする。

(i)軽量心理学テスト：カテル不安指数テストとスピルバーガー不安指数テスト
(ii)神経刺激ストレステスト：ストループ（神経集中）テストとパステード（反応テスト）
(iii)肉体刺激ストレステスト：冷水温水テスト
(iv)ホルモン分析：血中コルチゾールとACTH
(v)循環器系パラメータ分析：血圧と心拍数

これらのパラメータにより計測したところ，ミルクペプチド摂取により血中コルチゾール（ストレスホルモンといわれる）の低下と血圧上昇の抑制，また明らかな抗不安作用が認められたと

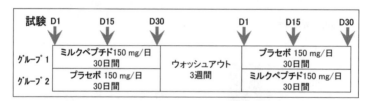

図6　ミルクペプチドによる抗ストレス試験のプロトコール

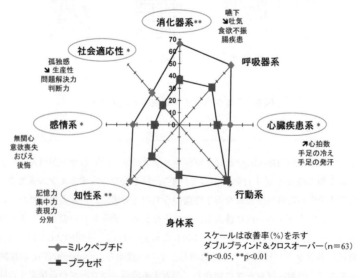

図7　ミルクペプチド摂取によるストレス主症状の改善率

第20章　抗ストレス食品ミルクペプチドの睡眠改善効果

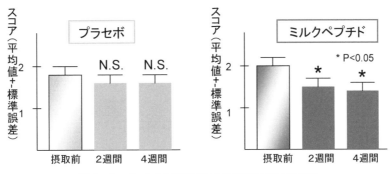

図8　ミルクペプチド摂取による「睡眠の質」の改善

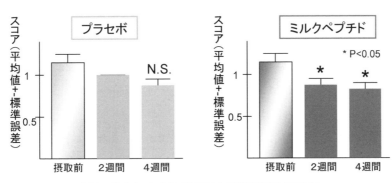

図9　ミルクペプチド摂取による「睡眠困難」の改善

報告されている。

図6に示すプロトコールにて，63名の強いストレスを有する女性を対象とした二重盲検・クロスオーバー試験を行った。8項目の問診により改善率（％）を計測した。1日150 mgのミルクペプチドを30日間摂取することにより，明らかに消化器系，心臓血液系，知性系，感情系および社会適応性において有意に改善がみられた（図7）。

また，44名の健康成人（但し睡眠に不満を有する）を2群に分け，ミルクペプチド150mg/dayを4週間摂取させてその投与効果を，睡眠に対する不満度を問診（ピッツバーグ睡眠質問表，エップワース眠気尺度）による評価をプラセボ対照にて行った。その結果，睡眠の質（図8）と睡眠困難（図9）に対する不満度スコアが明らかに減少（改善）し，一方プラセボ群には変化がなかった。

9　ミルクペプチドの食品としての安全性試験

食経験があり，長期にわたり腸管内で生産されてきた成分であることからも，食品としての安全性は高いことは予測されるが，*in vitro* 系の哺乳類細胞遺伝子突然変異試験（Microtitre法）に

おいても，いかなる変異原性も示されなかった。in vivo 試験においても，ラットを用いた亜急性毒性(28日間の経口投与)，行動毒性や妊娠雌ラットへの経口投与による仔ラットの催奇形性，運動異形，行動・認知の発達障害なども引き起こさないことを確認している。さらに，ラットを用いる免疫毒性や血液生化学的検査，病理学的検査などにおいても安全性が示されている。

10　おわりに

人類は生誕以来，数百万年といわれており，近代に至るまでゆるやかな時の流れの中，地球規模での人類を取り巻く環境の変化に対し，遺伝子を少しずつ変えていくことにより適応して生き抜いて来た。しかしながら，この長い歴史の中での「現代」はきわめて短期間での激変があった。すなわち産業革命や日本での文明開化，さらには第二次世界大戦後のわずか60年間で生じた科学技術や化学工業の発展は著しい。短期間での人類を取り巻く環境の激変には，それ以前に適応してきた人類の能力をもってしても，もはや手に負えない，収拾のつかない状況にきていると考えられる。

ストレス障害の最も代表的な症状が不眠や睡眠障害であり，またその予備軍である「夜型生活習慣」などにより，現在では良質な睡眠が得られていない人が激増している。マイナートランキライザーやハルシオンなどの医薬品を手軽に入手可能な時代になってきたが，その副作用や依存性・習慣性は思いのほか怖いものである。食習慣などに基づいたミルクペプチドのような抗ストレスヘルスフードは今の時代には貴重かつ重要なものと考える。人類は自らの手で首を絞めている，あるいは言い方を変えるならば「便利」になったが，「命」や「健康」を代償として失いつつあるということでもある。一方で人類は，かけがえのない人の命や健康を守る知恵もまた有するものであると信じている。

文　　献

1) ヘルスフード科学概論，矢澤一良編著，成山堂 (2003)
2) Craft R. M., Howard J. L. and Pollard G. T., Conditioned defensive burying as a model for identifying anxiolytics, *Pharmacol. Biochem. Behav.*, **30**, 3, 775–780 (1998)
3) Clare D. A. and Swaisgood H.E., Bioactive milk peptides: a prospectus, *J. Dairy Sci.*, **83**, 1187–1195 (2000)
4) Lanoir D., Canini F., Messaoudi M., Demagny B., Martin S. and Bourdon L., Long term effect of a bovine milk alpha-S1 casein hydrolysate on healthy low and high stress responders, *Stress*, **5** (suppl.), 124 (2002)

第21章　漢方薬による睡眠障害の改善

稲永和豊*

1　はじめに

　漢方薬を睡眠障害以外の症状の治療に用いていると，苦しんでいる症状の改善とともに，入眠が早くなり，熟眠感が得られるようになり，早朝覚醒もなくなるという体験をする患者がいることに気づく。漢方薬というのは本来単一の症状のみに効くというような薬ではないと思われる。これは筆者が漢方薬を使用してみて感じたことである。ある漢方薬を例にとってみると，その中に種々の生薬が含まれている。それぞれの生薬の効能を見ると，実に多くの効能を持っていることがわかる。種々の生薬をどのような考えで組み合わせたのであろうか。永い漢方薬研究の歴史の中で，おそらく経験を積み重ねて現在のような生薬の組み合わせが完成したことを考えると改めて先人の知恵に感銘を受けるのである。しかし現在，神経精神薬理学は著しい進歩をとげており，漢方薬に関する薬理学は未だ究明されていないことがあまりにも多い。筆者はそのような現状でも，漢方薬が日常の臨床で極めて有用であることを知っている。筆者が漢方薬に興味と関心を抱いたのは，大学での教職を去り，地方の病院と診療所での診療に移ってからである。中年以上，特に高齢者を多く診るようになり，漢方薬の有用性を感ずるようになった。

　漢方医学は証候（証を見極める）学であり，その治療法は証に従う治療であると言われている。漢方独自の症状の観察，考え方，治療法がある。漢方医学の特徴は生薬を用いて治療することである。現在エキス製剤が普及している。複数以上の生薬を一定量ずつ組み合わせて用いる。それぞれの生薬の量を決め，それらを組み合わせてひとつの方剤（調剤した薬剤）にしているが，そのような組み合わせにはおそらく永い年月にわたる先人の経験と研究があったであろう。漢方で特に重視しているのは，個人の体力，体質などにより薬に対する反応が異なることで，各個人の状態の把握が特に重視される。同じ病気であっても，患者の体質や体力により用いる方剤が異なる。また異なる病気であっても，同じ方剤を用いて治療することがある。証の科学的研究が将来必要となるであろう。

　「証」は西洋医学でいう症状や症候とは違い，ある病的状態において出現する複数の症状の統一概念であり，「証」が決まると，直ちに治療の方針が決まるのである。「証」は「虚証」と「実証」

---

*　Kazutoyo Inanaga　医療法人筑水会病院　神経情報研究所　所長；久留米大学　名誉教授

とに分けられる。簡易な証の見わけ方は，実証は筋肉質，頑強で元気があるような人であり，虚証はやせ，元気がない，細くて小さいようなタイプである。その他，若い人と老いた人との違いなども考慮に入れる必要がある。平均寿命が延びてきているので加齢の影響も考えねばならない。漢方には「陰と陽」とか，「表と裏」といった表現もある。昔はこのような表現で一人の患者の特徴を捉えようとしたのであろう。薬の使い分けに苦労していたことがわかる。

2 不眠症によく用いられる漢方薬

昔から不眠に対する漢方薬は次のようなものが知られている。

(1) 実証に使われる処方

① 柴胡加竜骨牡蛎湯：脈，腹ともにやや強いほうで，胸脇苦満（心窩部より季肋部にかけて苦満感を訴え，抵抗，圧痛の認められる症状）とへその上下に動悸があり，不眠，動悸，不安，いらいらがあり，便秘等の症状のある人に用いられる。

② 三黄瀉心湯：高血圧気味で，のぼせ，いらいら，顔面紅潮，便秘気味，寝つきが悪い。

③ 黄連解毒湯：のぼせ，不安のための不眠，顔面紅潮がある。

(2) 中間証に使われる処方

① 半夏厚朴湯：咽喉の異物感，閉塞感，不安，動悸，抑うつ，めまい。

② 加味逍遥散：貧血，不安，いらいら，冷え，寝汗（虚証に使われることもある）。

③ 柴胡桂枝湯：季肋部苦満感，不安，悪心を伴う不眠。

(3) 虚証に使われる処方

① 加味帰脾湯：体力が衰え疲れやすく，血色が悪い人で，いらいらしたり，くよくよしたりする。

② 酸棗仁湯：体力が低下している人で，心身疲労による不眠，寝つきが悪い。

しかし不眠症にはこのほかにも多くの処方が用いられている。

3 眠りに効く漢方薬の薬理学からの解明

漢方薬が睡眠障害に効果があるとすれば，それらの漢方薬はどのような薬理作用を持っているのであろうか。現在市販されている睡眠薬はベンゾジアゼピン系の薬物がほとんどである。それらの薬物はすべて抗不安作用を示すことが知られている。抗不安作用を示す漢方薬であれば，その漢方薬は不眠症に用いることができるであろう。丸山悠司[11]ら，栗原久[8〜10]らは，抗不安薬評価法のひとつである高架式迷路装置に改良を加えたものを用いて，マウスの常態での不安発

第21章　漢方薬による睡眠障害の改善

現を根拠に中枢に作用する種々の漢方薬の抗不安作用を評価した。これは高いタワーの展望台の床の一角が透明であり，そこで感じるヒトの不安が同じく動物の情動を誘起するかどうか，高架式十字迷路装置の一翼の床を透明にして検討するものである（図1）。用いられた漢方方剤は4種類で，半夏厚朴湯，抑肝散，柴朴湯，加味帰脾湯である。浄留水および各方剤を1日1回，7日間マウスに経口投与し，最終投与日の翌日に実験を行った。十字中央部にマウスを乗せ，5分間の観察時間に透明枝（オープンアーム）に滞在した時間の累積を計算した。また自発運動量の計測も行った。その結果，半夏厚朴湯はわずかながら用量依存的にオープンアームでの滞在時間を延長し，2g/kg投与群では蒸留水投与群に対して有意な延長効果が認められた[8]。抑肝散は1g/kgで最大効果として顕著な延長効果が認められ，柴朴湯では更に明瞭な用量依存性が示された[10]。また加味帰脾湯は，0.5g/kg以上で有意に滞在時間を延長した。中枢に作用しないと考えられる葛根湯を対照方剤として用いたが，いずれの用量でもオープンアームでの滞在時間は延長されなかった。

　ベンゾジアゼピン系の薬物ジアゼパムの単独投与（1mg/kg）で滞在時間の延長が認められるとともに，その効果は各方剤投与群との併用で著しく増強されることが明らかになった。さらにこれらの効果発現にベンゾジアゼピン受容体が関与する可能性が示唆されている[9]。この実験から不眠症に用いられる漢方方剤には抗不安作用があり，したがってベンゾジアゼピン系の睡眠薬と同じように睡眠を促進する作用があることが示唆されている。

　佐々木健郎ら[13]は，黄連解毒湯の中枢作用について研究している。漢方における黄連解毒湯の投与目標には精神不安や興奮，不眠などがあり，中枢抑制的薬効が示唆されるが，上半身の「熱」による各種精神症状を有する疾患に投与すると効果が認められるという。上半身の「熱」と

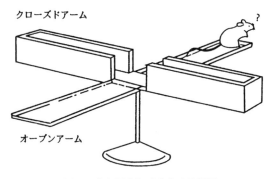

図1　改良型高架式十字迷路装置
装置は，直交する4本のアーム［各6(W)×30(D)］と，それらが交差する部分のプラットホーム（9×9cm）からなっている。十字の一翼（アーム）には黒色不透明の側壁［10(H)cm］があり，床は灰色不透明である（クローズドアーム）。他のアームには側壁がなく，床は透明である（オープンアーム）。本装置は40cmの高さに設置されている[12〜15]。

いうような表現は漢方ではよく用いられる表現である。黄連解毒湯には抗ストレス作用があり，その抗ストレス作用は肉体的侵襲に伴うストレスモデルよりも情動的因子が関与するストレスモデルで強く効果が認められるという。その作用様式は抗不安作用を持つベンゾジアゼピン系の薬物と同じであると考えている。黄連解毒湯の作用はヘキソバルビタールによる睡眠を指標としてみると，ジアゼパム様であることが示唆されたという。

石毛ら[5]は，Elマウスを用いた研究から，柴胡加竜骨牡蛎湯がElマウスの過剰興奮状態を改善し，単に脳の興奮水準を低下させ延長させるものではないと考えている。

これらのマウスを用いた研究から漢方薬の睡眠に対する作用が現在の神経精神薬理学の研究から次第に解明されてきている。

4　終夜睡眠ポリグラフ検査からの解明

人で漢方薬が睡眠にどのような影響を与えるかを調べることにより，漢方薬の睡眠への作用を明らかにすることができる。夜眠りに入り，どのような眠りであるかを知るためには，脳波，眼球運動，下顎の筋電図，その他の生体情報を調べる終夜睡眠ポリグラフ検査が必要である。この検査は漢方薬の人の睡眠への影響を調べる最も確実な方法である。残念なことにこのような研究はあまり行われていない。次々と開発される新しい睡眠薬の終夜睡眠ポリグラフ研究に比べると，漢方薬の研究は極めて少ないのは残念である。少ない中でも抑肝散加陳皮半夏に関する研究が行われた[1]。最近抑肝散に注目が集まり，とくに認知症の行動・心理症状（例えば焦燥感や攻撃性）に対してすぐれた効果があることが明らかにされている。筆者の経験では，種々の新しい非定型抗精神病薬とともに，高齢者の行動・心理症状の治療に役立つこと，また安全性の高い薬物であることがわかり，高齢者で比較的安全に使用できる薬物としての期待がもたれている[4]。抑肝散はまた認知症患者の睡眠障害にも効果がある。抑肝散と抑肝散加陳皮半夏とは生薬は殆ど同じであり，抑肝散は7種類の生薬からなり，抑肝散加陳皮半夏はその7種類にハンゲ（半夏）とチンピ（陳皮）が加わっている。ともに神経症，不眠，小児夜なきによいとされてきた方剤である。

抑肝散加陳皮半夏7.5g/日を3日間1日3回分服，証に関係なく20人の健康な男子（平均年齢23.9±6.8年）を対象としている。20人のうち入眠がよく，よく眠ると告げた7人（平均年齢23.9±2.0年）を選んだ。これら7人の被験者について終夜睡眠ポリグラフ検査が行われた。二重盲検法により抑肝散加陳皮半夏と安中散を服用した。両方の処方とも味はよく似ているが，安中散は消化器疾患に用いられる処方である。それぞれの試験の間は1週間の間隔をおいている。検査の夜の前に3日間いずれかの処方を服用し，検査前の夜は検査になれるために設けられた。終夜

第 21 章　漢方薬による睡眠障害の改善

睡眠ポリグラフ検査は 23：00pm から被験者が翌朝ひとりで目覚める時まで行った。もし7時までに目を覚まさなかったら，7時までとした。その結果安中散にくらべて抑肝散加陳皮半夏で総睡眠時間が有意に増加していた。また，統計的には有意ではなかったが，入眠潜時の短縮，睡眠効率の改善，睡眠の第2段階の増加，第3と第4段階の減少がみられている。レム睡眠への明らかな影響はなかった。またどの被験者でも翌朝，副作用の訴えはなかった。ベンゾジアゼピン系薬剤は入眠潜時を短くし，全睡眠時間を増し，第2段階の睡眠を増加させ，第3と第4段階の減少を示す傾向があることが知られている。ノンレム睡眠（徐波睡眠）においては，抑肝散加陳皮半夏はベンゾジアゼピン睡眠薬に似ていた。睡眠に問題のある被験者での研究は行われていない。高齢者や認知症の患者での研究も今後の課題である。

5　いびきをかく人の眠りといびきに効く漢方薬

いびきは男女ともにすべての年齢層でおこり，ふつうはあまり気にかけない人が多い。しかしいびきの中には健康に悪い影響を与えるものがある。習慣性いびき症の頻度は粥川ら[6]によって調査されている。男性の 16％，女性の 6.5％ に習慣性いびき症が認められたという。男性では 50歳代にピークが見られ，女性では 40 歳代未満の人では比較的少ないが，50 歳以後の更年期から閉経以後に増加するようであったという。古川は[2]，携帯型睡眠時無呼吸障害検出装置を用いて健康診断受診者について調べ，男性の 21.3％，女性の 7.6％ に習慣性いびきを認めている（図2）。高度のいびきは閉塞性睡眠時無呼吸以外に高血圧症，心筋梗塞，虚血性心疾患，脳血管障害を合併する頻度が高く，これらの疾患の危険因子と考えられる。

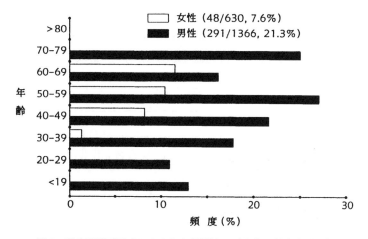

図2　健康診断受診者にみられた習慣性いびき症の頻度（文献2）

いびきはごく些細な厄介ごとでもあり，また生命を脅かす病気の症状でもある。健康にとって注意する必要のあるいびきかどうかは終夜睡眠ポリグラフ検査により決められる。いびきをかく人の中で特に治療の対象になるのは閉塞性睡眠時無呼吸症候群（Obstructive Sleep Apnea Syndrome；OSAS）である。

これは睡眠中の上気道閉塞によって起こる無呼吸の時期が頻回に起こり，そのために眠りが中断され，昼間の眠気を訴えることが多い症候群である（図3）。しかしながら夜間の眠りの中断を自覚している人は意外に少なく，また不眠，昼間の眠気を自覚していない人もかなりある。久留米大学の調査によると日中の眠気を訴える人は60％で，20％が夜の不眠を自覚し，20％の人は不眠も昼間の眠気も自覚していなかった。主な症状としては大きないびき，睡眠中の窒息感，あえぎ呼吸，中途覚醒，目覚めた時の倦怠感などがある。肥満，短い首，上気道の狭小化，小下顎，あるいは下顎後退が認められる。昼間の眠気は夜間の睡眠が呼吸停止によって分断されることによって起こり，そのために交通事故，労働災害，学業・作業能率の低下，記憶・集中力の減退，抑うつなどが起こり，生活の質の低下が起こる。このような例では睡眠障害を専門とする検査センターを受診することがすすめられる。

いびきの訴えがあり，睡眠時無呼吸症候群が疑われる場合は専門的検査が必要であるが，いびきのみの訴えがある時の処置として漢方薬を用いることがある。また閉塞性睡眠時無呼吸症候群の治療にも有効なことがある。いびきに対する漢方治療は1970年代からその試みが見られ，いろいろな方剤が用いられた。葛根湯，抑肝散加陳皮半夏，補中益気湯，柴胡桂枝湯，などいろいろな方剤が用いられたが，少数例の症例報告である。竹迫ら[15]は，脳出血などの患者のいびきの治療に柴胡桂枝湯を用いて効果を認めている。筆者は，柴胡が含まれた大柴胡湯，柴胡加竜骨

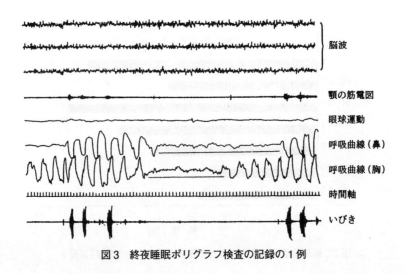

図3　終夜睡眠ポリグラフ検査の記録の1例

牡蛎湯，四逆散など，おもに実証の人に用いる方剤を用いていびきの抑制をしている[3]。その他半夏厚朴湯が有効であったとの報告もあり，かなりの漢方薬がいびき抑制に役立つ可能性がある。

6 更年期の睡眠障害に用いられる漢方薬

更年期とは，女性の閉経直後の数年間(45歳から55歳頃まで)を指しており，生殖期から非生殖期への移行期である。卵巣の働きが衰退し，内分泌のバランスが大きく変動し，それとともに心理・社会的な変化も起こり，身体的・精神的に様々な変化が見られる。更年期障害の症状は，睡眠障害に限らずいろいろな症状があり，その訴えも多様である。更年期障害は生物的，心理・社会的に理解することが大切である(表1)。血の道症というのは更年期障害も含んであるが，妊娠，出産，流産，月経など，女性の生理現象に伴って発症する症状を指している。つまり更年期に限らない広範囲の障害をいう。更年期障害に対してはホルモン療法や種々の向精神薬による治療が行われているが，漢方治療が最も適していると日本では評価されている。更年期障害では同時に多くの愁訴を訴える症例が多く見られるが，漢方治療の原則は，全身の状態をととのえ，自然な眠りを可能にすることである。

6.1 更年期障害に用いられる処方

(1) 実証に用いられる処方

① 柴胡加竜骨牡蛎湯：体格は中程度以上で，不安，不眠，動悸，いらいら，肩こり，便秘の傾向がある人。胸脇苦満があり，腹部大動脈がドキドキしている人。
② 桃核承気湯：体はがっしりしている。のぼせやすく顔のほてりがあり便秘がち，下腹部の抵抗や圧痛がある。
③ 桂枝茯苓丸：桃核承気湯の証と似ているがすべての症状が軽いもの。下腹部の抵抗感と圧痛，のぼせ。
④ 女神散：体格，体力中等度以上のもの，特にのぼせとめまいを主訴とするもの。気がふさ

表1 更年期障害の症状

分類	症状
血管運動神経	のぼせ，ほてり，発汗，動悸，めまい，頭痛，しびれ感，蟻足感など
精神神経症状	不安感，不眠，抑うつ，イライラ感
運動器症状	肩凝り，関節痛，腰痛，神経痛
その他	易疲労感，皮膚掻痒感など

ぎ，人と話すのを嫌がる人。
⑤ 三黄瀉心湯：のぼせる感じがつよく，顔がほてり，便秘し，いらいら，不眠がある。みぞおちのつかえた感じ。

(2) **中間証に用いられる処方**
① 加味逍遥散：更年期障害に広く用いられる。気分の変動があり，のぼせ，食欲不振など種々の愁訴のあるもの。
② 抑肝散：イライラ，怒りっぽい，肩こり，動悸や不眠，攻撃的な言動。腹力は軟弱で，腹部大動脈の拍動を触れる場合によい。
③ 抑肝散加陳皮半夏：抑肝散よりも体力，体格が弱いもので神経がたかぶるものに用いる。
④ 柴胡桂枝湯：のぼせやすい，上半身に汗をかきやすい。右の肩がこりやすい。頭痛，身体の痛みがあるもの。みぞおちの軽い抵抗感。

(3) **虚証に用いられる処方**
① 当帰芍薬散：体力がなく，顔色がすぐれず，月経異常があり，手足が冷え，疲れやすい人。腹力，脈力とも弱い。
② 半夏厚朴湯：みぞおちのあたりが多少つかえるような感じ，のどには何かがつかえている感じ。不安感，抑うつ傾向，動悸がある人。
③ 甘麦大棗湯：情緒不安定，少しのことに興奮しやすい。生あくび，へその上に軽い動悸がふれる。
④ 桂枝加竜骨牡蛎湯：くよくよする，根気がない，いらいらする。のぼせやすい，肩こり，軽いめまい，のどのつかえた感じ。

以上のように更年期障害に用いられる処方はいろいろとあるが，この中で適当なものを使用する。

6.2 症 例

［46歳・女性］

1年位前から生理が不順になり，また疲れやすくなり，始終いらいらして怒りっぽくなると同時に寝つきがわるくなった。さらに片頭痛がひどい日があったり，カーッとのぼせたりするようになり，患者自身で更年期障害ではないかと考えている。眠れない時にハルシオンを2錠のんでいる。嫌な夢ばかりみて，夜中に目が覚めるといろいろなことが気になる。その他にも下痢をしやすいこと，身体の冷え，気分が晴れないなどいろいろな訴えがある。桂枝加竜骨牡蛎湯と十全大補湯により調子がよくなっている（益田）[12]。

筆者の診た患者は48歳の女性看護師で，2年くらい前から夜勤のあと入眠に1時間から1時

第 21 章　漢方薬による睡眠障害の改善

間半かかるようになった。気分も落ち込み，何もしたくないことがある。頭痛やむかつきが 3 日おきにおこる。眠りに入るとよく眠るが，夢をよくみる。生理は 25 歳でなくなった。ブロチゾラムで眠るようになったが頭痛，頭重感，気分の落ち込みがある。当帰芍薬散を用いたところ，肩こり，いらいら，気分の落ち込みもなくなり夢もみなくなったという。

　この他，更年期障害では漢方薬が効く例が多い。

7　高齢者，特に認知症のある患者の不眠症

　高齢者では睡眠障害が増加する。睡眠薬の服用により，夜間の転倒，過度の眠りなどが起こりやすい。ベンゾジアゼピン系の睡眠薬は老人では使いにくいことが多い。筆者は老年期の認知症患者で当帰芍薬散，抑肝散などを用いているが，転倒や過度の鎮静作用がない。

7.1　症　例

[74 歳・女性，アルツハイマー型認知症]

　X 年 2 月より，種々の音が気になり，訴えが執拗に続く。新しい抗精神病薬や睡眠薬を就寝前に服用しているが，6 〜 7 時間は床に就いているが，3 〜 4 回中途覚醒があり，その度に睡眠薬を要求する。3 月中旬より抑肝散 7.5g を処方。2 週間を経過した頃から，落ち着いて眠れるようになったという。

[83 歳・男性，血管性認知症]

　X 年 3 月 20 日初診。昨年より睡眠薬を服用するようになった。2 月 28 日夜から「誰か来ている。20 人ほどの人が来ている」と言った。3 月 8 日には「蛇がいる」とか「寝室に竹が生えている」などと言った。夜間せん妄と診断した。3 月 20 日より抑肝散を処方した。それ以来せん妄はなくなった。

　このような例を見ると，抑肝散は睡眠薬より眠りを改善する効果がすぐれている。

　抑肝散は睡眠改善作用があるだけでなく，認知症の行動と心理症状に対して強力な治療効果を発揮する。特に攻撃行動などの行動症状や，焦燥感などの心理症状に有効で，全体として効果発現が早い。さらに副作用が比較的少ないことは，高齢の患者に使用しやすい。しかし高齢者では重大な副作用が発生することがあるので，注意する。副作用として現れるのは偽アルドステロン症である。またミオパシーも起こることがある。低カリウム血症が起こらないように血清カリウム値の測定を行う。

8 概日リズム睡眠障害に用いられる漢方薬

1日の中で社会的に要求される，あるいは自分で望む時間帯に眠れず，睡眠・覚醒のリズムが乱れる睡眠障害を概日リズム障害と呼んでいる。睡眠時間帯の異常である。ジェット・ラグは時差症候群の一つとしてよく知られている。海外，例えば米国，欧州に飛ぶと，いわゆる時差ぼけを経験する。概日リズム障害には次のようなものがある。

①遅くまで寝付けず，翌日の昼まで眠る。
②夜早くから眠り，早朝に目覚めてしまう。
③毎日眠る時間が少しずつ遅れてゆく。
④昼夜を問わず不規則な睡眠パターンをとる。

このような睡眠障害に対する漢方治療はまだ系統的には研究されていない。しかし睡眠相後退症候群の漢方治療に関する研究がある。柴胡剤や駆瘀血剤が用いられている[14]。筆者[4]は，昼夜のリズムが不規則な高齢者で，当帰芍薬散を用いて12日ぐらい経って昼夜のリズムが正常に

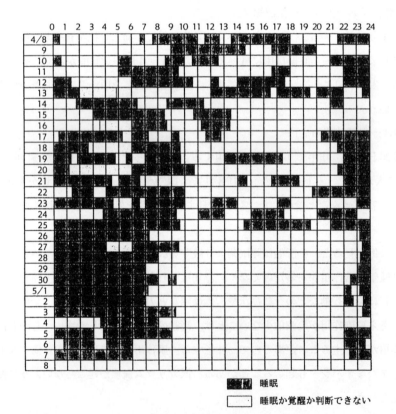

図4　睡眠日誌
4月14日より当帰芍薬散7.5gを使用し，4月26日より昼夜のリズムが明らかになった。

第21章 漢方薬による睡眠障害の改善

なった例を経験した(図4)。概日リズム障害の漢方治療の研究はこれからというところである。

文　献

1) Aizawa R., Kanbayashi T., Sato Y. *et al.*, Effects of Yoku-kan-san-ka-chimpi-hange on the sleep of normal healthy adult subjects, *Psychiatry and Clinical Neurosciences*, **56**, 303-304 (2002)
2) 古川博史, 睡眠時呼吸障害の疫学—自作携帯型睡眠時呼吸障害検出装置を用いて—, 藤田学園医学会誌臨時増刊, **12**(3), 213-239 (1993)
3) 稲永和豊, 安西英雄, 睡眠障害の漢方治療とサプリメント, 星和書店 (2004)
4) 稲永和豊, 認知症の行動・心理症状 (BPSD) の薬物治療, 筑水会神情報研・病院年報, **24**, 5-36 (2005)
5) 石毛敦, El マウスの易興奮性に起因した行動異常に対する柴胡加竜骨牡蛎湯の改善作用, *Prog. Med.*, **17**, 861-867 (1997)
6) Kayukawa Y., Shirakawa S., Hayakawa T. *et al.*, Intensity of snoring in patients with sleep related breathing disorders, *Psychiatry and Clinical Neurosciences*, **53**, 294-300 (1989)
7) 小林英喜, 鼾に対する柴胡加竜骨牡蛎湯エキス顆粒の使用経験, 漢方診療, **11**(7), 10 (1992)
8) 栗原久, 丸山悠司, 高架式十字迷路テストによる半夏厚朴湯の抗不安効果に関する検討, 神経精神薬理, **17**, 353-358 (1995)
9) 栗原久, 丸山悠司, マウスの改良型高架式十字迷路テストによる漢方薬の抗不安作用—ベンゾジアゼピン受容体の関与—, 神経精神薬理, **18**, 179-190 (1996)
10) 栗原久, 森田誠, 石毛敦ほか, 改良型高架式十字迷路装置による柴朴湯の抗不安効果発現物質の検索, 神経精神薬理, **18**, 643-653 (1996)
11) 丸山悠司, 栗原久, 森田誠, 漢方薬の抗不安効果—改良型高架式十字迷路装置の開発とその成果, *Prog. Med.*, **17**(4), 831-837 (1997)
12) 益田総子, やっぱり劇的漢方薬, 同時代社 (1998)
13) 佐々木健郎, 吉崎文彦, 黄連解毒湯の中枢作用と抗ストレス作用, *Prog. Med.*, **17**, 868-874 (1997)
14) 佐藤田實, 睡眠相後退症候群の漢方治療, 精神科治療学, **19**(6), 749-756 (2004)
15) 竹迫賢一, 日吉俊紀, いびきに対する柴胡桂枝湯の治療効果, 日本東洋医学雑誌, **44**(1), 31 (1993)

第 VI 編

睡眠改善薬

第 IV 章

第 章 如 如 如

第22章 日本発の睡眠障害治療薬ラメルテオンの研究開発

宮本政臣*

1 はじめに

既存の睡眠薬は，$GABA_A$受容体に作用して睡眠を誘発する。$GABA_A$受容体は，脳幹毛様体，辺縁系，海馬，小脳，脊髄，大脳皮質辺縁系など広範囲に存在し，種々の神経伝達物質を含有する神経に対して，Clイオンの細胞内流入を介して抑制的に作用する。そのため，睡眠誘発作用は示すものの，その睡眠は自然睡眠とは異なり，筋弛緩作用，前向性健忘，反跳性不眠，依存性などの種々の有害作用を惹起する。これに対してラメルテオン（Ramelteon，TAK-375，商品名：Rozerem）は，主に視床下部視交叉上核に存在するメラトニン受容体（MT_1/MT_2受容体）にアゴニストとして作用してcAMP産生系を抑制し，サルおよびネコで強力な睡眠誘発作用を示した。その睡眠パターンは自然睡眠に極めて近いものであった。また，既存薬で見られる学習記憶障害，運動障害，依存性などは見られなかった。ラメルテオンは入眠障害を特徴とする睡眠障害患者における臨床試験において，入眠までの時間を短縮するとともに総睡眠時間を増やした。ヒトにおいても記憶障害や運動障害などの有害作用は極めて少なく依存性も見られず，反復投与においても耐性や反跳性不眠も認められなかった。ラメルテオンは，ヒトの睡眠覚醒サイクルを司る視交叉上核に作用する新規作用機序を有し，副作用が少なく生理的な睡眠をもたらす不眠症治療薬として期待される。

2 開発の経緯

近代の不眠症治療薬開発の歴史は，バルビタール系睡眠薬に始まる。バルビタール系薬剤は，強い中枢抑制作用を示し，抗てんかん薬，催眠鎮静薬，麻酔薬，抗不安薬等として用いられた。しかしながら，バルビタール系薬剤を催眠鎮静薬として用いた場合，強力な呼吸抑制作用も同時に惹起されることから，過量投与は容易に致死を招き治療係数は著しく低いものであった。代わって登場したベンゾジアゼピン系薬剤は，脳内$GABA_A$受容体に作用して安定した睡眠導入作用を惹起するが，呼吸抑制作用が非常に弱くなり使いやすくなったことから，一挙に市場を独

---

* Masaomi Miyamoto　武田薬品工業㈱　医薬開発本部　本部長

占することになった。特に，分子内にトリアゾロ基を有するトリアゾラムは，強力な睡眠導入作用を有することから世界中で愛用された。しかしながら，$GABA_A$ 受容体は，広範な脳部位に存在し，非選択的な脳機能抑制作用を示すことから睡眠導入作用の他に，筋弛緩作用，前向性健忘，反跳性不眠，依存性などの種々の有害作用を惹起する。これらの副作用の軽減を図って非ベンゾジアゼピン系薬剤であるゾルピデムやゾピクロンが開発された。しかし，これらの薬剤においても上記の副作用は多かれ少なかれ認められ，睡眠薬の QOL としては満足できるものではない。睡眠の質も自然睡眠とは異なり，脳機能全般を抑制して催眠作用を示すことから鎮静型睡眠と呼ばれるものである（表1）。

ラメルテオンの研究開発の発端になったのは，ベンゾジアゼピン受容体作動薬であるトリアゾラムの副作用であった。1991年秋の BBC 放送で，トリアゾラムの記憶障害や筋弛緩作用などの有害作用が大々的に取り上げられ，大きな社会問題となった。本研究は，当時の経営トップより安全な睡眠障害治療薬の研究開発の指示を受けたことに始まる。武田の睡眠薬研究の歴史が長いことは，一般にはあまり知られていない。実は，トリアゾラムは武田薬品が発明した化合物である。話は1968年に遡るが，当時の中央研究所の化学および生物部門の優秀な研究者達が，世界に先駆けて発明したトリアゾロベンゾジアゼピンであり，本発明は同年日本の特許庁に出願されている。時を同じくして，米国のアップジョン社（後にファイザー社に吸収合併された）も全く同様な研究を行っており，1969年3月に米国特許庁にほぼ同じ内容の特許を出願している。米国特許庁は，日本や欧州と同じように先出願主義への方針転換を協議し始めたものの，長期間にわたり先発明主義を取っておりアップジョン社の先発明を認め，トリアゾラム以下化合物の開発権を認めた。米国以外の国では，これらの発明は武田薬品の発明として登録された。

武田薬品工業は，トリアゾラムより作用が温和なエスタゾラムを睡眠薬として開発したことから，大きな副作用問題は起こらなかった。しかしながら，副作用が少なく自然睡眠に近い眠りを提供することは，睡眠障害治療薬を長年研究してきた武田薬品の使命であるとの考えから，動物

表1　既存不眠症治療薬の QOL

分類	代表的な薬剤	副作用または有害事象
バルビツール酸系	バルビタール ペントバルビタール　など	呼吸抑制，記憶障害，運動障害，依存性，耐性など
ベンゾジアゼピン系 　$GABA_A$ 受容体 　アゴニスト	トリアゾラム テマゼパム など	記憶障害，運動障害，依存性，耐性，反跳性不眠など
非ベンゾジアゼピン系 　$GABA_A$ 受容体 　アゴニスト	ゾルピデム ザレプロン エスゾピクロン　など	記憶障害，運動障害，依存性，反跳性不眠など（副作用は軽減）

第22章　日本発の睡眠障害治療薬ラメルテオンの研究開発

の概日リズムを調節しているホルモンであるメラトニンの受容体に注目して研究を行った経緯がある。幸運にも，研究開始時に設定した創薬コンセプトが臨床試験においても実証され，2005年「ロゼレム（Rozerem）」という商品名で，米国で承認・発売された。

　メラトニンは，1958年，エール大学のLernerらによって発見されて以来，睡眠覚醒サイクルなどの概日リズム調節に重要な役割を果たしていることが明らかにされてきた。メラトニンは，松果体から分泌されるホルモンであるが，その分泌は視床下部に存在する視交叉上核からのシグナルにより調節されており，昼間は非常に少なく夜間に多い。ヒトの睡眠との関連においては，メラトニン産生は夜間睡眠と同期しており，夜間における内因性メラトニン分泌の増加は被検者の夜間での眠気の始まりや睡眠傾向と一致している[1,2]。

　メラトニンの受容体（結合部位）は，IUPHARの命名委員会によりMT_1，MT_2，MT_3の3つに分類されている[3]。MT_1受容体は，主に視交叉上核に存在し，Mel_{1a}受容体としてクローニングされた受容体である。MT_2受容体は，網膜および視交叉上核に分布する受容体でありMel_{1b}受容体に相当する[4,5]。一方，MT_3受容体は，当初ML_2受容体として研究されていた受容体であるがMT_1およびMT_2受容体が高親和性であるのに対し，低親和性であり，動物の脳，肝臓，心臓，腎臓などの各種臓器に分布することが知られていた[6]。ところが，最近の研究でMT_3受容体はヒトのquinone reductase 2（QR2）というredox関連酵素であることが明らかとなり，メラトニン固有の受容体ではないことが明らかとなった[7,8]。

　MT_1受容体は，視交叉上核で高い発現を示し，メラトニンは視交叉上核の神経発火を抑制するが，この作用はMT_1受容体を介することがMT_1受容体欠損マウスを使った研究から明らかになった[9]。一方，マウスの視交叉上核スライスにおける神経発火に対するメラトニンの位相前進効果は，MT_1受容体欠損マウスでは阻害されることはなく，MT_2受容体アンタゴニストで拮抗されることから，メラトニンの位相前進作用はMT_2受容体を介するものと考えられる[10,11]。MT_3結合部位は，MT_1やMT_2受容体のピコモルオーダーの高親和性受容体とは異なり，ナノモルオーダーの低親和性の結合部位であり，メラトニンの睡眠覚醒リズムに対する作用には関与しない[12,13]。

　メラトニンの経口投与時の睡眠プロモーション作用については，報告によりまちまちであり一貫していない[14〜16]。2005年NIHはメラトニンの睡眠に対する効果のメタアナリシスにより，メラトニンの睡眠作用には疑問があるとの報告を出している。これまでの成績からは，シフトワーカーなどの概日リズム性睡眠障害の治療には有効であるようだが[17,18]，一般的な不眠の治療薬としての有効性については疑問視されている。

　既存の$GABA_A$受容体を介する睡眠導入薬は，その受容体が全脳に満遍なく存在することから，種々の薬理作用を誘発する。その薬理作用の1つが睡眠誘発作用であるが，その他，学習記

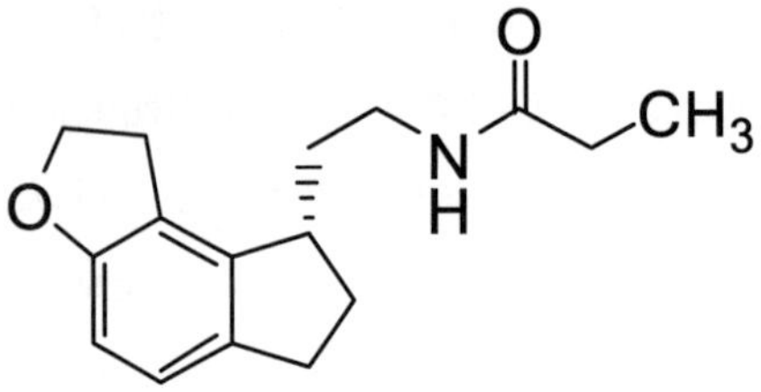

図1 ラメルテオンの化学構造式

8位の不斉中心はMT$_1$およびMT$_2$受容体への特異的な親和性に寄与しており，MT$_3$結合部位への親和性は無視できるほど弱くなった。フラン環部分は受容体への親和性の強度と作用持続性に寄与している。

憶障害作用，筋弛緩作用，抗不安作用，抗けいれん作用，精神および身体依存性などの薬理作用を示す。GABA$_A$受容体作動薬を睡眠導入薬として使用した場合は，反跳性不眠，耐性，依存性，薬物乱用などの有害作用の問題が指摘されている。また，惹起される睡眠は自然睡眠とは異なり，鎮静型の睡眠と呼ばれるものであり，睡眠脳波解析ではステージ2の軽い睡眠が増加しREM (rapid eye movement) 睡眠が減少することが一般的である。

筆者らは，これらの既存睡眠薬の問題点を解決した睡眠障害改善薬としてメラトニン受容体作動薬の研究を行い，ラメルテオン (TAK-375，図1に化学構造式を示す) を見出した[19]。ラメルテオンは睡眠覚醒に関与するMT$_1$およびMT$_2$受容体の選択的なアゴニストであり，睡眠覚醒に関与しないMT$_3$結合部位 (QR2) に対しては親和性を示さない化合物である。また，メラトニン受容体以外の神経伝達物質の受容体への親和性は皆無に等しく，種々の酵素に対しても作用せず，MT$_1$およびMT$_2$受容体にのみ選択的に作用する薬剤である[20]。

2.1 ラメルテオンの薬理作用

2.1.1 神経化学的作用

(1) メラトニン受容体への親和性

ラメルテオンのメラトニン受容体に対する親和性をニワトリ前脳標本 (Mel$_{1a}$およびMel$_{1c}$)，シリアンハムスターの全脳 (MT$_3$) 並びにヒトMT$_1$およびMT$_2$受容体遺伝子を導入したCHO細胞を用いて検討した。さらに，ラメルテオンがメラトニンMT$_1$およびMT$_2$受容体のアゴニストであるかアンタゴニストであるかを検討する目的で，ヒトMT$_1$およびMT$_2$受容体遺伝子を導入したCHO細胞を用いて，フォルスコリンによるcAMP生成に対する抑制作用を検討した[20]。

各化合物のKi値を表2に示す。ニワトリ前脳のメラトニンMel$_{1a}$およびMel$_{1c}$受容体に対して，ラメルテオンは2-ヨードメラトニンと殆ど同等，メラトニンの約15倍の親和性を示した。ヒトMT$_1$受容体に対しても殆ど同様の結果が得られ，MT$_1$受容体に対しラメルテオンの親和性は，

第22章 日本発の睡眠障害治療薬ラメルテオンの研究開発

メラトニンの約6倍であった。ヒト MT_2 受容体に対しても殆ど同様の結果が得られ，MT_2 受容体に対しラメルテオンの親和性は，メラトニンの約3倍であった。ラメルテオンはハムスター全脳の MT_3 結合部位に対して低い親和性を示した[20]。一方，2-ヨードメラトニン，N-アセチルセロトニンおよびプラゾシンは高い親和性を示し，メラトニンも中程度の親和性を示した。高親和性のメラトニン受容体と MT_3 結合部位への親和性の比較において，ラメルテオンは約2万4,000から19万倍であった。一方，他の化合物では最大で300倍程度であり，ラメルテオンほどの開きを示したものはなかった[20]。以上から，ラメルテオンは MT_1 および MT_2 受容体に選択性の高い化合物であることが明らかとなった。

(2) メラトニン受容体アゴニスト作用

MT_1 および MT_2 受容体発現細胞においてラメルテオン，メラトニンおよび2-ヨードメラトニンは濃度依存的にフォルスコリン誘発cAMP生成反応を抑制した。表3にIC$_{50}$を示した。MT_1 および MT_2 受容体発現細胞においてラメルテオンの抑制活性は2-ヨードメラトニンと同等で，各々の細胞においてメラトニンより約4および17倍強かった[20]。

表2 メラトニン受容体に対する親和性

化合物	Ki			
	ニワトリ前脳メラトニン Mel$_{1a}$/Mel$_{1c}$ 受容体 (pmol/L)	ヒト MT_1 受容体遺伝子導入 CHO 細胞 (pmol/L)	ヒト MT_2 受容体遺伝子導入 CHO 細胞 (pmol/L)	ハムスター全脳メラトニン MT_3 結合部位 (nmol/L)
ラメルテオン	23.1 ± 0.356	14.0 ± 0.508	112 ± 5.35	2,650 ± 183
メラトニン	368 ± 8.76	80.7 ± 2.06	383 ± 4.99	24.1 ± 0.536
2-ヨードメラトニン	24.8 ± 1.73	13.1 ± 0.337	188 ± 3.86	0.964 ± 0.0154
N-アセチルセロトニン	ND	81,300 ± 6,930	ND	15.7 ± 2.79
プラゾシン	ND	> 2,730,000	ND	6.16 ± 0.464

実験を3回繰返し，その結果を平均値 ± S.E. で表示。ND は未測定。

表3 ヒト MT_1 および MT_2 受容体発現 CHO 細胞におけるフォルスコリン誘発 cAMP 生成抑制作用

化合物	ヒト MT_1 受容体 IC$_{50}$ (pmol/L)	ヒト MT_2 受容体 IC$_{50}$ (pmol/L)
ラメルテオン	21.2 ± 5.38	53.4 (40.7〜70.3)
メラトニン	77.8 ± 14.6	904 (714〜1,150)
2-ヨードメラトニン	26.8 ± 7.45	60.7 (44.0〜83.9)

MT_1 受容体：実験を3ないし4回繰返し，その結果を平均値 ± S.E. で表示。
MT_2 受容体：2回の実験から計算した。括弧内は95%信頼区間を示す。

(3) その他の神経伝達物質の受容体および酵素活性に対する作用

ラメルテオンは，$GABA_A$ 受容体をはじめ，検討した 131 の GPCR 受容体，イオンチャネル，トランスポーターの結合部位のいずれに対しても 10 μmol/L の濃度で有意な親和性を示さなかった。一方，メラトニンは $5-HT_{1A}$ 受容体の $[^3H]$ 8-OH-DPAT 結合に有意な阻害を示し，それぞれの受容体結合の IC_{50} 値は 5.6 μmol/L であった。以上，ラメルテオンは $GABA_A$ 受容体，ドパミン受容体，セロトニン受容体，オピオイド受容体等に親和性はなく，依存性や薬物乱用性がないことが示唆された[20]。これはサルおよびヒトにおける試験において，ラメルテオンが精神および身体依存性および薬物乱用性を示さないことを支持するものである。

一方，ラメルテオンが諸種酵素活性に対して影響を及ぼすかどうかを検討した。実験にはマウス，ラット，モルモット，ウサギ，ヒツジ，ブタ，ウシおよびヒトの諸臓器および血球細胞，ヒト酵素を発現させた株化細胞，あるいは細菌を実験材料として用いた。ラメルテオンは検討した 54 の酵素活性のいずれに対しても 10～1,000 μmol/L の濃度で有意な作用を示さなかった。メラトニンも同様に 10～1,000 μmol/L の濃度で作用を示さなかった[20]。

以上から，ラメルテオンは MT_1 および MT_2 受容体に対して極めて選択的なアゴニストであることが判明した。

2.1.2 実験動物における睡眠プロモーション作用

(1) ネコにおける睡眠プロモーション作用

メラトニンを対照薬として，自由行動下のネコを用いてラメルテオンの睡眠プロモーション作用を検討した。ラメルテオン経口投与時のネコの睡眠覚醒変化を図2に示す。各々2時間の各覚醒睡眠相の平均発現時間をパーセントで示すが，各睡眠相に関する分散分析の結果，ラメルテオンの 0.0001 mg/kg 投与群では，覚醒，徐波睡眠およびレム睡眠のいずれのパラメーターにおいても溶媒投与対照群との間に差はなかった。0.001 および 0.01 mg/kg 投与群ではレム睡眠には対照群との間に差はなかったが，覚醒時間と徐波睡眠時間において有意差が認められた。さらに，0.1 mg/kg 投与群では，すべてのパラメーターにおいて対照群との間に有意差が認められ，ラメルテオンは覚醒時間の短縮，徐波睡眠の増加およびレム睡眠の増加を示した。作用の持続時間について，覚醒時間を指標として用いて検討すると，ラメルテオンの作用は投与6時間後まで認められた[13]。

メラトニン投与時の影響を図3に示す。分散分析の結果，メラトニン 0.001 mg/kg 投与群では，溶媒投与対照群との間にはいずれのパラメーターについても差はなかったが，0.01 および 0.1 mg/kg 投与群では徐波睡眠において有意差が認められた。1 mg/kg 投与群では，覚醒時間と徐波睡眠において群間に有意差が認められた。メラトニンの作用持続を検討する目的で，覚醒時間の分散分析で群間に有意差が認められた 1 mg/kg 投与群について各2時間値の群間の有意差

第 22 章　日本発の睡眠障害治療薬ラメルテオンの研究開発

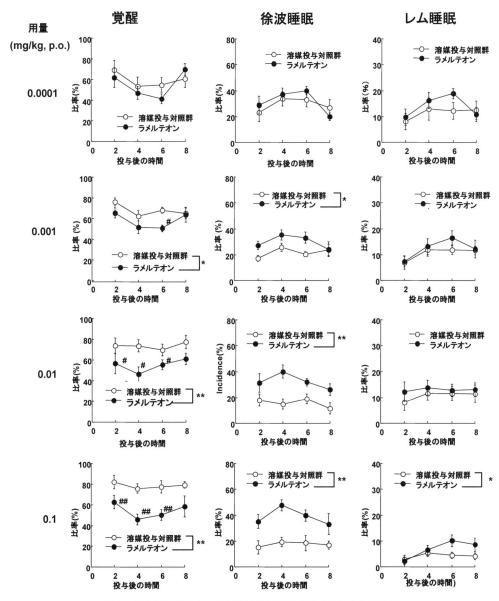

図2　自由行動下のネコの睡眠覚醒に及ぼすラメルテオンの作用

1群8匹のネコを使用し，ラメルテオンまたは溶媒投与後，各2時間毎の覚醒，徐波睡眠およびレム睡眠の割合をパーセント(平均値 ±S.E.)で示す。覚醒時間の短縮を指標として作用持続を検定。
$*P<0.05$, $**P<0.01$，分散分析により溶媒投与対照群と比較，$^{\#}P<0.05$, $^{\#\#}P<0.01$, paired t 検定により溶媒投与対照群と比較(Holm 法による調整済み)。

を paired t-test で検定すると，投与後2時間においてのみ群間に有意差が認められた[13]。

以上，ネコにおけるラメルテオンの睡眠増加作用はメラトニンより強く，作用持続時間も長かった。

眠りの科学とその応用

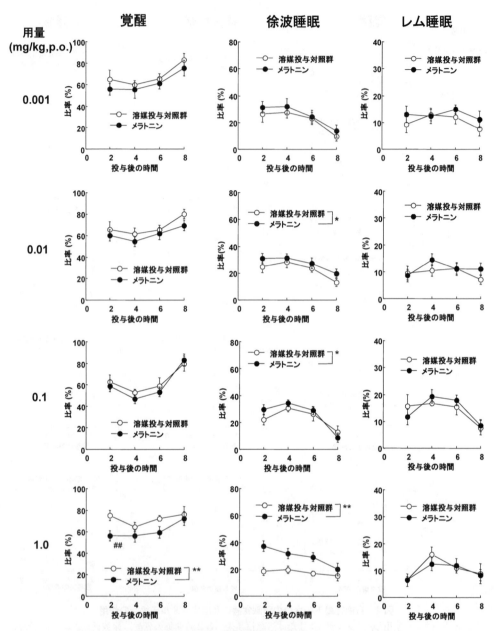

図3 自由行動下のネコの睡眠覚醒に及ぼすメラトニンの作用

1群8匹のネコを使用し，メラトニンまたは溶媒投与後，各2時間毎の覚醒，徐波睡眠およびレム睡眠の割合をパーセント（平均値±S.E.）で示す．覚醒時間の短縮を指標として作用持続を検定．
*$P<0.05$, **$P<0.01$, 分散分析により溶媒投与対照群と比較，##$P<0.01$, paired t 検定により溶媒投与対照群と比較（Holm法による調整済み）．

第22章 日本発の睡眠障害治療薬ラメルテオンの研究開発

(2) サルにおける睡眠プロモーション作用

ラメルテオンを 0.003, 0.03 および 0.3 mg/kg 経口投与した時の浅い睡眠 (LS) および徐波睡眠 (SWS) ステージまでの潜時を図4に示す。0.03 mg/kg 以上のラメルテオン投与群において, 両睡眠ステージの発現潜時の有意な短縮が認められた[21]。

一方, 両睡眠ステージの発現潜時に及ぼすメラトニンの作用を図5に示す。メラトニンは, 低用量の 0.3 mg/kg 投与群で, LS の発現潜時に有意な短縮が認められたものの, SWS においては有意な作用を示さなかった。メラトニン 1 mg/kg 投与群では, 両睡眠潜時の短縮傾向が認めら

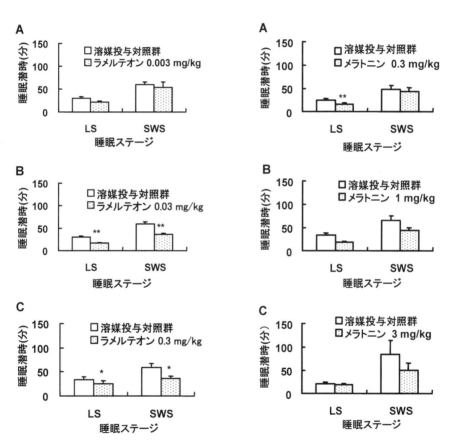

図4 サルの夜間睡眠潜時に及ぼすラメルテオンの影響
自由行動下のサルの夜間睡眠潜時に及ぼす影響を検討。ステージ1およびステージ2を含む軽睡眠(LS)とステージ3およびステージ4を包含する徐波睡眠(SWS)出現までの時間を示す。ラメルテオンは消灯直前に経口投与した。
$*P<0.05$, $**P<0.01$, paired t test により溶媒投与対照群と比較(Holm 調整済み)。

図5 サルの夜間睡眠潜時に及ぼすメラトニンの影響
自由行動下のサルの夜間睡眠潜時に及ぼす影響を検討。ステージ1およびステージ2を含む軽睡眠(LS)とステージ3およびステージ4を包含する徐波睡眠(SWS)出現までの時間を示す。メラトニンは消灯直前に経口投与した。
$**P<0.01$, paired t test により溶媒投与対照群と比較(Holm 調整済み)。

れたが，3 mg/kg 投与群ではその傾向は認められなかった[22]。

　ラメルテオン投与後の夜間 12 時間における睡眠量は，0.03，0.3 mg/kg の各用量で総睡眠量の有意な増加が認められ，低用量の 0.003 mg/kg 投与群においても増加の傾向が認められた。また，各睡眠相の変化についてみると，ラメルテオンの 0.03，0.3 mg/kg の用量で SWS の増加傾向が認められた。一方，メラトニンは，0.3 〜 3 mg/kg のすべての用量で総睡眠量の増加傾向が認められたが，有意な作用ではなかった[22]。

2.1.3　概日リズム再同調作用

　ラットにおける輪回し行動評価モデルを用いて，概日リズム再同調に及ぼすラメルテオンの効果について検討した[12]。12 時間明暗サイクル下で長期間飼育したラットは，明期に低く，暗期に高い輪回し行動を示す。この動物の明暗サイクルを 8 時間前進させた時の，新規明暗サイクルでの概日リズムの再同調を輪回し行動を指標に検討した。ラメルテオンおよびメラトニンは，新規明暗サイクルの消灯直前に投与した。ラメルテオン 0.1 および 1 mg/kg 経口投与群は，新規明暗サイクルでの概日リズムの再同調を促進した（図 6）。一方，メラトニンも 10 mg/kg の経口投与により同様な再同調促進作用を示した[12]。

2.1.4　運動系および学習記憶に対する作用

　既存 $GABA_A$ 受容体作動薬の副作用の 1 つは，筋弛緩を伴う運動障害である。ここではマウ

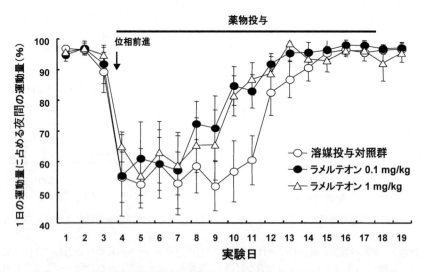

図 6　ラットの 8 時間位相前進時の概日リズム再同調に及ぼすラメルテオンの影響
ラットにおける回転ケージを用いた自発運動量の概日リズムを 12 時間明暗周期で測定。明暗周期を 8 時間位相前進させたときのリズム再同調に及ぼすラメルテオンの影響を検討。ラメルテオンは新規の暗期直前に経口投与した。ラメルテオンは 0.1 および 1mg/kg の投与により再同調を促進した。各値は 1 日の総運動量に占める暗期での運動量の比率を示す。

第22章 日本発の睡眠障害治療薬ラメルテオンの研究開発

スにおける回転棒試験を用いてラメルテオン，メラトニンおよびジアゼパムの協調運動に対する作用を検討した[23]。ラメルテオン，メラトニンおよびMT_3結合部位のリガンドであるN-アセチルセロトニンは，単独投与ではマウスの協調運動に対して無影響であった。一方，ジアゼパム経口投与（1～10 mg/kg）は，用量依存性の協調運動阻害作用を示した。また，ジアゼパムで誘発された協調運動障害に対するメラトニンおよびラメルテオンの影響についても検討したところ，メラトニンおよびMT_3受容体のリガンドであるN-アセチルセロトニンは，用量依存的な協調運動増悪作用を示した。ラメルテオンは，3～30 mg/kg, p.o.の高用量投与でもジアゼパムによる協調運動障害に対して無影響であった[23]。

ラットにおける水迷路学習および遅延位置合わせ学習を用いて，学習記憶行動に対するラメルテオンの作用についても検討した。ラメルテオン（3～30 mg/kg, p.o.）およびメラトニン（10～100 mg/kg, p.o.）投与群は，ラットの水迷路学習および遅延位置合わせ学習に対して有意な影響

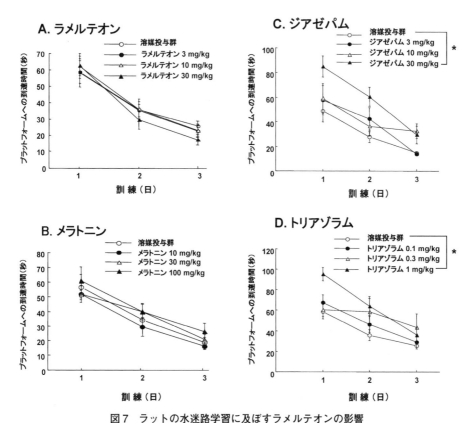

図7 ラットの水迷路学習に及ぼすラメルテオンの影響

モリス型水迷路を用い，水面下のプラットフォームを見つけて逃避するまでの時間を測定。一日4試行からなる訓練を3日間連続して行った。平均値±S.E.を示す。1群8匹のラット使用。
*$P \leq 0.025$，片側Williams検定により溶媒投与対照群と比較（群間比較は3日間の平均逃避潜時により比較）。

を与えなかった。一方，ジアゼパムおよびトリアゾラムは，いずれの学習に対しても用量依存性の阻害作用を示した[12]。図7は，モリス型水迷路における学習獲得に及ぼすラメルテオン，メラトニン，ジアゼパムおよびトリアゾラムの影響を示す。ラメルテオンおよびメラトニンは水迷路学習に対して無影響であったが，ジアゼパムおよびトリアゾラム投与は有意な学習障害を示した。

以上のように，ラメルテオンは，実験動物の運動系や学習記憶に対して全く阻害することはなかった。これは臨床試験でも実証されていることでもあるが，ラメルテオンがメラトニン受容体（MT_1およびMT_2受容体）に対して極めて選択的なアゴニストであり，その他の受容体や酵素に対して親和性を示さないことと密接に関連する。

2.1.5 薬物依存および薬物乱用性

既存の不眠症治療薬は，$GABA_A$受容体アゴニストであり，依存性，薬物乱用性が大きな懸念材料である。特に，薬物乱用性は大きな社会問題であり，米国ではスケジュールドラッグに分類されている。米国で最も広く使用されているゾルピデムにおいても multiple tablet drug abuse が問題となっている。そこで，ラメルテオンの精神依存性ラットにおける場所嗜好条件付けを用いて検討した。ラメルテオン (3～30 mg/kg, p.o.) およびメラトニン (10～100 mg/kg, p.o.) 投与群は，薬物報酬効果を示さなかったが，ジアゼパム (5 mg/kg, p.o.) およびトリアゾラム (0.5 mg/kg, p.o.) 投与群では，これまでの報告[24]と一致して有意な薬物報酬効果が認められた[12]。

また，同様にサルを用いた静脈内自己投与試験においても薬物報酬効果がないことが確認された[25]。さらにサルの1年間の長期に渡る胃内投与試験において身体依存形成は認められず[26]，ラメルテオンには依存がないことが明らかとなった。

以上の，ラットやサルにおける実験からラメルテオンには依存性がなく，薬物乱用性はないことが示唆された。

2.2 ラメルテオンの臨床効果

ラメルテオンの短期および反復投与時の不眠症治療効果について，慢性不眠症患者および健常ボランティアにおける二重盲検法を用いた検討がなされた。睡眠プロモーション作用については，睡眠ラボにおける終夜睡眠脳波（PSG）を用いた客観的な睡眠作用が検討された。また，睡眠潜時に関しては患者自らの報告による主観評価も行った。

2.2.1 一過性不眠に対する治療効果

健常ボランティアを対象とし，first-night-effect を用いて睡眠潜時（消灯から持続的な睡眠が見られるまでの時間）および総睡眠時間に及ぼすラメルテオンの作用を PSG により検討した。ラメルテオン 16 mg および 64 mg を就寝時刻30分前に投与した結果，有意な睡眠潜時の短縮を

第 22 章　日本発の睡眠障害治療薬ラメルテオンの研究開発

示した。平均睡眠潜時は，プラセボ投与群が 22.6 分であったのに対し，16 および 64 mg 投与群はそれぞれ 12.2 分および 13.4 分であった。また，総睡眠時間もプラセボ群が 413.3 分であったのに対し，それぞれ 427.3 分および 424.7 分であった[27]。

2.2.2　慢性不眠症に対する治療効果

米国の精神医学会が定めた DSM-IV-TR において，原発性不眠症 (primary insomnia) と診断された患者におけるクロスオーバー法を用いた有効性試験が行われた。107 例の慢性不眠症患者を対象としてラメルテオンの 4，8，16 および 32 mg 投与群とプラセボ投与群をランダムな順序で，各用量 2 日間投与の 5 剤 5 期の二重盲検試験を実施した[28]。被験者の通常就寝時刻の 30 分前に投与し，PSG を用いて検討した。プラセボ投与時の睡眠潜時が 37.7 分であったのに対して，ラメルテオン投与群は 4，8，16 および 32 mg のいずれの投与群においても有意な睡眠潜時短縮を示した (図 8)。また，これらの用量では明確な用量反応性は認められず，特記すべき有害事象も見られなかった[28]。

反復投与時の有効性，耐性，投与中止の反跳性不眠への影響は，PSG を用いた客観的な評価と患者が睡眠日誌を用いて評価する主観評価を用いて検討された[29]。405 例の成人不眠症患者にプラセボ，ラメルテオン 8 mg または 16 mg が 5 週間にわたって投与された。ラメルテオンの投与は，5 週間に渡り有意な睡眠潜時の短縮を示した。また，PSG による総睡眠時間もラメルテオン投与群で 5 週間に渡り増加していた (図 9A，9B)。また，翌朝の質問表による主観的評価においても，安定した睡眠潜時短縮および総睡眠時間の増加が認められた (図 9C，9D)。この試験において，ラメルテオン投与は記憶，運動系に影響を与えることはなく，投与中止によって反

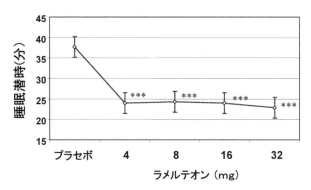

図 8　成人慢性不眠症患者における PSG を用いた睡眠潜時に及ぼすラメルテオンの影響
成人の慢性不眠症患者における睡眠障害に対するラメルテオンの作用について，5 剤 5 期のクロスオーバー法で実施。ラメルテオンは 1 期 2 日間の投与で，睡眠潜時は脳波上で持続的な睡眠脳波が見られるまでの時間を測定。
***$P<0.001$，プラセボ対照群と比較 (分散分析)。

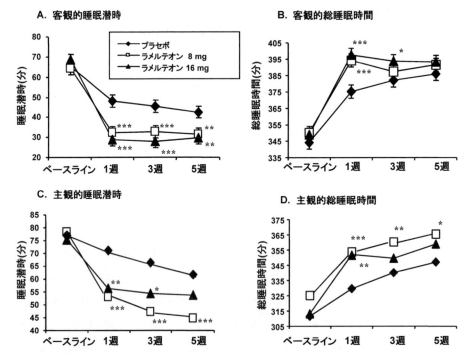

図9 成人慢性不眠症患者におけるラメルテオンの反復投与時の睡眠潜時およ総睡眠時間に及ぼす影響
慢性不眠症患者にラメルテオン8または16 mgを5週間にわたって投与したときの睡眠潜時および総睡眠時間に及ぼす影響について検討。睡眠潜時および総睡眠時間はPSGによる客観評価（AおよびB）と翌朝の質問による主観評価（CおよびD）の両面から評価した。
$^*P<0.05$, $^{**}P<0.01$, $^{***}P<0.001$, プラセボ対照群と比較（分散分析）。

跳性不眠が出現することもなかった[29]。

　一方，高齢の不眠症患者を対象として睡眠日誌を用いた主観評価による検討がラメルテオン4および8 mg投与により実施され，ラメルテオン投与群は5週間にわたり睡眠潜時の短縮を示した（図10）。投与期間中の有害事象は特になく，投与中止後の反跳性不眠も見られなかった[21]。1年間投与によるオープン安全性試験においても，ラメルテオンの有効性は1年間安定して持続し，特記すべき有害事象もなかった。

2.2.3　安全性

　ラメルテオンの臨床試験時の安全性は良好であり，推奨用量の8 mg投与（1,250例，プラセボ投与1,370例）で見られた有害事象で2%以上の発現率を示したのは，頭痛，眠気，倦怠感，目まい，悪心，不眠悪化，上気道感染であったが，眠気（8 mg 5%，プラセボ3%），倦怠感（8 mg 4%，プラセボ2%）および目まい（8 mg 5%，プラセボ3%）を除いては，その発現頻度はプラセボと同等であった。その出現頻度も極めて低いものであった。その他，臨床的に意味のある有害事象は認められていない。記憶系，運動系に対する有害作用も極めて限定的であり，既存の

第22章　日本発の睡眠障害治療薬ラメルテオンの研究開発

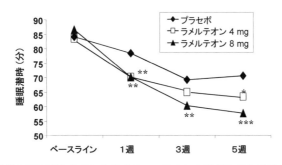

図10　高齢慢性不眠症患者におけるラメルテオンの睡眠改善作用(自覚的効果)
65歳以上の高齢不眠症患者におけるラメルテオンの反復投与による睡眠効果を睡眠日誌を用いて検討。ラメルテオンは就寝時に経口投与した。
$*P<0.05$, $**P<0.01$, $***P<0.001$，プラセボ対照群と比較(分散分析)。

$GABA_A$受容体作動薬と比較すると，その有害事象は極めて軽微なものであった。

2.2.4　薬物乱用性

$GABA_A$受容体作動薬は，多かれ少なかれ薬物乱用性があり，スケジュールドラッグ(スケジュールIV)に認定されている。そこで，ラメルテオンのヒトにおける乱用性がベンゾジアゼピン乱用経験者を用いて検討された。14例の乱用経験者にトリアゾラムとラメルテオンを投与したときの薬物嗜好性試験を行ったところ，トリアゾラムは用量依存性の嗜好性が認められたが，ラメルテオンにおいては臨床用量の20倍量の160 mgまで検討されたが，嗜好性は認められなかった[30]。この成績は，ラットおよびサルを用いた非臨床実験でラメルテオンが依存性を示さないことと一致するものであった。

3　おわりに

ラメルテオン研究開発のトリガーは大きく3つあった。第一は，言うまでもなく既存のGABA系睡眠薬で問題となっている種々の副作用を発現しない安全な睡眠障害治療薬が待たれていることであった。米国においては，依存性や薬物乱用性のない不眠症治療薬として承認され不眠治療に使われている。欧州では2007年3月に承認申請を行った。日本では，早期申請を目指して第三相試験中である。第二の理由は，現在治療薬が存在しないジェットラグやシフトワーカーなどの概日リズム性睡眠障害にも有効な薬剤が望まれているということであった。これらの適応については，現在臨床試験が進んでいる。第三の理由は，メラトニン分泌は加齢とともに直線的に低下し，その低下がアルツハイマー病を中心とする認知症の患者においてさらに顕著であったことであり，加齢に伴う睡眠障害にメラトニンの関与が大きいと推定されたことである。認知症における睡眠覚醒障害は社会的問題であり，その治療薬が皆無であることから，安全性の高い睡眠障

害治療薬は患者にとってもまたその家族にとっても大きな福音となるからである。アルツハイマー病の睡眠覚醒障害についても臨床試験が行われており，今後の展開が期待される。

文　　献

1) Akerstedt T., Froberg J. E., Friberg Y., Wetterberg L., Melatonin excretion, body temperature and subjective arousal during 64 hours of sleep deprivation, *Psychoneuroendocrinology*, **4**, 219-225 (1979)

2) Tzischinsky O., Shlitner A., Lavie P., The association between the nocturnal sleep gate and nocturnal onset of urinary 6-sulfatoxymelatonin, *J. Biol. Rhythms*, **8**, 199-209 (1993); Arendt J., Importance and relevance of melatonin to human biological rhythms, *J. Neuroendocrinol.*, **15**, 427-431 (2003)

3) Dubocovich M. L., Cardinali D. P., Delagrange P., Krause D. N., Stroberg D., Sugden D., and Yocca F. D., Melatonin receptors, The IUPHAR compedium of receptor characterization classification, IUPHAR Media, pp. 270-277, London (2000)

4) Reppert S. M., Godson C., Mahle C. D., Weaver D. R., Slaugenhaupt S. A., Gusella J. F., Molecular characterization of a second melatonin receptor expressed in human retina and brain: the Mel_{1b} melatonin receptor, *Proc. Natl. Acad. Sci. USA*, **92**, 8734-8738 (1995)

5) Reppert S. M., Weaver D. R., Ebisawa T., Cloning and characterization of a mammalian melatonin receptor that mediates reproductive and circadian responses, *Neuron*, **13**, 1177-1785 (1994)

6) Dubocovich M. L., Melatonin receptors: are there multiple subtypes?, *Trends Pharmacol. Sci.*, **16**, 50-56 (1995)

7) Nosjean O., Ferro M., Coge F., Beauverger P., Henlin J. M., Lefoulon F., Fauchere J. L., Delagrange P., Canet E., Boutin J. A., Identification of the melatonin-binding site MT_3 as the quinone reductase 2, *J. Biol. Chem.*, **275**, 31311-31317 (2000)

8) Nosjean O., Nicolas J. P., Klupsch F., Delagrange P., Canet E., Boutin J. A., Comparative pharmacological studies of melatonin receptors: MT_1, MT_2 and MT_3/QR2. Tissue distribution of MT_3/QR2, *Biochem. Pharmacol.*, **61**, 1369-1379 (2001)

9) Liu C., Weaver D. R., Jin X., Shearman L. P., Pieschl R. L., Gribkoff V. K., Reppert S. M., Molecular dissection of two distinct actions of melatonin on the suprachiasmatic circadian clock, *Neuron*, **19**, 91-102 (1997)

10) Dubocovich M. L., Selective MT_2 melatonin receptor antagonists block melatonin-mediated phase advances of circadian rhythms, *FASEB J.*, **12**, 1211-1220 (1998)

11) Jin X., von Gall C., Pieschl R. L., Gribkoff V. K., Stehle J. H., Reppert S. M., Weaver D. R., Targeted disruption of the mouse Mel (1b) melatonin receptor, *Mol. Cell Biol.*, **23**, 1054-

1060 (2003)

12) Hirai K., Kita M., Ohta H., Nishikawa H., Fujiwara Y., Ohkawa S., Miyamoto M., Ramelteon (TAK-375) accelerates reentrainment of circadian rhythm after a phase advance of the light-dark cycle in rats, *J. Biol. Rhythms*, **20**, 27–37 (2005)

13) Miyamoto M., Nishikawa H., Doken Y., Hirai K., Uchikawa O., and Ohkawa S., The sleep-promoting action of ramelteon (TAK-375) in freely moving cats, *Sleep*, **27**, 1319–1325 (2004)

14) Hughes R. J., Sack R. L., Lewy A. J., The role of melatonin and circadian phase in age-related sleep-maintenance insomnia: assessment in a clinical trial of melatonin replacement, *Sleep*, **21**, 52–68 (1998)

15) Zhdanova I. V., Wurtman R. J., Lynch H. J., Ives J. R., Dollins A. B., Morabito C., Matheson J. K., Schomer D. L., Sleep-inducing effects of low doses of melatonin ingested in the evening, *Clin. Pharmacol. Ther.*, **57**, 552–558 (1995)

16) Zhdanova I. V., Wurtman R. J., Regan M. M., Taylor J. A., Shi J. P., Leclair O. U., Melatonin treatment for age-related insomnia, *J. Clin. Endocrinol. Metab.*, **86**, 4727–4730 (2001)

17) Arendt J., Deacon S., English J., Hampton S., Morgan L., Melatonin and adjustment to phase shift, *J. Sleep Res.*, **4**, 74–79 (1995)

18) Sharkey K. M., Fogg L. F., Eastman C. I., Effects of melatonin administration on daytime sleep after simulated night shift work, *J. Sleep Res.*, **10**, 181–192 (2001)

19) Uchikawa O., Fukatsu K., Tokunoh R., Kawada M., Matsumoto K., Imai Y., Hinuma S., Kato K., Nishikawa H., Hirai K., Miyamoto M., Ohkawa S., Synthesis of a novel series of tricyclic indan derivatives as melatonin receptor agonists, *J. Med. Chem.*, **45**, 4222–4239 (2002)

20) Kato K., Hirai K., Nishiyama K., Uchikawa O., Fukatsu K., Ohkawa S., Kawamata Y., Hinuma S., Miyamoto M., Neurochemical properties of ramelteon (TAK-375), a selective MT_1/MT_2 receptor agonist, *Neuropharmacology*, **48**, 301–310 (2005)

21) Roth T., Seiden D., Sainati S., Wang-Weigand S., Zhang J., Zee P., Effects of ramelteon on patient-reported sleep latency in older adults with chronic insomnia, *Sleep Med.*, **7**, 312–318 (2006)

22) Yukuhiro N., Kimura H., Nishikawa H., Ohkawa S., Yoshikubo S., Miyamoto M., Effects of ramelteon (TAK-375) on nocturnal sleep in freely moving monkeys, *Brain Res.*, **1027**, 59–66 (2004)

23) Miyamoto M., Effect of ramelteon (TAK-375), a selective MT_1/MT_2 receptor agonist, on motor performance in mice, *Neurosci. Lett.*, **402**, 201–204 (2006)

24) Spyraki C., Fibiger H. C., A role for the mesolimbic dopamine system in the reinforcing properties of diazepam, *Psychopharmacology (Berl)*, **94**, 133–137 (1988)

25) Nishida N., Sasaki M., Wakasa Y., Awasaki Y., Yamamoto M., Yanagita T., Reinforcing effect of ramelteon assessed by intravenous self-administration experiments in rhesus monkeys, *Sleep*, **28**, A5 (2005)

26) France C., Weltman R., Cruz C., Lack of primary physical dependence effects of ramelteon in rhesus monkeys, *Sleep*, **28**, A5 (2005)
27) Roth T., Stubbs C., Walsh J. K., Ramelteon (TAK-375), a selective MT_1/MT_2-receptor agonist, reduces latency to persistent sleep in a model of transient insomnia related to a novel sleep environment, *Sleep*, **28**, 303-307 (2005)
28) Erman M., Seiden D., Zammit G., Sainati S., Zhang J., An efficacy, safety, and dose-response study of ramelteon in patients with chronic primary insomnia, *Sleep Med.*, **7**, 17-24 (2006)
29) Zammit G., Roth T., Erman M., Sainati S., Weigand S., Zhang J.,, Double-blind, placebo-controlled polysomnography and outpatient trial to evaluate the efficacy and safety of ramelteon in adult patients with chronic insomnia, *Sleep*, **28**, A229 (2005)
30) Johnson M. W., Suess P. E., Griffiths R. R., Ramelteon: A novel hypnotic lacking abuse liability and sedative side effects, *Arch. Gen. Psychiatry*, in press (2006)

第23章 臨床で処方される睡眠薬の種類と作用

田ヶ谷浩邦*

1 はじめに

　主要先進国では成人人口の20～30％が何らかの睡眠の問題を自覚している。日本において行われた疫学調査でも同様であり[1～3]，特に60歳以上の高齢者で多い[1]。日本人成人の4～6％が睡眠薬を常用しており[4]，精神科以外の診療科における処方の約5％が睡眠薬である[5]。今日処方されている睡眠薬のほとんどがベンゾジアゼピン系睡眠薬（BZ），非ベンゾジアゼピン系睡眠薬（non-BZ）で，エタノールやバルビツール酸系睡眠薬，大衆薬（OTC；over-the-counter drugs）と比較して，安全性・臨床効果に優れ，耐性・依存性とも低い。日本では一般の人々の間に睡眠薬服用に対する誤解があり，睡眠薬服用に不安を抱く者が多い。このため，むしろ長期使用の際の催眠作用・安全性に問題のあるエタノール・OTCなどを使用するものが多く[4]，不眠が改善しないうちに自己判断で睡眠薬を中止してしまうという問題がある。

　睡眠薬はその化学構造などによりバルビツール酸系，非バルビツール酸系，BZ，non-BZの4つに大別される[6,7]。また，抗うつ薬，抗精神病薬や抗ヒスタミン薬などが睡眠の改善を目的として用いられることもある[8]。

　人類の文明とともに登場したエタノールは速やかな入眠と睡眠前半の深い睡眠を誘発するが，催眠作用は数時間で消失し，睡眠後半には覚醒作用が出現するため，一晩全体としては不安定で不十分な睡眠となる。連用するとエタノールは容易に耐性を形成し，睡眠前半の睡眠促進作用が消失し，摂取開始前よりも睡眠は障害され，摂取量の増加を招く。こうした状態でエタノールの摂取を中止するとさらに睡眠は浅くなり，分断される[9]。大量のエタノールの連用は，肝細胞障害，神経細胞障害，アルコール依存症など心身にも障害をもたらす。

　20世紀初頭に登場したバルビツール酸系薬物はエタノールよりも肝・神経細胞への悪影響は弱いが，エタノールと同様に耐性や依存性を早期に形成し，離脱症状も強く，大量服用により呼吸抑制を来して致死的となる危険があった。これらの欠点を克服すべく非バルビツール酸系睡眠薬が開発されたが，耐性や依存性が強かった。1950～60年代には催眠鎮静薬として使用されたサリドマイドにより短肢症の先天異常児が生まれ，社会問題となった。1960年代になって開発

＊ Hirokuni Tagaya　国立精神・神経センター武蔵病院　臨床検査部　生理検査室　医長

された BZ は，バルビツール酸系・非バルビツール酸系睡眠薬と比較して，中枢性呼吸抑制などの危険な副作用はほとんどなく，耐性も生じにくく，激しい退薬症候を起こすことも少なく，安全性と臨床効果に優れており，バルビツール酸系睡眠薬に代わって広く用いられるようになった。BZ には筋弛緩作用，記憶障害などの副作用があり，近年こうした作用が弱い non-BZ が開発され使用されるようになった[6,7]。

2 不眠とはどのような状態か？

不眠とは「眠ろうとしているのに眠れないと感じること」であり，様々な状態が含まれる。a) 疾患・薬物・環境などの睡眠妨害因子により必要な睡眠が確保できない場合，b) 身体が必要とする以上の睡眠をとろうするため眠れない場合，c) 不適切な時間帯に眠ろうとするため眠れない場合，d) 悩み・不安などにより入眠できない場合，e) 実際には睡眠をとっているにもかかわらず眠れていないと誤認する場合である。

身体が必要とする睡眠の長さと深さは，先立つ覚醒の長さと疲労の程度（睡眠負債）によって決まる[10]。睡眠負債が大きい状態では睡眠は深く長くなる。必要な睡眠の長さには個体差が大きく，加齢とともに短くなり[11]，夏季は冬季よりも短い[12]。日本の成人の平均睡眠時間は約 7 時間である[13]。

一日のどの時間帯に眠れるかは体内時計によって決定される。体内時計は視床下部の視交叉上核にあり，24 時間の地球の自転周期に同調し，外界の環境変化を先取りして活動・休息に適した身体の状態を作り出している[14]。いつも入眠している時刻の 2～4 時間前は一日の中で最も入眠しにくい[15]。

3 睡眠薬の適応と不眠の鑑別[16]

不眠はさまざまな原因で起こる。睡眠薬では効果が得られない場合，かえって悪影響がある場合があり，睡眠薬を処方する前に不眠の鑑別が必要である。

不眠の鑑別に際しては，まず身体・精神疾患の検索，常用薬剤の確認をする。次いで，寝室環境，入床時刻，入眠までに要する時間，中途覚醒の有無・その原因，再入眠にかかる時間，朝の覚醒時刻，離床時刻，夜間の異常現象の有無，日中の眠気の有無，昼寝の有無・時刻・持続時間について確認する。環境，生活習慣，身体・精神疾患，基礎疾患治療薬による不眠が疑われる場合には，原因の除去を優先する。

第 23 章　臨床で処方される睡眠薬の種類と作用

(1) 一過性の不眠

ストレスに伴う一過性の不眠はヒトの身体に備わった防衛機能の一つであり，通常は 1～3 週間以内に自然に消失する (d による不眠)。時差のある地域へジェット機で移動した場合や睡眠スケジュールを変更した場合には一過性に不眠が出現する。体内時計が新しい睡眠スケジュールに同調するまで時間がかかるためである (c による不眠)。

(2) 睡眠環境による不眠

騒音，室温，湿度，照度など寝室の環境が睡眠に適さない場合不眠が生じる (a による不眠)。環境改善を優先する。

(3) 嗜好品による不眠 (表 2)

エタノール，カフェイン，ニコチンはいずれも覚醒作用により不眠を引き起こす。夕方以降に大量に摂取しないよう指導する (a による不眠)。

(4) 睡眠習慣による不眠

眠くても覚醒を維持することはできるが，眠気がないのに眠ることはできない。このため，身体が必要とする以上に長く睡眠をとろうとしたり (b による不眠)，眠気がないのに早い時刻から

表 1　睡眠障害をきたす身体疾患

疾　　患		睡眠障害の原因	睡眠障害の種類
中枢神経系疾患	パーキンソン病 進行性核上性麻痺	寡動・筋強剛 呼吸筋運動不全 脳幹のレム中枢の障害	不眠 睡眠時無呼吸 睡眠中の異常行動
	オリーブ橋小脳変性症 (OPCA) シャイ・ドレーガー症候群	脳幹のレム中枢の障害	睡眠中の異常行動
	てんかん	睡眠中の発作 発作後もうろう状態	不眠，夜間の異常行動 日中の過眠様症状
循環器疾患	上室性期外収縮 心室性期外収縮	不整脈	不眠
	夜間狭心症，心筋梗塞	胸痛	不眠
	高血圧	睡眠時無呼吸	不眠・過眠
呼吸器疾患	気管支喘息	ぜんそく発作	不眠・過眠
	肺気腫，慢性気管支炎	レム睡眠中の低換気	不眠・過眠
消化器疾患	逆流性食道炎	胃液の逆流，誤嚥	不眠
	十二指腸潰瘍	心窩部痛	不眠
	クローン病，過敏性大腸炎	腹痛・下痢等	不眠・過眠
皮膚疾患	アトピー性皮膚炎など	掻痒	不眠・過眠
婦人科疾患	更年期障害	ほてり等	不眠・イライラ，うつ状態
その他	多尿をきたす疾患	尿意	不眠
	疼痛をきたす疾患	疼痛	不眠

表2 不眠をきたす嗜好品・大衆薬・健康食品・サプリメント

	区分・効能など	成　　分	睡眠障害の種類
嗜好品	アルコール連用	エタノール	不眠
	紙巻きタバコ，葉巻，刻みタバコなど	ニコチン	不眠
	コーヒー，紅茶，緑茶，中国茶，ココア，チョコレートなど	カフェイン	不眠
大衆薬	眠気・倦怠感除去薬	カフェイン	不眠
	鎮咳薬	エフェドリン誘導体，キサンチン類	不眠
	総合感冒薬，鼻炎薬，解熱鎮痛剤	カフェイン	不眠
		抗ヒスタミン薬など	眠気，過眠
	乗り物酔い薬，かゆみ止め	抗ヒスタミン薬など	眠気，過眠
	睡眠改善薬	ジフェンヒドラミン，ブロムワレリル尿素など	眠気，長期使用で依存・不眠
サプリメント	記憶力増強	ホスファチジルセリン	不眠
	中性脂肪，コレステロール，血糖値正常化	クロム	不眠
	健康維持	ビタミンC	不眠
	ストレス緩和，不眠の改善	セイヨウカノコソウ（バレリアン）	不眠
	うつ状態の改善	セイヨウオトギリソウ（セントジョーンズワート）	不眠
	疲労回復，強心作用	朝鮮人参（高麗人参）	不眠
	心臓病	サンシチニンジン（三七人参）	不眠
	疲労回復・滋養強壮	健康ドリンク（カフェイン含有），薬用酒など（高濃度エタノール含有）	不眠

眠ろうとすると（cによる不眠）強い不眠が出現する[17]。長時間昼寝をするとその分夜間の睡眠の必要性が減少し，不眠となる（bによる不眠）。床上で過ごす時間を減らしたり，就床時刻を遅らせることが有効である。

(5) **生活習慣による不眠**

いつも入眠している時刻が近づくと，交感神経系の活動が低下し入眠しやすくなる。こうした時間帯に激しい運動をしたり，熱すぎる風呂に入ったり，仕事・ゲーム等で興奮状態となると交感神経系の活動が活発となり不眠となる（aによる不眠）。いつも入眠している時間帯に強い光を浴びたり，昼近くまで暗い部屋で過ごしていると体内時計が遅れ，夜に眠気が出現する時刻が遅くなる（cによる不眠）。

(6) **身体疾患の症状による不眠**

疼痛，搔痒，咳嗽，不随意運動，筋強剛，異常感覚等の身体症状は不眠を引き起こす（aによる不眠）。睡眠薬投与は原疾患の悪化を見逃したり，健忘・転倒の原因となりやすい（表1）。

第23章 臨床で処方される睡眠薬の種類と作用

表3 睡眠障害をきたす薬剤

薬剤		睡眠障害の種類
抗パーキンソン病薬	ドパミン製剤	不眠,過眠,悪夢
	MAO-B阻害薬,ドパミン放出促進薬	不眠など
	ドパミンアゴニスト	不眠,過眠
	抗コリン薬	幻覚,妄想,躁状態,不安など
片頭痛治療薬	キサンチン誘導体,エルゴタミン製剤	不眠
抗てんかん薬	バルビツール酸	過鎮静,過眠,連用で不眠
	バルプロ酸,カルバマゼピンなど	鎮静,眠気
抗痴呆薬,脳代謝改善薬		不眠,眠気
抗うつ薬	三環系抗うつ薬,四環系抗うつ薬,単環系抗うつ薬	過鎮静,過眠
	モノアミン酸化酵素阻害薬(MAOI)	不眠,過鎮静
	選択的セロトニン再取り込み阻害薬(SSRI),セロトニン・ノルアドレナリン再取り込み阻害薬(SNRI)	不眠,過鎮静
抗精神病薬	定型抗精神病薬	過鎮静,過眠,せん妄,アカシジアによる不眠など
抗不安薬,抗てんかん薬,睡眠薬	ベンゾジアゼピン系薬剤,非ベンゾジアゼピン系薬剤	過鎮静,眠気,睡眠時無呼吸
精神刺激薬	メチルフェニデート,ペモリン	不眠
抗菌薬	ニューキノロン系抗菌薬	不眠
抗ウイルス薬		不眠,傾眠,幻覚,興奮,抑うつ,せん妄など
抗腫瘍薬		不眠,傾眠,抑うつ,せん妄,妄想など
ステロイド	プレドニゾロンなど	不眠,幻覚,抑うつ,せん妄,妄想など
抗アレルギー薬	第1世代H1ブロッカー	過鎮静
	第2世代H1ブロッカー	眠気
	その他の抗アレルギー薬	眠気,不眠
降圧薬	βブロッカー	不眠,悪夢
	α2刺激薬	不眠,悪夢,過鎮静
	カルシウム拮抗薬	焦燥感,過覚醒など
	アンジオテンシンⅡ拮抗薬	不眠
	レセルピン	過鎮静,不眠,悪夢,抑うつ
利尿剤		多尿による不眠,過眠
高脂血症治療薬	アトルバスタチン,コレスチラミン	不眠
	クロフィブラートなど	倦怠感,過眠
強心配糖体	ジギタリス,ジゴキシン	せん妄,不眠
気管支拡張薬	β刺激薬,キサンチン誘導体	不眠
鎮咳薬	麻薬性鎮咳薬,コデイン類	過眠,過鎮静
制吐剤	ドパミン拮抗薬,オピアト作動薬	過眠,過鎮静
腸運動抑制薬		眠気
下剤		下痢による不眠,過眠
消化性潰瘍治療薬	H2ブロッカー(特にシメチジン)	不眠,過鎮静,意識障害,幻覚,錯乱
	プロトンポンプ阻害薬,抗コリン薬	眠気,過鎮静
インターフェロン製剤		不眠,せん妄,抑うつなど
中枢性筋弛緩薬		眠気,不眠,幻覚
鎮痛薬	麻薬系鎮痛薬,非麻薬系鎮痛薬	眠気,過鎮静,せん妄,睡眠時無呼吸
消炎鎮痛薬	非ステロイド性抗炎症薬	不眠
禁煙補助薬	ニコチンパッチ	不眠

(7) 精神疾患による不眠

精神疾患では不眠がほぼ必発（aによる不眠）で，精神科での治療が必要である。

(8) 処方薬，大衆薬，サプリメントによる不眠

多くの薬剤（表3）や，大衆薬，サプリメント（表2）が不眠を引き起こす（aによる不眠）。薬原性不眠が疑われる場合は該当薬剤の減量あるいは同効薬への置き換えを考慮する。

(9) 特定の睡眠障害による不眠

睡眠時無呼吸症候群では不眠（aによる不眠）や日中の過眠が出現するが，睡眠薬は筋弛緩作用により無呼吸を悪化させる。むずむず脚症候群と周期性四肢運動障害は夜間のみ起こる下肢の異常感覚・不随意運動により不眠（aによる不眠）や日中の過眠が出現する。睡眠相後退症候群，非24時間睡眠覚醒症候群などの概日リズム睡眠障害は体内時計機構の不調によって起こり，希望する時刻に入眠・起床できない（cによる不眠）。

(10) 精神生理性不眠（原発性不眠，非器質性不眠症）

不眠の原因となる身体・精神疾患等がないのに不眠が長期間持続する。不眠に対する恐怖・こだわりがあり，眠気があっても寝室に入ると目がさえてしまう（dによる不眠）。少しでも長く眠ろうとして，眠くないのに早い時刻から床についたり（cによる不眠），長時間床の上で過ごす（bによる不眠）ことによりさらに不眠が悪化する。終夜睡眠ポリグラフ検査による客観的な睡眠指標と主観的な睡眠評価が一致しないことが多い（eによる不眠）[18]。睡眠衛生教育，刺激制御療法，睡眠時間制限療法などの生活指導，行動療法を併用する。

4 不眠に対して用いられる薬物の種類と作用機序[6,7]

日本で睡眠薬として認可されているのは，バルビツール酸系，非バルビツール酸系，BZ，non-BZの4つで，抗うつ薬，抗精神病薬や抗ヒスタミン薬などが睡眠の改善を目的として用いられることがある。

エタノール，バルビツール酸系睡眠薬，BZ，non-BZはいずれも中枢神経系のGABA$_A$受容体に結合して催眠作用をもたらす。GABA$_A$受容体は5つの高分子タンパク（2つのα，βサブユニット，1つのγサブユニット）からなる5量体で，Clイオンチャンネルを形成している。γアミノ酪酸（GABA; gamma-aminobutyric acid）がシナプス間隙に放出されてGABA結合部位に結合すると，Clイオンが細胞内に流入し，シナプス後神経細胞の興奮性が抑制される。これらの物質がGABA$_A$受容体に結合するとサブユニットの構造が変化し，シナプス間隙に分泌されるGABAの量が同じでもより多くのClイオンが細胞内に流入し，GABAの抑制作用が強まる。Non-BZはBZ構造を持たないがGABA$_A$受容体のBZ結合部位（ω受容体）に結合し，催

第23章 臨床で処方される睡眠薬の種類と作用

眠作用をもたらす。

　GABA$_A$受容体のサブユニットはいくつかの種類がある。αサブユニットはα_1からα_6までの6種類，βサブユニットはβ_1からβ_3までの3種類，γサブユニットはγ_1からγ_3までの3種類が知られており，この組み合わせによって薬剤・物質ごとに親和性が異なる。α_1，β_2あるいはβ_3，γ_2をもつGAGA$_A$受容体に存在するω受容体がω_1受容体と呼ばれ，それ以外のサブユニットの組み合わせを持つGABA$_A$受容体にあるω_2受容体と区別される。ω_1受容体は催眠作用を，ω_2受容体は健忘・抗不安・筋弛緩作用を引き起こす。ω_1選択性の睡眠薬は健忘や筋弛緩作用等の副作用が弱い[19]。

　エタノールやバルビツール酸系睡眠薬を多量に投与すると，シナプス間隙にGABAが分泌されなくてもClが細胞内に流入し，神経活動が抑制される。これに対し，BZやnon-BZは単独でClチャンネルを開口することはない。このため，BZ，non-BZは，経口投与では中枢性呼吸抑制などの危険な副作用はほとんどなく，依存性も弱く，安全性と臨床効果に優れている。

　非バルビツール酸系睡眠薬の代表であるブロムワレリル尿素は血中でBr-を遊離し，これが脳内でCl-と競合して神経細胞内に流入し神経細胞の興奮を抑制することにより催眠作用を引き起こす[20]。

　ヒスタミンは覚醒中枢である結節乳頭核のヒスタミン1(H1)受容体に作用して覚醒作用をもたらす。抗ヒスタミン薬はヒスタミンの覚醒作用を阻害することにより催眠作用を引き起こす[21]。抗ヒスタミン薬は耐性を形成しやすく，緑内障発作誘発，尿閉，イレウス，過鎮静，口渇，めまいなど副作用が多く，高齢者には使用すべきでない。

　抗うつ薬であるミアンセリン，トラゾドンは抗ヒスタミン作用により眠気をきたす[6, 8]。他の抗うつ薬や抗精神病薬にみられる抗コリン作用や心毒性が弱いため，睡眠薬の長期投与に厳しい制限のあるアメリカ合衆国でよく使われている。ミアンセリンは心毒性は弱いが，呼吸抑制，顆粒球減少が起こることがある。トラゾドンは持続性勃起症をきたすことがある[8]。

　以下，BZ，non-BZを中心に述べる

5　ベンゾジアゼピン系・非ベンゾジアゼピン系睡眠薬の薬物動態

　経口摂取されたBZ，non-BZは消化管よりほぼ完全に吸収される。胃の内容物があると胃壁からの吸収および十二指腸以下の腸管への移動が促進されるため吸収が早くなる。BZ，non-BZは脂溶性で，肝臓を通過する際に一部が代謝され，これを免れたものが全身に分布する。血漿タンパクと結合していないものが脳血液関門を通過し，中枢神経作用を引き起こす。BZ，non-BZは肝臓で代謝されて水溶性となり腎臓から排泄される。ほとんどが肝細胞のチトクローム系で酸

化あるいはニトロ還元を経た後,グルクロン酸抱合されて水溶性となる2段階の代謝を受ける。BZのほとんどが代謝産物もBZ活性を持つ。代謝産物が活性を持たないのは,BZのうちロラゼパムとロルメタゼパムである[7,16]。

6 ベンゾジアゼピン系・非ベンゾジアゼピン系睡眠薬と他の薬剤との相互作用[6,7](表4)

中枢神経系を抑制する作用を持つ物質・薬剤と同時に服用すると作用が増強し,中枢神経系を刺激する薬剤と併用すると効果が減弱する。中枢神経系を抑制する作用を持つ物質・薬剤と同時

表4 他の薬剤によるベンゾジアゼピン系睡眠薬の効果への影響

相互作用	機序	薬剤	
効果の減弱	中枢神経系刺激	精神刺激薬	メチルフェニデート ペモリン モダフィニル
		気管支拡張剤	テオフィリン
		ニコチン,カフェイン	
	消化管での吸収抑制	制酸剤	
	代謝促進により 血中濃度低下	抗結核剤	リファンピシン
		抗てんかん薬	カルバマゼピン フェニトイン フェノバルビタール
効果の増強	中枢神経系抑制	抗ヒスタミン薬	
		バルビツレート	
		三環系・四環系抗うつ剤	
		エタノール	
	代謝阻害により 血中濃度上昇	抗真菌薬	フルコナゾール イトラコナゾール
		マクロライド系抗生剤	クラリスロマイシン エリスロマイシン ジョサマイシン
		カルシウム拮抗薬	ジルチアゼム ニカルジピン ベラパミル
		抗ウィルス剤	インジナビル リトナビル
		抗潰瘍薬	シメチジン
		選択的セロトニン再取り込み阻害剤(SSRI)	フルボキサミン
		グレープフルーツジュース	

第23章　臨床で処方される睡眠薬の種類と作用

に服用するとこの作用が増強し，傾眠・健忘・ふらつき・呼吸抑制などが出現する。とくにエタノールと併用するとこうした作用が増強されるだけでなく，奇異反応が出現しやすく危険である[22]。制酸薬服用時は消化管からの吸収が阻害される。肝細胞チトクローム系における代謝を阻害する薬剤・物質との併用により，血中濃度が上昇し，睡眠薬の作用が増強される。薬物代謝酵素阻害作用を有する抗真菌薬，マクロライド系抗生剤，カルシウム拮抗薬，抗ウイルス薬，抗潰瘍薬，選択的セロトニン再取り込み阻害薬（SSRI）やグレープフルーツジュースなどに注意が必要である。代謝を促進する薬剤との併用により，血中濃度が低下し，睡眠薬の作用は減弱する。

7　ベンゾジアゼピン系・非ベンゾジアゼピン系睡眠薬の副作用[6,7,16]

BZ，non-BZの副作用の多くは，中枢神経系活動が抑制されるため，あるいはこの抑制が急速に解除されるために起こる。これはGABA作動薬としての本来の作用によるものである。催眠作用以外の中枢・末梢神経系の抑制作用がなく，就床後に急速に効果が発現し，起床直前まで十分な催眠作用を維持し，起床後まで作用が残存しないものが睡眠薬として理想的である。しかし不眠の原因・程度は様々で，抗不安作用・筋弛緩作用を有する睡眠薬が必要な場合や，同じ睡眠薬でも代謝速度が個体によって大きく異なる場合があり，すべての不眠に理想的な睡眠薬は存在しない。副作用を最低限にするには，ひとりひとりの症状にあわせて，様々な睡眠薬を試みる必要がある。

a）持ち越し効果

睡眠薬の効果が翌朝以降も持続して出現するために，日中の眠気，ふらつき，脱力，頭痛，倦怠感などの症状が出現する。作用時間の長いものほど，高齢者ほど，肝臓・腎臓における代謝・排泄機能の低下したものほど出現しやすい。持ち越し効果が強い場合には，睡眠薬を減量するか，作用時間の短いものに変更する。また，持ち越し効果による倦怠感を「睡眠が不十分，熟眠感がない」と解釈し睡眠薬増量を訴える患者がいるので注意が必要である。

b）健忘作用

服薬してから入眠するまでのできごと，睡眠中に覚醒した際のできごと，翌朝覚醒してからのできごとなどの健忘（前向性健忘）である。催眠作用が強く作用時間の短いものを多く服用するとおこりやすい。エタノールとの併用時にとくに出現しやすくなる[22]。睡眠薬を早すぎる時刻に服用しないこと，服用後は速やかに入床すること，夜中に起こされることが予想される場合には服用しないこと，決してエタノールと併用しないことを患者に指導する。

c）筋弛緩作用

中途覚醒時や翌朝起床後のふらつきや転倒の原因となる。高齢者ではこの作用が強く出やすい

ため転倒・骨折に注意が必要である。高齢者では筋弛緩作用の少ない睡眠薬から投与を開始する。夜間は，寝室やトイレまでの経路を明るくして，視覚により姿勢を把握しやすくすることが転倒防止に有効である。

　e) 奇異反応

　睡眠薬服用により，不安・緊張が高まり，興奮や攻撃性が増したり錯乱状態となることがある。奇異反応は，高用量を用いた場合，エタノールを併用した場合に起こりやすい[22]。

　f) 早朝覚醒・日中不安

　超短時間作用型や短時間作用型の睡眠薬では，夜中に催眠作用が消失して早朝に覚醒したり，日中に抗不安作用が消失して不安が出現することがある。このような場合は，作用時間が長い睡眠薬か抗不安作用の弱い睡眠薬に変更する。

　d) 反跳性不眠・退薬症候[23]

　睡眠薬を連用してよく眠れている状態で突然服用を中断すると，服用開始前よりも強い不眠が出現する。作用時間の短い睡眠薬ほど起こりやすい。不安・焦燥，振戦，発汗が出現したり，まれにせん妄・けいれんを伴った退薬症候が出現することがある。自己判断で睡眠薬を中止しないように患者に指導し，睡眠薬を離脱する場合には少しずつ減量する。いったん作用時間の長い睡眠薬に置き換えた上で漸減すると反跳性不眠が出現しにくい。ω_1選択性睡眠薬は反跳性不眠が出現しにくい。

8　常用量依存[24]

　常用量の睡眠薬で良好な睡眠をとれるようになった不眠症患者で，睡眠薬を減量，あるいは中止すると再び不眠が出現するために，睡眠薬を減量，あるいは中止できなくなった状態である。薬物の量が増加しない，薬物の使用目的が睡眠に限定している，不眠以外の離脱症状がほとんど出現しない，など通常の薬物依存との相違点が多い。

　常用量依存は，①不眠を引き起こす原因，不眠に対する不安・恐怖が持続しているのに睡眠薬を減量・中止しようとしている，②睡眠薬の減量・中止に伴う反跳性不眠のために睡眠薬が中止できない，ことが原因と考えられる。不眠の原因の再検索や，反跳性不眠の対策を行うことが必要である。

9　ベンゾジアゼピン系・非ベンゾジアゼピン系睡眠薬の選択[16]

　現在主として用いられているBZ，non-BZは，作用時間の長さによって超短時間作用型（消失

第23章 臨床で処方される睡眠薬の種類と作用

表5 主なベンゾジアゼピン系・非ベンゾジアゼピン系睡眠薬

作用時間による分類	一般名	商品名	臨床用量(mg)	T_{max}(時間)	$T_{1/2}$(時間)	抗不安作用筋弛緩作用	活性代謝産物
超短時間型	トリアゾラム	ハルシオン	0.125～0.5	1.2	2～4	＋	＋
	ゾピクロン★	アモバン	7.5～10	0.8	4	−	−
	ゾルピデム★＊	マイスリー	5～10	0.7	2	−	−
	ザレプロン★＊	国内未発売	5～10	1	1	−	−
短時間型	エチゾラム	デパス	0.5～3	3.3	6	＋＋	＋
	エスゾピクロン★	国内未発売	1～3	1	6	−	−
	ブロチゾラム	レンドルミン	0.25～0.5	1.5	7	＋	±
	リルマザホン	リスミー	1～2	3.0	10	−	−
	ロルメタゼパム	エバミール ロラメット	1～2	1～2	10	±	
	テマゼパム	国内未発売	10～40	0.3～0.7	8～15	±	−
中間作用型	ニメタゼパム	エリミン	3～5	2～4	21	＋＋	＋
	フルニトラゼパム	ロヒプノール サイレース	0.5～2	1～2	24	＋	＋
	エスタゾラム	ユーロジン	1～4	5	24	＋	±
	ニトラゼパム	ベンザリン ネルボン	5～10	2	28	＋	±
長時間型	フルラゼパム	ダルメート ベノジール	10～30	1～8	65	＋＋	＋
	ハロキサゾラム	ソメリン	5～10	1	85	＋	＋
	クアゼパム＊	ドラール	15～30	3.7	36	±	±

長時間型では活性代謝産物の影響はほぼ無視できる。
★非ベンゾジアゼピン系，＊ω_1選択性

半減期2～4時間)，短時間作用型(6～10時間)，中間作用型(20～30時間)，長時間作用型(50～100時間)の4つに分類され(表5)，これを目安として入眠障害に対しては超短時間型か短時間型を，中途覚醒や早朝覚醒などの睡眠維持障害に対しては中時間型，長時間型を選択することが多い。しかし，作用時間の長さによって睡眠薬を使い分けることでより治療効果が高まるというエビデンスはない[25]。中・長時間型の睡眠薬であっても夕方から夜にかけて有効血中濃度が維持されていれば，入眠障害に対しても効果がある。また，同じ薬剤でも個体により代謝速度は大きく異なるため，超短時間型の睡眠薬で翌朝眠気の持ち越しが見られたり，中時間型の睡眠薬でも早朝覚醒してしまうことがある。作用時間は初回投与薬選択の目安と考えた方がよい。また，多くの睡眠薬が催眠作用以外に抗不安作用，抗けいれん作用，筋弛緩作用をもち，これら作用のスペクトルも薬剤ごとに異なる。

　以上より，薬剤選択の際には作用時間の長短だけでなく，個々の患者の代謝能力・身体機能・

表6 不眠症のタイプによる睡眠薬・抗不安薬の選び方

	入眠障害 (超短時間型・短時間型)	睡眠維持障害 (中時間型・長時間型)
脱力・ふらつきがでやすい場合 不眠に対する不安が弱い場合 (抗不安作用・筋弛緩作用が弱い薬剤)	ゾルピデム ゾピクロンなど	クアゼパム
不眠に対する不安が強い場合 肩こりなどを伴う場合 (抗不安作用・筋弛緩作用を持つ薬剤)	トリアゾラム ブロチゾラム エチゾラムなど	フルニトラゼパム ニトラゼパム エスタゾラムなど
肝機能低下がある場合 (代謝産物が活性を持たない薬剤)	ロルメタゼパム	ロラゼパム

症状にあわせてこれらの特性を考慮する(表6)。肝機能低下のある患者には代謝産物が活性を持たない睡眠薬を,ふらつきのでやすい患者にはω_1選択性睡眠薬など筋弛緩作用の弱い睡眠薬を選択する。不眠に対する不安・恐怖が強い患者には抗不安作用が強い睡眠薬を選択し,必要に応じて日中や夕方から抗不安薬を追加する。

高齢者では,睡眠薬の体内への蓄積が起こりやすく,睡眠薬に対する感受性自体が亢進している。このため,高齢者では若年者に比べて,睡眠薬の有効作用時間が延長しやすく,翌日への持ち越し効果や健忘,脱力などの副作用も出やすくなる。高齢者では代謝産物が活性を持たず筋弛緩作用の少ない超短時間型ω_1選択性睡眠薬などから投与開始する。

10 不眠症薬物療法の実際 [6, 16]

不眠に対して睡眠薬を投与する前に,不眠の鑑別を行う。身体疾患(表1),精神疾患,常用薬物(表2,3),環境・生活習慣による不眠の場合は原因の除去を優先する。不眠の性状を十分に聴取し,個々の患者の代謝能力・身体機能・症状を考慮して適切な薬剤を選択する(表6)。

高齢者や肝・腎機能低下のある患者では,超短時間型の睡眠薬であっても,連用しているうちに体内に蓄積し,数日たってから傾眠・転倒などが起こることがあるので,常用量の半分程度から開始し,1週間程度経過を観察してから,薬剤変更するようにする。

BZ,non-BZ を服用していてもそれを上回る不安や心配事があると眠れないことがあるので,不眠が全く出現しないようになることを治療目標とすると過量投与となりがちである。不眠の頻度を週1～2回程度まで減らすことを治療目標とし,患者にも十分説明する。慢性の不眠症患者に「眠れないときだけ服用すること」と指示すると,かえって不眠に対する不安を増強し,反跳性不眠を誘発し,用量が増加してしまうことが多い。これを防止するため,少なめの量を毎日服用するよう指導し,自己判断で増量したり中止したりしないよう指示する。

第23章 臨床で処方される睡眠薬の種類と作用

　最低1週間は同じ用量で経過を観察し，治療効果に応じて薬剤を増減・変更する．患者が正しい服用法を守っているか，持ち越し作用を睡眠不足と混同していないかどうか，必要以上の長時間の睡眠がとれることを希望していないかどうか確認する．

　睡眠薬の中止は，少なくとも1ヵ月間不眠の改善が維持されたのちに，患者本人の同意を得てから行う．反跳性不眠について十分に説明し，1週間以上の間隔を開けながら少しずつ減量する．反跳性不眠が出現する場合は半減期の長いものに一旦切り替える．1種類の睡眠薬，1/2〜1錠まで減量した後，服用間隔を1日おき，2日おきと少しずつ延ばし中止する．

　患者は睡眠薬に対して過大な期待を抱く一方で，「睡眠薬は恐ろしい薬」と考えており，自己判断で増量・減量・中止したり，寝酒を併用したりすることがある．日中居眠りがなければ睡眠は十分であること，睡眠薬で無理に長く眠ろうとするのは危険であること，睡眠薬は寝酒やOTCよりもはるかに安全であること，寝酒と併用しないこと，少量を継続して服用すること，などを繰り返し説明する．

　2〜3種類の睡眠薬で改善がみられない場合，さらに追加しても効果がみられないことがほとんどである．うつ病などの不眠の原因が隠れている，持ち越し効果による日中の倦怠感を患者が不眠のせいと誤解している，客観的睡眠は改善しているが主観的に実感できない，高用量の睡眠薬により奇異反応を誘発している，などの可能性が考えられる．睡眠薬を追加するのではなく，これらについて再検討する．刺激制御療法，睡眠時間制限療法などの非薬物療法を合わせて行うことの有効性が報告されている[26]．

11　おわりに

　BZ，non-BZは，現時点では催眠作用を有する物資の中で呼吸抑制，耐性・依存性の形成，離脱症状等が最も弱く安全性の高い薬物である．適正な用量・用法であれば，長期に使用しても危険性は少ない．しかし，睡眠薬で効果がない不眠，睡眠薬投与により悪影響がある不眠があるため，睡眠薬を投与する前に十分な問診・鑑別が必須である．不眠の原因に応じた治療を行い，一律に睡眠薬を投与すべきでない．睡眠薬を投与する場合も，服用時刻，睡眠習慣，嗜好品の摂取等について患者に指導が必要である．十分な効果が得られない場合は，その原因を検索する必要がある．漫然と睡眠薬を追加すると副作用が出現しやすい．

　大部分の日本人は睡眠薬は危険な薬であり使用してはいけないという誤った認識を持っている．このため，自己判断で睡眠薬を中止し，かえって不眠を慢性化・難治化させる患者が多い．睡眠薬を処方する側と服用する側の両者が，睡眠薬は安全で効果的な薬であるという睡眠薬に関する正しい知識を共有し，適切に使用することが大切である．

医療機関を受診しないで,エタノールを睡眠薬代わりに使用したり,一般大衆薬やサプリメントを使用する者が多い。エタノールは不眠を悪化させる弊害が多いので,決して睡眠薬代わりに使用してはいけない。一般大衆薬やサプリメントの中には過量服薬,他剤との併用により思わぬ副作用をきたすものがあるので,注意して服用するよう指導が必要である。

文　　献

1) 財団法人健康・体力づくり事業財団,健康づくりに関する意識調査報告書,財団法人健康・体力づくり事業財団,1997
2) Kim K., Uchiyama M., Liu X. *et al.*, Somatic and psychological complaints and their correlates with insomnia in the Japanese general population, *Psychosomatic Medicine*, **63**, 441-446, 2001
3) Kim K., Uchiyama M., Okawa M. *et al.*, An epidemiological study of insomnia among the Japanese general population, *Sleep*, **23**, 41-7, 2000
4) Doi Y., Minowa M., Okawa M. *et al.*, Prevalence of sleep disturbance and hypnotic medication use in relation to sociodemographic factors in the general Japanese adult population, *J. Epidemiol.*, **10**, 79-86, 2000
5) 浦田重治郎,亀井雄一,富山三雄ほか,総合病院外来における睡眠薬処方および睡眠障害について,In 厚生省精神・神経疾患研究平成7年度研究報告書,睡眠障害の診断・治療および疫学に関する研究,大川匡子 ed., pp. 25-31, 1995
6) Kryger M. H., Roth T., and Dement W. C. (Eds.), Principles and Practive of Sleep Medicine Third Edition, 2000 WB Saunders Philadelphia, PA
7) 融道男,向精神薬マニュアル第2版,医学書院,東京 (2001)
8) Haria M., Fitton A., McTavish D. Trazodone., A review of its pharmacology, therapeutic use in depression and therapeutic potential in other disorders, *Drugs Aging*, **4**, 331-355, 1994
9) 田ヶ谷浩邦,飲酒・嗜好品と睡眠,In: 小島卓也,荻原隆二 eds., 快適な睡眠の取り方と睡眠障害への対処法—指導者用マニュアル,東京,健康・体力づくり財団, pp. 81-86, 2000
10) Borbely A. A., A two process model of sleep regulation, *Hum. Neurobiol.*, **1**, 195-204, 1982
11) Williams R., Karacan I., Hursch C., Electroencephalography (EEG) of human sleep; Clinical applicaitons, New York, John Wiley & Sons, 1974
12) Okawa M., Shirakawa S., Uchiyama M., Oguri M., Kohsaka M., Mishima K. *et al.*, Seasonal variation of mood and behaviour in a healthy middle-aged population in Japan, *Acta Psychiatr. Scand.*, **94** (4), 211-6, 1996 Oct.
13) NHK放送文化研究所,国民生活時間調査,東京,NHK出版,2001

14) Aschoff J. and Wever R., Spontanperiodik des Menschen bei Ausschluss aller Zeitgeber, *Die Naturwissenschaften*, **15**, 337-342, 1962
15) Tagaya H., Uchiyama M., Shibui K., Kim K., Suzuki H., Kamei Y., Okawa M., Non-rapid-eye-movement sleep propensity after sleep deprivation in human subjects, *Neuroscience Letters*, **323**(1), 17-20, 2002
16) 内山真編集, 睡眠障害の対応と治療ガイドライン, 東京, じほう, 2002
17) Wehr T. A., The impact of changes in nightlength (scotoperiod) on human sleep. In: Turek F. W., Zee P. C. eds., Regulation of sleep and circadian rhythms, New York, N; Marcel Dekker, Inc. 1999; pp. 263-285
18) Mercer J. D., Bootzin R. R. and Lack L. C., Insomniacs' perception of wake instead of sleep, *Sleep*, **25**, 564-571, 2002
19) Hevers W. and Lueddens H., The diversity of $GABA_A$ receptors-Pharmacological and electrophysiological properties of $GABA_A$ channel subtype, *Molecular Neurobiology*, **18**, 35-86, 1998.
20) 田中千賀子, 加藤竜一編, New 薬理学, 南江堂, 東京, 1989
21) Huang Z. L., Qu W. M., Li W. D., Mochizuki T., Eguchi N., Watanabe T., Urade Y., Hayaishi O., Arousal effect of orexin depends on activation of the histaminergic system, *Proc. Natl. Acad. Sci. USA*, **98**, 9965-70, 2001
22) Wickstrom E., Godtlibsen O. B., The effects of quazepam, triazolam, flunitrazepam and placebo, alone and in combination with ethanol, on day-time sleep, memory, mood and performance, *Human Psychopharmacol.*, **3**, 101-10, 1988
23) Soldatos C. R., Dikeos D. G., Whitehead A., Tolerance and rebound insomnia with rapidly eliminated hypnotics: a meta-analysis of sleep laboratory studies, *Int. Clin. Psychopharmacol.*, **14**, 287-303, 1999
24) Griffiths R. R. and Johnson M. W., Relative abuse liability of hypnotic drugs : A conceptual framework and algorithm for differentiating among compounds, *J. Clin. Psychiatry*, **66** (suppl 9), 31-41, 2005
25) 田ヶ谷浩邦, 内山真, 睡眠薬の半減期の違いは臨床に反映されるか？, In 上島国利, 三村将, 中込和幸, 平島奈津子 (eds.), EBM 精神疾患の治療 2006-2007, 中外医薬社, 東京, pp. 290-299, 2006
26) Lushington K. and Lack L., Non-pharmacological treatments of insomnia, *Isr. J. Psychiatry Relat. Sci.*, **39**, 36-49, 2002

第 24 章 不眠症治療薬の前臨床研究の最前線

奥山 茂*

1 はじめに

不眠症は睡眠障害の中では最も症例が多い入眠障害(寝つきが悪い),中途覚醒(夜中に何度も目が覚める。夢を多くみる),熟眠障害(一定の睡眠時間は確保できているものの,熟睡できた感覚がなく,心身の疲労も回復できない症状。「睡眠時無呼吸症候群」が原因であることもある)および早朝覚醒(望ましい起床時刻よりもずっと早く目覚めてしまい,それ以後眠れない症状)に分類される。

本邦において,2005年度,不眠症の潜在患者数は約2,800万人と言われている。しかし,実際に医療機関で治療を受けた患者数は15%にすぎず,患者の年齢は55歳以上が約70%を占めている。従って,不眠治療市場は今後拡大する可能性が高い[1,2]。

現在,不眠症治療薬の主流である非ベンゾジアゼピン系GABA-A受容体作動物質のzolpidem(商品名:マイスリー),zopiclone(商品名:アモバン)およびzaleplon(日本未承認)はベンゾジアゼピン系GABA-A受容体作動物質であり,α1受容体に比較的選択的に結合し,GABA-A系の抑制作用を増強し,催眠鎮静作用を示す。GABA-A受容体は5量体からなり,α,β,γサブユニットからなるイオンチャンネルである[1,3]。一般に,zolpidemはtriazolam(商品名:ハルシオン)に代表されるベンゾジアゼピン系睡眠薬と比較してα1選択性が高く,催眠鎮静作用に比べて,抗不安作用,抗痙攣作用や,筋弛緩作用が弱いのが特徴である。また,ベンゾジアゼピン系睡眠薬に比べ,反復投与しても耐薬性,依存性が形成されにくいことが知られている[2,4]。

Zolpidemはtriazolamと同様に,超短時間作用型であり睡眠導入剤(寝付きの悪さの改善)として使用されるが睡眠を維持させる作用は有していない。また,zolpidemは鎮静型睡眠であり,睡眠の質は生理的睡眠とは言い難い。Zolpidemはtriazolamと比較して副作用は少ないとされているが,依存性形成,呼吸抑制,一過性の前向性健忘,起床後の眠気・ふらつきなどが報告されている。Zolpidemは重症筋無力症および急性狭隅角緑内障患者には禁忌である[1,2,4]。

現在,米国において臨床治験中の不眠症治療薬を表1にまとめた(neurotransmitter.netホームページより)。Indiplonはベンゾジアゼピンα1受容体に比較的選択的結合する。Indiplonは

---

* Shigeru Okuyama 大正製薬㈱ 安全性・動態研究所 所長 理事

第24章 不眠症治療薬の前臨床研究の最前線

表1 現在臨床治験中の不眠症治療薬

化合物名	作用機序	開発会社	適応症	臨床開発ステージ
Indiplon IR; Indiplon MR	GABA-A modulator (at BZ1 sites)	Neurocrine/DOV	Sleep disorders	Resubmission of NDA to occur in 2008
Gaboxadol (aka THIP)	GABA-A agonist (gaboxadol acts as a full or partial agonist depending on the subunit composition of the GABA-A receptors that it binds to)	Lundbeck, Merck	Sleep disorders	Phase III
Eplivanserin, SR 46349	5-HT2A receptor antagonist	Sanofi-Aventis	Sleep disorders	Phase III
VEC-162	Melatonin receptor agonist	Vanda Pharmaceutica	Sleep disorders, depression	Phase III
PD-6735	Melatonin receptor agonist	Phase 2 Discovery	Sleep Disorders	Phase II
Pruvanserin, EMD 281014	5-HT2A antagonist	Eli Lilly	Sleep disorders	Phase II
ORG 50081	NaSSA (noradrenergic/specific serotonergic antidepressant)	Organon	Sleep disorders, hot flashes	Phase II
PD 200-390	Alpha2delta calcium channel blocker	Pfizer	Sleep disorders	Phase II
M-100907	5-HT2A antagonist	Sanofi-Aventis	Sleep disorders	Phase II
PD-200,390	Voltage-gated calcium channel alpha (2) delta subunit modulator	Pfizer	Sleep disorders	Phase II
NG2-73	GABA-A modulator	Neurogen	Sleep disorders	Phase II
APD125	5-HT2A inverse agonist	Arena	Sleep disorders	Phase II

(neurotransmitter.net ホームページより)
http://www.neurotransmitter.net/newdrugs.html
2007年4月現在

成人の不眠症治療薬として即効型(IR)と徐放型(MR)の2製剤がFood and Drug Administration(FDA)に申請中(New Drug Application；NDA)である。

　Gaboxadolは選択的シナプス外GABA-A受容体作動薬であり，α4サブユニットに作用する。2007年3月，メルク社はgaboxadolが米国では臨床第3相(フェーズ3)試験，日本ではフェーズ2試験の段階にあったが，「臨床試験結果から得られた睡眠障害に対する臨床効果のデータが今後の開発継続を示唆するものではなかった」ため，日米ともに開発を中止した。

　NG2-73はGABA-A受容体のα3サブユニットに作動物質として作用する[1]。NG2-73はヒトで入眠時間を短縮させ，耐容性は良好であった。既存品との比較した動物試験の結果では記憶

障害，歩行失調およびアルコールとの相互作用は軽減されている[1]。

セロトニン（5-HT）$_{2A}$受容体拮抗薬は統合失調症およびうつ病治療薬として開発されたが，いずれも臨床段階で中断している。Eplivanserin（SR46349），pruvanserin（EMD281014），M-100907およびAPD125などの5-HT$_{2A}$受容体拮抗物質あるいは逆作動物質の特徴は入眠時間には影響を及ぼさないが，睡眠を持続させ，総睡眠時間を延長される作用を有している[5]。メラトニン受容体作動物質に関しては第VI編第22章を参照していただきたい。本稿では前臨床段階にある不眠治療薬候補を中心にまとめた。

2 ヒスタミン H$_1$ 受容体およびヒスタミン H$_3$ 受容体関連物質

ヒスタミン神経系は後部視床下部の結節乳頭核（tuberomammillary nucleus；TMN）に起始細胞があり，脳内のさまざまな神経核に投射線維を送っている。ヒスタミン受容体はGタンパク質共役型受容体で，H$_1$〜H$_4$まで4種類のサブタイプが報告されている。ヒスタミン受容体サブタイプの中で，H$_1$およびH$_3$受容体が睡眠-覚醒制御に関与している。ヒスタミンH$_1$受容体はシナプス後部に存在し，H$_3$受容体はシナプス前部に存在する自己受容体である[6,9]。

H$_1$受容体の分布は，皮膚や気道などの肥満細胞に高濃度に分布し，H$_1$受容体拮抗物質はアレルギー反応や炎症を抑制する重要な役割を担っている。H$_1$受容体拮抗物質の副作用として眠気，口渇，摂食や体温調節の異常など，中枢神経系で副作用が現れることが知られている。この副作用である眠気に着目したH$_1$受容体拮抗物質の不眠症治療薬創薬が行われている。一方，H$_3$受容体は脳に選択的に発現している[6,9]。

脳内ヒスタミン神経活動と睡眠-覚醒の関係を的確に示した研究として，ヒスタミン合成酵素であるhistidine decarboxylase（HDC）欠損マウスの報告がある。動物をホームケージから新規ケージに移動すると，脳内で正常にヒスタミンを生合成できる野生型マウスの大脳皮質脳波は覚醒パターンを2〜3時間示すが，HDC欠損マウスの大脳皮質脳波は数分で徐波睡眠（ノンレム睡眠）のパターンを示す（図1）[8]。

無麻酔，無拘束のネコを用い筋電図（electromyography；EMG），眼電図（electrooculogram；EOG），脳波（electroencephalogram；EEG），外側膝状体（lateral geniculate nucleus；LGN）から記録した相動性電位（phasic potentials）および後部視床下部のヒスタミン含有神経であるTMNからマルチユニット（unit）を記録すると，覚醒（waking）の場合，TMNの神経活動は活発（神経発火頻度が高い）であるが，傾眠（drowsiness），徐波睡眠（slow wave sleep；現在ノンレム睡眠と呼ばれる），逆説睡眠（paradoxical sleep；現在はレム睡眠と呼ばれる）と睡眠の深度が深くなると神経活動は低下する。すなわち，ヒスタミン神経の活動が亢進すると覚醒し，活動が

第 24 章　不眠症治療薬の前臨床研究の最前線

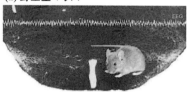

(a) 野生型マウス　　大脳皮質脳波

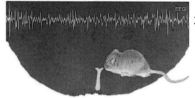

(b) ヒスタミン合成酵素欠損マウス　　大脳皮質脳波

図1　Histidine decarboxylase(HDC)欠損マウスの大脳皮質脳波
(a) 野生型マウス：脳内ヒスタミン神経系は正常に機能している場合，脳波は覚醒している。
(b) HDC ノックアウトマウス：脳内でヒスタミンが産生できないため，ヒスタミン神経系の機能が低下している場合，脳波は徐波睡眠のパターンを示す。動物はホームケージから新規場面（新しいケージ）に移動させた。野生型マウスの場合，2～3 時間は大脳皮質脳波および行動上の覚醒状態が続く。一方，HDC 欠損マウスは数分で睡眠行動となり，脳波も徐波睡眠パターンを示す。
(*Trends in Pharmacology*, **25**, 618(2004)を改変)

抑制されると睡眠が引き起こされる（図 2）[8]。

　TMN のヒスタミン神経は睡眠-覚醒に関係の深い青斑核（locus coeruleus；LC）ノルアドレナリン神経および背側縫線核（dorsal raphe nucleus；DRL）セロトニン神経からの神経投射を受けている。ヒスタミン神経は自発性リズム発射を示すが，この性質はセロトニン神経やノルアドレナリン神経と同じである。また，新たなノンレム睡眠の中枢として報告された視床下部腹側外側視索前野（ventrolateral preoptic nucleus；VLPO）はヒスタミン神経の基始核である TMN に GABA あるいはガラニン系の抑制性神経が投射し，ヒスタミン神経活動を制御していることが明らかとなった[6～9]。

　ヒスタミンシグナルを抑制する H_1 受容体拮抗物質は覚醒を低下させ，ノンレムおよびレム睡眠を増加させる。TMN のヒスタミン神経は覚醒-睡眠中枢の他，視床下部腹内側核（ventromedial hypothalamic nucleus；VMH），室傍核（paraventricular nucleus；PVN）あるいは視索上核（supraoptic nucleus；SON）にも密に線維連絡がある。PVN，VMH および SON などヒスタミン神経系の投射部位には H_1 受容体が豊富に存在する。VHM は摂食行動，エネルギー消費の調節系などの生理機能に関与して，PVN および SON ではバゾプレッシン細胞を介して口渇や循環調節に関与している。従って，ヒスタミン H_1 受容体拮抗物質は睡眠-覚醒に対する作用と他の生理作用（副作用）を分離する必要がある[6～9]。

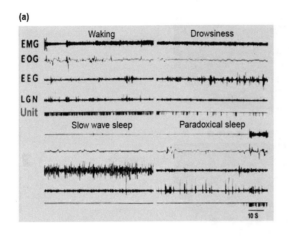
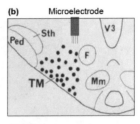
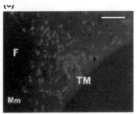

図2 無麻酔，無拘束のネコを用い筋電図(electromyography；EMG)，脳波(EEG)，眼電図 (electrooculogram；EOG)，脳波(electroencephalogram；EEG)，外側膝状体(lateral geniculate nucleus；LGN)から記録した相動性電位(phasic potentials)および後部視床下部のヒスタミン含有神経である結節乳頭核(tuberomammillary nucleus；TM)のマルチユニット(unit)を記録した例

(a) 覚醒(waking)の場合，TM の神経活動は活発であるが，傾眠(drowsiness)，徐波睡眠(Slow wave sleep)，逆説睡眠(paradoxical sleep：現在は REM 睡眠と呼ばれる)と睡眠の深度が深くなると神経活動が低下する。
(b) TM の unit 記録部位。
(c) TM のヒスタミン含有神経細胞。
F：fornix, M：ammillary body, Ped：pes pedunculi, Sth：subthakamic nucleus, V3：third ventricle
(*Trends in Pharmacology,* **25**, 618(2004)を改変)

ヒスタミン H_3 受容体は脳にのみ存在する自己受容体のため，H_3 受容体作動物質により，ヒスタミン神経終末からのヒスタミン遊離を抑制し，覚醒閾値を低下させる。一方，H_3 受容体拮抗物質は覚醒を引き起こす(図3)[10]。H_3 受容体作動薬は就寝前に服用する不眠症治療薬となり，H_3 受容体拮抗物質あるいは逆作動薬は起床後服用することにより覚醒を促進し，明期(昼間)の眠気を防止する。その結果，夜間の睡眠が自然と引き起こされるため，新たな不眠症治療薬の可能性がある。

3 アデノシン 2A 受容体関連物質

アデノシン受容体はGタンパク質共役型受容体で，A1，2A，2B，A3の4種のサブタイプがあり種々の組織に分布する。脳ではアデノシン A1 および 2A 受容体が主に存在する。カフェインはアデノシン A1 および 2A 受容体の両方に親和性を有する[11]。アデノシンは抑制性の神経伝

第24章 不眠症治療薬の前臨床研究の最前線

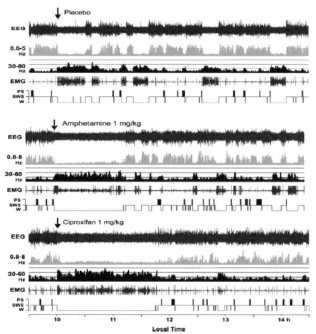

(*Biochemical Pharmacology,* **73**, 1157(2007)を改変)

図3 マウスの皮質脳波および睡眠－覚醒サイクルに及ぼす覚醒誘発化合物の効果
脳波(EEG)記録の典型例を示した。大脳皮質脳波の周波数 0.8〜5Hz(δ band)および 30〜60Hz
($\beta+\gamma$ band)。Amphetamine(覚せい剤)および ciproxifan(ヒスタミン H_3 受容体拮抗物質)は腹
腔内投与直後により1〜2時間脳波を覚醒させた。
PS：paradoxical sleep, SWS：slow wave sleep, W：wake
(*Biochemical Pharmacology,* **73**, 1157(2007)を改変)

達物質であり，内因性睡眠誘発物質として知られている。動物を長時間覚醒させると前脳基底部(basal forebrain)でアデノシンの濃度が高まり，その後睡眠に移行するとアデノシンの濃度は低下する[13]。

アデノシン A1 受容体が睡眠の制御に関係してることを示唆する薬理学的試験結果は多いが，A1 受容体欠損マウスの結果では A1 受容体は睡眠の恒常性制御を阻止することはできない[13]。ラットを用いた場合，選択的なアデノシン A2 受容体作動物質である 2-(4-(2-carboxyethyl)phenylethylamino) adenosine-5′-*N*-ethylcarboxamideadenosine (CGS21680) および 2-(4-(2-(2-aminoethylaminocarbonyl) ethyl) phenylethylamino)-5-*N*-ethylcarboxamidoadenosine (APEC) は総睡眠時間を延長させるがアデノシン A1 受容体作動物質である N^6-cyclopentyladenosine (CPA) は総睡眠時間に影響を及ぼさない(図4)[12]。従って，アデノシン A2 受容体作動物質は不眠症治療薬になる可能性がある。

最近，カフェインの覚醒作用にはアデノシン A2 受容体が関与していることが，A1 および A2

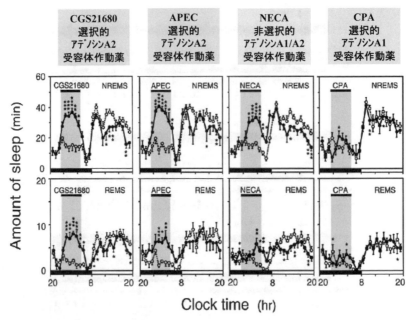

図4 ラットにアデノシンA1あるいはA2受容体作動薬を投与した後，24時間の総睡眠量

オープンサークルはコントロール群。クローズドサークルは化合物投与群。化合物は直接ラット吻側前脳基底部くも膜下腔注入した。総睡眠量は脳波，筋電図，眼球運動を記録して算出した。暗期20：00～8：00，明期8：00～20：00。ノンレム睡眠（上段）およびレム睡眠（下段）はアデノシンA2受容体作動物質であるCGS21680，APEC，NECAにより暗期の睡眠時間が有意に増加した。一方，アデノシンA1受容体作動物質であるCPAには睡眠増加作用は認められなかった。

$*P<0.05$, $**P<0.01$ および $***P<0.001$ コントロール群に対する有意差。

CGS21680：2-(4-(2-carboxyethyl)phenylethylamino)adenosine-5′-N-ethylcarboxamideadenosine

APEC：2-(4-(2-(2-aminoethylaminocarbonyl)ethyl)phenylethylamino)-5′-N-ethylcarboxamidoadenosine，

NECA：5′-N-ethylcarboxamidoadenosine

CPA：N^6-cyclopentyladenosine

（*European J. Pharmacology*, **351**, 155（1998）を改変）

受容体欠損マウスの研究で明らかになった。すなわち，野生型マウスおよびアデノシンA1受容体欠損マウスはカフェイン投与により覚醒が増加するが，アデノシンA2受容体欠損マウスではカフェインによる覚醒が起こらないことを証明した（図5）[14,15]。従って，アデノシンA2受容体を不眠症治療薬として用いる場合，作動物質は睡眠作用，拮抗物質は覚醒作用が期待できる。

4 プロスタグランジンD_2受容体関連物質

プロスタグランジンD_2（PGD_2）はPGD合成酵素（PGDS）により産生させる。PGDSにはリポ

第 24 章　不眠症治療薬の前臨床研究の最前線

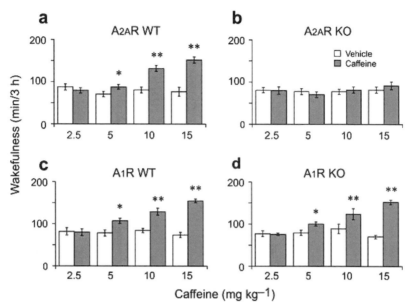

図5　カフェイン腹腔内投与3時間後のマウスの覚醒時間
カフェイン 2.5～15mg/kg を投与すると野生型マウス(WT)およびアデノシン A1 受容体欠損マウス(A1R KO)は覚醒時間を用量依存的に増加させたが，アデノシン A2 受容体欠損マウス(A2R KO)はカフェインの覚醒効果が発現しなかった。
(a)アデノシン A2 受容体野生型マウス(A2AR WT)，(b)A2 受容体欠損マウス(A2AR KO)，(c)アデノシン A1 受容体野生型マウス(A1R WT)，(d)A1 受容体欠損マウス(A1R KO)。
$^{*}P<0.05$ および$^{**}P<0.01$，溶媒投与群に対する有意差。
(Nature Neuroscience, 8, 858(2005)より引用)

カイン型 PGDS(lipocalin-typePGDS)および造血型 PGDS(hematopoietic-type PGDS)の2種類がある。脳および心臓にはリポカイン型 PGDS が分布する。肥満細胞，抗原提示細胞および Th2 細胞(造血系)は造血型 PGDS が分布する。PGD_2 受容体は G タンパク質共役型受容体で2種類あり，DP 受容体は細胞内 cAMP 上昇，血小板凝集，睡眠に関与しており，CRTH 受容体は細胞内 cAMP 降下，造血系-免疫系への作用に関与している[16]。

PGD_2 は脳を包むクモ膜(arachnoid mater)と脳室内の脈絡叢(choroid plexus)で，アラキドン酸からリポカイン型 PGDS により産生され，脳脊髄液(cerebrospinal fluid；CSF)に分泌されて，睡眠ホルモンとして脳内を循環する。さらに，PGD_2 は前脳基底部のクモ膜に局在する PGD_2 受容体である DP に作用して睡眠中枢を活性化し，ノンレム睡眠を誘発させる。PGD_2 誘発睡眠の特徴は脳波および動物行動学の観察から生理的な睡眠とまったく同じであることである[16]。PGD_2 をマウスに脳室内投与すると，DP が分布しているくも膜下腔(subarachnoid space)で，細胞外のアデノシン濃度が上昇し，ノンレム睡眠が誘発される。一方で，DP 受容体欠損マウスに PGD_2 を投与してもアデノシン濃度の上昇はみられず，ノンレム睡眠も誘発されない。

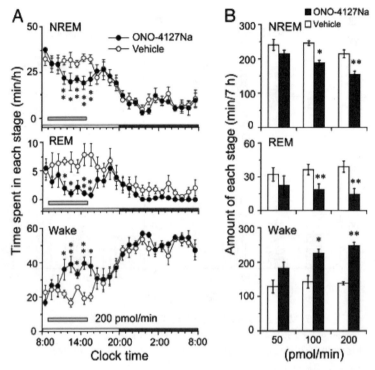

図6 ラット覚醒−睡眠サイクルに及ぼす ONO-4127Na（DP 受容体拮抗物質）の効果
(A) ONO-4127Na（200 pmol/min）を吻側前脳基底部くも膜下腔に持続注入した時の時間経過。
(B) ONA-4127Na 持続注入7時間後までのノンレム（NREM），レム（REM）および覚醒（Wake）の総発現時間。ONO-4127Na はノンレムおよびレム睡眠を減少させ，覚醒を増加させた。
$*P<0.05$ および$**P<0.01$，溶媒投与群に対する有意差
(*Pro. Natl. Acad. Sci. USA*, **103**, 17949(2006)より引用)

従って，PGD_2 が DP 受容体に結合するとアデノシン濃度が増加し，睡眠誘発にはアデノシンの遊離とアデノシン A2 受容体の活性が重要である[16,17]。

DP 受容体拮抗物質である ON-4127Na をラットに投与するとノンレムおよびレム睡眠の減少および覚醒の増加が認められる（図6）。選択的な PGDS 阻害剤である selenium tetrachloride（$SeCl_4$）をマウスに腹腔内投与すると，脳内の PGD_2 濃度は低下するが，PGE_2 および PGF_{2a} の濃度は変化しなかった。この時，マウスのノンレムおよびレム睡眠は低下し，覚醒が増加する[17]。従って，PGD_2 自体は生理的な自然睡眠を誘発させる唯一の物質であり，DP 受容体作動物質は睡眠誘発作用があり，DP 受容体拮抗物質あるいはリポカイン型 PGDS 阻害物質は脳波覚醒作用を利用した不眠症治療薬になる可能性がある。

第24章　不眠症治療薬の前臨床研究の最前線

5　オレキシン受容体関連物質

　オレキシンは，1998年にGタンパク質共役型受容体の内因性リガンドとして同定された神経ペプチドであり，睡眠・覚醒の調節や摂食行動の制御などの重要な生理機能を担っている。オレキシンはオレキシン-Aおよびオテキシン-Bの2種類が同定されている。オレキシン受容体はOX$_1$受容体とOX$_2$受容体の2種類のサブタイプが存在する。オレキシン含有神経は視床下部外側野（lateral hypothalamic area；LHA）に特異的に局在し，その投射先は脳の広範にわたっている。脳内でもっとも強い発現がみられるのは，OX$_1$受容体はLC，OX$_2$はTMNである。LCは

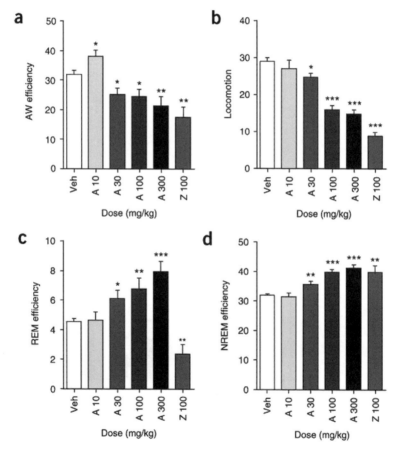

図7　ラットの(a)覚醒(AW：active wake)，(b)自発運動量(locomotion)，(c)レム睡眠時間(REM)および(d)ノンレム睡眠時間(NREM)に対するACT-078573(A：OX$_1$およびOX$_2$受容体拮抗物資)10～300 mg.kg経口投与およびzolpidem(Z)100mg/kg経口投与の効果
　薬物は暗期前に投与し，12時間脳波および行動を解析した。ACT-078573およびzolpidemは覚醒および運動量を減少させ，レムおよびノンレム睡眠を増加させた。
　*$P<0.05$, **$P<0.01$および***$P<0.01$, 溶媒投与群に対する有意差。
　(*Nature Medicine*, **13**, 150(2007)より引用)

ノルアドレナリン神経，TMN はヒスタミン神経の起始核であり，モノアミン系とオレキシン系の関係が示唆される。ドーパミン神経の起始核である腹側被蓋野（ventral tegmental area）およびセロトニン作動性神経の起始核である縫線核（raphe nucleus）には OX_1 および OX_2 受容体の両方が発現している。REM 睡眠の制御に関わる脳幹のアセチルコリン神経（外背側被蓋核，laterodorsal tegmental nucleus；LDT および橋脚被蓋核 pedunculoportine tegmental nucleus；PPT）にも OX_2 受容体の発現が認められる[18, 19]。

オレキシン欠損マウス，OX_2 受容体欠損マウスはヒトのナルコレプシーと酷似した行動を示す。遺伝性のナルコレプシーイヌでは OX_2 受容体の遺伝子に突然変異が見出されている。ヒトのナルコレプシー患者死後脳の検討ではオレキシン神経が脱落している。従って，オレキシンは睡眠−覚醒サイクルの制御に深く関わっている[18, 19]。

オレキシン受容体拮抗物質である (2R)-2-{(1S)-6,7-dimethoxy-1-[2-(4-trifluoromethyl-phenyl)-ethyl]-3,4-dihydro-nolin-2-yl}-N-methyl-2-phenyl-acetamide（ACT-078573）は OX_1

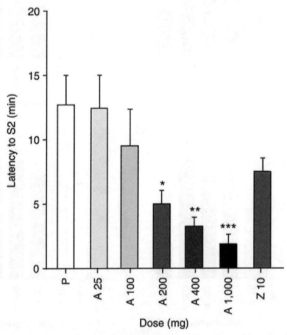

図8　ヒトのステージ2(S2)睡眠に至る時間に対する ACT-078573(A：OX_1 および OX_2 受容体拮抗物質) 25〜1000 mg 経口投与および zolpidem(Z) 10mg/kg 経口投与の効果
ACT-078573 投与群は各群1群6名，zolpidem 投与群は1群14名。
脳波は薬物投与90分後，25分間記録・解析した。ACT-078573 および zolpidem は S2 までの時間を短縮させた。
$*P<0.05,\ **P<0.01$ および $***P<0.01$，溶媒投与群に対する有意差。
(*Nature Medicine*, **13**, 150 (2007) より引用)

第24章 不眠症治療薬の前臨床研究の最前線

およびOX$_2$受容体拮抗作用を有する。ATC-078573をラットに経口投与すると，注意力の低下およびノンレムおよびレム睡眠の増加が認められる（図7）[20]。ヒトでの効果を脳波で検討した結果，ATC-078573はzolpidemと同様に，経口投与で用量依存的にステージ2睡眠（脳波上，12～14 Hz睡眠紡錘波：sleep spindleが0.5秒以上持続）が発現するまでの時間を短縮させた（図8）。ATC-078573 400mg投与群では投与6時間後に睡眠効果の消失がみられ，同時比較したzolipidemが投与2時間後には効果が消失したことより，睡眠持続効果はATC-078573が優れていた。ATC-078573投与による副作用は認めれていない。従って，オレキシン受容体拮抗物質の不眠症治療薬としてのProof of concept（POC）は動物およびヒトで検証された[20]。今後はOX$_2$受容体選択的拮抗物質である N-{(1S)-1-[6,7-dimethoxy-3,4-dihydro-2(1H)-isoquinolinyl]carbonyl}-2,2-dimethylpropyl)-N-{4-pyridinylmethyl} amine [19, 21]でのPOC試験結果が待たれる。

6　今後の展望

　不眠症治療薬はベンゾジアゼピン系あるいは非ベンゾジアゼピン系GABA-A受容体作動薬が臨床で汎用されている。これら薬剤は睡眠導入（寝付きの悪さの改善）を目的としており，睡眠の維持および生理的睡眠（自然睡眠）は望めない。また，非ベンゾジアゼピン系GABA-A受容体作動薬はベンゾジアゼピン系GABA-A受容体作動薬に比べ，α1選択性が高く中枢性の副作用は軽減されたとはいえ，健忘，筋弛緩作用による転倒（特に高齢者に多い），持ち越し効果（起床後の眠気・ふらつき）による倦怠感，依存性形成，呼吸抑制などが報告されている。従って，不眠の治療に関して，治療効果および副作用の面からGABA-A受容体に作用する薬剤では限界と思われる。また，GABA-A受容体作動薬はその使用に関して麻薬および向精神薬取締法により厳しく管理されている点も考慮しなくてはならない。

　今後の不眠症治療薬としては，夜間の睡眠を確保するためにヒスタミンH$_1$受容体拮抗物質，H$_3$受容体作動物質，アデノシン2A受容体作動物質，DP受容体作動物質，オレキシンOX$_2$受容体拮抗物質およびメラトニン受容体作動物質（第VI編第22章参照）が有望である。また，逆の発想として，朝目覚めた時，覚醒を促進させ昼間の眠気を防止し，結果として夜間に良く眠るようにする目的から，H$_3$受容体拮抗物質／逆作動物質（H$_1$受容体は脳を含む全身に発現しているため，副作用の観点から，脳特異的に発現しているH$_3$受容体をターゲットとした新薬開発が望ましい），アデノシンA2受容体拮抗物質，PD受容体拮抗物質，リポカイン型PGDS阻害物質およびオレキシンOX$_2$受容体作動物質が有望である。

文　　献

1) 寺尾晶および宮本政臣, 日本薬理学雑誌, **129**, 35 (2007)
2) 田ヶ谷浩邦, 日本薬理学雑誌, **129**, 42 (2007)
3) 兼松隆ほか, 日本薬理学雑誌, **123**, 106 (2004)
4) 白川清司, 日本薬理学雑誌, **119**, 111 (2002)
5) T. de Paulis, *Curr. Opin. Investig. Drugs*, **2**, 123 (2001)
6) M. B. Passani *et al.*, *Biochem. Pharmacol.*, **73**, 1113 (2007)
7) T. Masaki and H. Yoshimatsu, *Trends Pharmacol. Sci.*, **27**, 279 (2006)
8) M. B. Passani *et al.*, *Trends Pharmacol. Sci.*, **25**, 618 (2004)
9) R. Leurs *et al.*, *Nature reviews Drug Discovery*, **4**, 107 (2005)
10) R. Parmentier *et al.*, *Biochem. Pharmacol.*, **73**, 1157 (2007)
11) K. A. Jacobson and Z. G. Gao, *Nature reviews Drug Discovery*, **5**, 247 (2006)
12) S. Satoh *et al.*, *Eur. J. Pharmacol.*, **354**, 153 (1998)
13) J.-L. Moreau and G. Huber, *Brain Res. Rev.*, **31**, 65 (1999)
14) Z.-L. Huang *et al.*, *Nature Neurosci.*, **8**, 838 (2005)
15) Z.-L. Huang *et al.*, *Curr. Opin. Parmacol.*, **7**, 33 (2007)
16) Y. Urade and O. Hayashi, *Biochem. Biophysica Acta.*, **11436**, 606 (1999)
17) W.-M. Qu *et al.*, *Pro. Natl. Acad. Sci. USA*, **103**, 17949 (2006)
18) J. M. Zeitzer *et al.*, *Trends Pharmacol. Sci.*, **27**, 367 (2006)
19) J. Cai *et al.*, *Expert Opin. Ther. Paterns*, **16**, 631 (2006)
20) C. Brisbare-Roch *et al.*, *Naure Medicine*, **13**, 150 (2007)
21) H. Chang *et al.*, *Neurosci. Res.*, **57**, 462 (2007)

第 VII 編

睡眠障害の治療機器

第25章 スリープスプリント療法

長谷川　誠*

1　はじめに

　睡眠時無呼吸症候群 (sleep apnea syndrome；SAS) が Guilleminault ら (1976)[1] により，「7時間の睡眠中に，10秒以上の無呼吸が30回以上，または睡眠1時間あたり5回以上出現し，そのいくつかはノンレム睡眠期にも出現する」と定義されて以来，多くの患者の存在が確認され，医学的，社会的に大きな注目を浴び現在に至っている。この睡眠中頻回に起こる無呼吸により夜間の睡眠がしばしば分断され，その結果十分な睡眠が取れず，日中著しい眠気が引き起こされる。一方，睡眠中に起こる頻回の呼吸停止により，低酸素血症が繰り返し生ずる。この状態が長く続くと脳循環を含めた循環器系に多大の負担がかかり，脳血管障害，心臓血管障害が起こりやすくなる。Marin ら (2005)[2] によれば，重症の SAS 患者においては致死的あるいは非致死的な心臓血管系の合併症発生率が健常人の3倍以上に達すると報告されている。

　一方，SAS の治療においては，その重症度，あるいは睡眠時の気道閉塞の責任部位などにより，対応方法が異なる。2004年4月より，スリープスプリントに代表される口腔内装置を用いた治療が保険診療の中に組み込まれた結果，本邦においてこの治療法が歯科医師により広く行われるようになってきた。しかしながら，SAS は基本的に医科の疾患であることから，医師が診察し検査した結果，口腔内装置治療の適応があると判断された場合に歯科医師へ紹介され，スリープスプリント治療が行われる。

　本稿においては，スリープスプリント治療を行うに際して必要な SAS の分類，診断基準，治療の基本的概念，スリープスプリントの作成法，適応，治療成績，合併症などについて述べてみたいと思う。

2　SAS の分類

　SAS は当初より概念的には，中枢型 (central)，閉塞型 (obstructive)，混合型 (mixed) の3型に分類されてきた[3〜5]。中枢型は呼吸中枢が存在する脳幹部の異常により呼吸運動そのものが

＊　Makoto Hasegawa　東京医科歯科大学　大学院歯科睡眠呼吸障害管理学講座　教授

睡眠中に一時的に停止するタイプであり，閉塞型は呼吸中枢には異常はなく末梢の気道，主として鼻腔より下咽頭にかけての気道の一部が睡眠中に狭窄あるいは閉塞するタイプである。一方，混合型は，無呼吸の起こり方が最初に中枢型無呼吸で始まり，その後に閉塞型に移行するタイプを指しているが，中枢性の成分が少ない場合には閉塞型に分類される。この分類は非常にわかりやすい分類であるが，実際のSASの病態を十分に反映しているとは言い難く，1999年，診断基準を含めた分類の見直しがアメリカ睡眠医学会(American Academy of Sleep Medicine；AASM)[6]により提案された。この提案がそれまでと大きく異なる点は，呼吸が完全に止まる無呼吸の他に低呼吸という概念が取り入れられたことであり，睡眠時無呼吸低呼吸症候群(sleep apnea–hypopnea syndrome；SAHS)という名称が使われている。ただし，睡眠時無呼吸症候群という名称も睡眠時無呼吸低呼吸症候群の同義語として現在も，一般に広く用いられている。

　この1999年のAASMの提案に基づくと，睡眠呼吸障害は次の4型に分類される。すなわち，①閉塞性睡眠時無呼吸低呼吸症候群(obstructive sleep apnea–hypopnea syndrome；OSAHS)，②中枢性睡眠時無呼吸低呼吸症候群(central sleep apnea–hypopnea syndrome；CSAHS)，③チェーン・ストークス呼吸症候群(Cheyne–Stokes breathing syndrome；CSBS)，④睡眠時低換気症候群(sleep hypoventilation syndrome；SHVS)，である。

3　SASの診断基準

　SASの診断は，臨床症状と睡眠検査結果に基づいて行われる。臨床症状としてはいびき，日中の傾眠，睡眠中の多動，夜間の頻尿，早朝の頭痛，不眠，性格の変化，夜間の窒息感，性機能低下等が挙げられる。一方，SASの睡眠検査法には脳波検査は行わず呼吸モニター，動脈血酸素飽和度測定，心拍数測定等を終夜連続測定する簡易睡眠検査と，それに加えてさらに心電図や，睡眠姿勢，筋電図さらに脳波検査を加えたpolysomnography(PSG)がある。これらのSASの検査においてはAI(apnea index, 無呼吸指数)，AHI(apnea–hypopnea index, 無呼吸低呼吸指数)，ODI(oxygen desaturation index, 動脈血酸素度低下指数)，the lowest SpO_2(夜間動脈血酸素飽和度の最低値)，CT90(睡眠中に動脈血酸素飽和度が90％以下となる時間の割合)等が検査結果を評価するパラメータとして用いられるが，一般に重症度の分類の指標にはAHIが広く用いられている。AIは1時間あたりの呼吸停止回数を指すが，AHIはそれに1時間あたりの低呼吸の回数を加えたものである。従って，1時間あたり10秒以上の無呼吸が15回，低呼吸が10回あればAHIは25となる。

　そこで低呼吸の定義が問題となるが，1999年のAASMの定義では，「呼吸の振幅が安定時の基準振幅より50％以上低下し，その持続時間が10秒を超えた場合か，10秒を超えなくても覚醒

第25章 スリープスプリント療法

反応または3%以上の酸素飽和度低下が同時に認められる場合」を，低呼吸としている。さらに，2001年には「基準振幅より30%以上低下した呼吸振幅が10秒以上続き，同時に4%以上の酸素飽和度低下が見られる場合」を低呼吸とするという提案[7]もなされている。前者は一般にリサーチ基準，後者はクリニカル基準と呼ばれている。我が国においては，一般的にリサーチ基準が広く用いられている。

AHIに基づいた重症度の分類としては，通常，軽症：$5 \leq AHI < 15$，中等症：$15 \leq AHI < 30$，重症：$30 \leq AHI$，が使われている。

4　SAS治療の基本的概念

睡眠中に上気道が狭窄するといびきが起こり，そして狭窄が閉塞へと進行すると無呼吸が生ずる。従って，睡眠時無呼吸はいびきがさらに増悪した状態であるといえる(図1)。SAS治療の基本的概念は，何らかの方法を用いて睡眠中に気道の狭窄，閉塞が起こらないようにすることである。体重の増加がSASの原因のひとつであることはよく知られており，実際にSAS患者の約70%に肥満が認められる。従って，体重の減量は有効な治療法のひとつである。また，就寝前の飲酒はSASを増悪させるので，飲酒を控えることも効果がある。

一方，睡眠姿勢もSASに大きな影響を与える。仰臥位に比べて，側臥位では無呼吸が起こりにくい[8]。従って睡眠姿勢をなるべく側臥位に保つように工夫することも有効な方法のひとつといえる。ただし上述したこれらの方法のみでは，睡眠時無呼吸を完全に消失させることは難しいので，SASの治療法としては十分ではないが，SASに対する自己管理法としては優れた方法であり推奨されている。

現在臨床的に有効性がはっきり確認されている方法としては手術的治療，経鼻的持続陽圧治療 (nasal continuous positive airway pressure；nCPAP)，および口腔内装置治療がある[9,10]。手術的治療としては，鼻の通気性を改善する鼻科手術（鼻中隔彎曲矯正手術ほか），咽頭拡大手術 (uvulopalatopharyngoplasty；UPPP)，舌根正中レーザー切除術 (midline laser glossectomy；

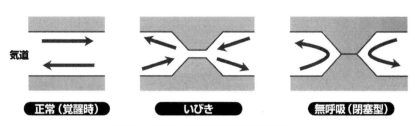

図1　いびき、睡眠時無呼吸の起こり方

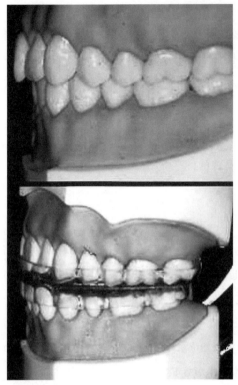 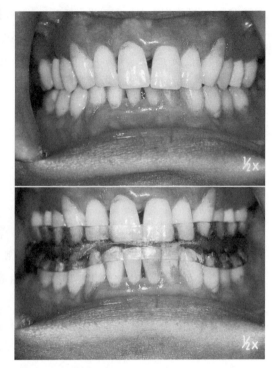

図2 スリープスプリントにより下顎が前方に移動　　図3 口腔内に装着されたスリープスプリント

MLG), laser assisted uvuloplasty (LAUP), 軟口蓋高周波電気凝固術などの耳鼻咽喉科的手術に加えて, 顎顔面形態を変えて気道を広げる上顎骨・下顎骨前方移動手術(maxillomandibular advancement surgery) 等がある。一方, nCPAPは鼻マスクを介してコンプレッサーにより上気道に圧力を加え, 気道を広げて呼吸をさせ易くする方法である。スリープスプリントは下顎を前方に突出させるように作製されているので(図2, 3), これを装着して寝ることにより気道の狭窄, 閉塞を防ぐ。スリープスプリントを装着すると, 咽頭の気流路の拡大が認められる(図4)。

　スリープスプリントをはじめ, 手術的治療, nCPAPのいずれの治療法も物理的に気道を広げて呼吸をしやすくすることを目指しており, 現在までに有効な薬物治療はまだ見あたらない。

5　スリープスプリントの作成法

　口腔内装置はその開発者によりその形態はそれぞれ異なる。口腔内装置は上顎部と下顎部が一体化しているタイプと上下に分かれているタイプの2種類のタイプに分けられるが, 筆者らの用いているスリープスプリントは中川健三博士の考案した上下一体化したタイプである[4]。スリー

第25章　スリープスプリント療法

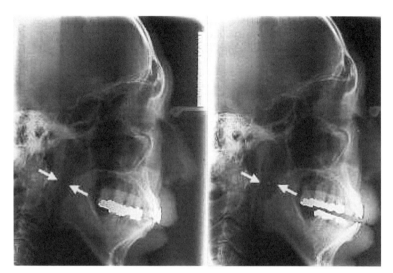

図4　スリープスプリント装着により，後方の気道が拡大

プスプリントは歯科医師自身あるいは歯科医師の指導の下で歯科技工士により作製される。患者の歯型の石膏模型を最初に作り，これを元にスリープスプリントを作製する。製作法の詳細については歯科分野に属するものなので，ここでは省略するが，上顎歯列，下顎歯列に合わせたアクリルレジン製の上下部分を作り，下顎の前方最大移動距離の70〜80％程度のところで上下を相互に接着剤により接着し固定する。

6　スリープスプリントの適応

　スリープスプリントは閉塞型SASの治療に用いる。1999年のAASMの分類に従えば，SASの他に睡眠時低換気症候群にも有効である。中枢型SASやチェーン・ストークス呼吸症候群に対する適応はない。また小児の閉塞型SASも適応の対象から外される。顔面骨が発育途上にある小児にスリープスプリントを用いると，上顎や下顎の発育，あるいは歯列に影響を与える可能性が大きいためである。従って顎顔面骨の発育のほぼ完成した18〜20歳以降の成人が対象となる。またスリープスプリントは歯牙に装着して下顎を前方に移動させるので，歯に力が加わる。そのため十分な残存歯がなければならない。残存歯20本を一応の目安としている。そのほか，不良な歯科インプラントのあるケースや歯周囲炎の著しい場合には，歯がスリープスプリント装着に耐えられないこともあり，スリープスプリントを用いるに際しては十分な注意が必要である。一方，口蓋扁桃肥大が睡眠時の無呼吸の原因になっている場合がある。このような例においては扁桃切除手術が治療の第一選択となる。特に小児においては，顎顔面骨の形態異常がない限

り，ほとんどの例において口蓋扁桃や咽頭扁桃（アデノイド）の肥大がSASを引き起こす原因になっており，アデノイド，口蓋扁桃切除術が行われる。

　次に上記の適応条件を満たした患者に対して，さらに重症度を加味してその治療法を選択する。Limら（2003）[11]の報告によれば，SAS患者の治療において，口腔内装置を用いた場合とnCPAPを用いた場合を比べると，nCPAPの方が夜間の動脈血酸素飽和度をより高く維持することができる。しかしながら興味深いことには，自覚症状の改善は両治療群に差異は認められないと報告している。Marinら（2005）の報告に見られるように，重症のSAS患者においては，健常人に比べて致死的，非致死的心臓血管障害の発生率が3倍以上となるので，重症SAS患者に対してはnCPAPを第一選択とすべきである。

　しかしながらnCPAPは無呼吸に対する効果は大きいものの，その治療コンプライアンスは報告者にもよるが，あまりよくない。nCPAPを使用し続けられる患者の割合は一般に50〜75%程度であるといわれている。50%に達しないという報告もある。特に，軽症，中等症症例においては治療を続行できないケースが少なくない。従って，重症SASに対しては，nCPAPが第一選択になるが，軽症〜中等症のSASに対してはスリープスプリントが第一選択と考えて差し支えないであろう。2005年のAASMからのレポート[12]においても，口腔内装置治療は軽症，中等症のSASに対して適応があると述べられている。さらに，重症SASにおいても，患者がnCPAPで効果がない場合やnCPAP治療から脱落した症例に対しては当然，口腔内装置治療が適応となる。

7　治療成績

　市岡ら（1995）[5]は，72例の閉塞型SAS患者に対して，スリープスプリント治療を行った結果を報告しているが，その報告によれば，AIは治療前30.5 ± 18.4（mean ± SD）から治療後9.5 ± 8.8へ，the lowest SpO_2は$74.4 \pm 13.3\%$から$87.9 \pm 8.2\%$へと改善したと述べている。そしてAIが80%以上改善したものを著効，50%以上減少したものを有効とした場合，著効30例（41.7%），有効61例（84.5%）であった。重症度別のAI，SpO_2の変化について図示する（図5，6）。また治療開始からの観察期間の1〜75ヵ月（平均26ヵ月）でみると，治療継続例は62例，治療中断例は10例で全体の治療コンプライアンスは86.1%であった。治療期間別のコンプライアンスを図7に示す。一方，吉田（2007）[13]によれば，自験例に基づいた結果として口腔内装置により90%以上の患者に症状の改善が見られ，AHIが5以下になった患者が約60%，半分以下に低下した患者が80%以上に見られたと述べている。

　このように，スリープスプリント治療による治療効果は非常に高く，また治療コンプライアン

第 25 章　スリープスプリント療法

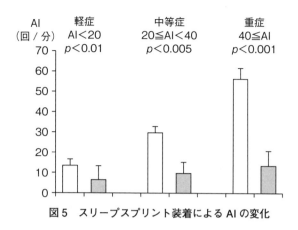

図5　スリープスプリント装着による AI の変化

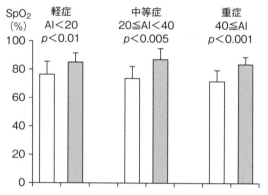

図6　スリープスプリント装着による the lowest SpO_2 の変化

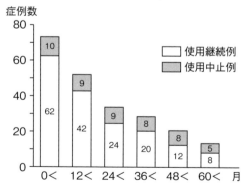

図7　スリープスプリント治療の期間別コンプライアンス

スはnCPAPに比べて良好である。

8　合併症

　合併症としては，現在までのところ重篤なものは報告されていない。スリープスプリントにより下顎を前方に移動した状態を長時間保つので，翌朝顎関節周囲の違和感を訴えるケースが約30%程度の症例に見られる。しかし，このような違和感は2～3時間でほぼ消失し，1週間程度で違和感が気にならなくなる場合がほとんどである。違和感が見られるような場合，ガムを噛むことによりその持続時間が短縮する。少数例ではあるが，顎関節症のためにスリープスプリント治療を中断しなければならない症例も存在する。一方，スリープスプリントの長期使用による合併症についてはまだ十分に検討されていない。長期にわたるスリープスプリント治療が上下顎歯の咬合に変化をもたらす可能性もあり，定期的な注意深いフォローアップが必要である。

文　　献

1) C. Guilleminault *et al.*, *Ann. Rev. Med.*, **27**, 465 (1976)
2) J. M. Marin *et al.*, *Lancet*, **365**, 1046 (2005)
3) M. Ichioka *et al.*, *Otolaryngol. Head Neck Surg.*, **104**, 555 (1991)
4) 中川健三ほか，歯界展望，**73**, 1535 (1989)
5) 市岡正彦ほか，日本胸部疾患学会雑誌，**33**, 1191 (1995)
6) AASM task force, *Sleep*, **22**, 667 (1999)
7) A. L. Meoli *et al.*, *Sleep*, **24**, 469 (2001)
8) A. Oksenberg *et al.*, *Chest*, **118**, 1018 (2000)
9) 長谷川誠（監修）ほか，いびきは怖い，砂書房 (2000)
10) 黒崎紀正ほか，スリープスプリント療法，砂書房 (2005)
11) J. Lim *et al.*, Cochrane Database Syst. Rev., (4) CD004435 (2004)
12) C. A. Kushida *et al.*, *Sleep*, **29**, 240 (2006)
13) 吉田和也，*Mebio*, **24**, 124 (2007)

第26章 経鼻式持続陽圧呼吸療法(nasal continuous positive airway pressure；NCPAP)

市岡正彦*

1 はじめに

睡眠障害とひとくちに言っても，不眠症，過眠症，睡眠時無呼吸症候群などをはじめとする30以上もの病態が存在し，その領域も精神神経系，循環器系，呼吸器系など多岐にわたる。本稿では，その中で睡眠呼吸障害の代表的疾患であり，21世紀の国民病とも言われる「睡眠時無呼吸症候群(sleep apnea syndrome；SAS)」の第一選択的治療である経鼻式持続陽圧呼吸療法(nasal continuous positive airway pressure；NCPAP)の解説を行う。まず最初に，SASとはどのような疾患であるか，その概念，病態，症候および主な治療方針について説明した後に，NCPAPの機器の原理，方法，治療成績，問題点などについて解説したい。

2 睡眠時無呼吸症候群(SAS)

2.1 概念と分類

2.1.1 概念

SASは睡眠中に無呼吸(10秒以上の気流停止)を繰り返し起こす疾患で，その結果十分な睡眠がとれないために日中の強い眠気や集中力の欠如を生じ，作業能力の低下や居眠り運転，産業災害などの事故に結びつき，多大な経済的・社会的損失をもたらしている。また，睡眠中の無呼吸に伴う低酸素血症が慢性的に繰り返されることから，とくに心血管系の合併症を生じやすく，生命予後にも影響を及ぼす。SASの有病率は，全人口の約2～4%とも言われており，社会的影響も大きいことから，適切な診断と治療が不可欠である。

2.1.2 診断基準

SASは1976年，Guilleminault[1]により「一晩(7時間)の睡眠中に睡眠段階に関係なく10秒以上の無呼吸が30回以上，または睡眠1時間あたりの無呼吸数(無呼吸指数，apnea index；AI)が5回以上出現する症候群」と定義された。その後，無呼吸のみならず換気量が減少し酸素飽和度の低下する低呼吸(hypopnea)でも同様の病態を生ずることから，現在は無呼吸指数の代わり

---

* Masahiko Ichioka 東京都立豊島病院 内科 部長

に無呼吸低呼吸指数(apnea-hypopnea index；AHI)を用いるのが一般的となっている。

2.1.3 分類

SASは，呼吸運動そのものが停止する中枢型(central sleep apnea syndrome；CSAS)と無呼吸発作中も呼吸努力が認められるが気道が閉塞するために無呼吸を生じる閉塞型(obstructive sleep apnea syndrome：OSAS)および両者の混合型(mixed type)に分けられる。1999年にアメリカ睡眠医学会により睡眠関連呼吸障害は，①閉塞型睡眠時無呼吸低呼吸症候群(obstructive sleep apnea-hypopnea syndrome；OSAHS)，②中枢型睡眠時無呼吸低呼吸症候群，③チェーン・ストークス(Cheyne-Stokes)呼吸症候群，④睡眠時低換気症候群の4つに新たに分類された[2]。臨床的にはOSAHS(OSASとほぼ同義)が90%近くを占め，本稿の主題でもあるNCPAPはOSAHSの治療法でもあることから，以下はOSAHSについて概説する。

2.2 OSAHSの病態

2.2.1 上気道閉塞のメカニズム

上気道の形態学的異常として，肥満に伴う上気道軟部組織への脂肪沈着，小顎症，アデノイドや扁桃肥大，顎関節の異常や下顎骨の後方偏位などがあり，仰臥位ではさらに重力効果により舌根沈下が加わって口腔咽頭腔は狭小化しいびきを生じる。その程度が強くなると一時的に上気道が閉鎖して閉塞型無呼吸に陥る。こうした解剖学的な上気道の狭窄に機能的因子の異常が加わることにより上気道閉塞が生じやすくなる。機能的因子の異常としては，まず上気道の開存性に関与する舌骨筋，頤舌筋，口蓋張筋などの上気道筋の活動性の低下があげられる。これらの上気道筋の活動は，$PaCO_2$上昇やPaO_2低下などの化学的負荷，吸気運動による陰圧負荷，レム睡眠時の筋緊張の低下，薬物(睡眠薬や鎮静薬)やアルコールなどの影響を受ける。さらにOSAHSでは，通常は換気刺激として働く低酸素および高炭酸ガスに対する換気応答が低下し，結果として上気道筋の反応低下をきたして閉塞型無呼吸が発生し，無呼吸の持続につながると言われている。

2.2.2 呼吸再開のメカニズム

いったん閉塞型無呼吸が起こると，無呼吸の持続とともに，換気運動に一致した胸腔内圧の陰圧化と睡眠時低酸素血症が進行し，これらはいずれも中枢神経への上行性刺激となって，脳波上の短い覚醒現象を引き起こす。このため，上気道筋の活動が高まり，上気道が開存し，閉塞型無呼吸が解除されて呼吸が再開すると考えられている。この一過性の覚醒現象が頻回に起こることによって正常な睡眠構築が崩れ，睡眠が分断されることから，その代償機転として日中の過度の眠気を生じる。

第26章 経鼻式持続陽圧呼吸療法（NCPAP）

2.3 OSAHS の症候と全身的合併症

OSAHS によく見られる症候として，肥満，いびき，日中の過度の眠気があげられる。肥満は OSAHS の主要な危険因子であるが，日本では肥満を認めない SAS 患者が3割近くみられることが特徴であり，これは頭蓋顔面形態の違いによるものと言われている。いびきは上気道の狭窄によって生じる異常音であり，その延長線上に OSAHS が存在することから，OSAHS 患者のほとんどは大きないびきをかく。日中の過度の眠気および注意力・判断力の欠如は OSAHS 患者の多くが訴える最も主要な自覚症状であり，社会生活上重要な問題となる。その他の症状として，不眠，夜間の多動，夜間多尿・夜尿症，早朝の頭痛，性格の変化と精神症状，性欲の減退とインポテンツなども認められる。

OSAHS の全身的合併症として，無呼吸に伴う間欠的な低酸素血症によりエリスロポエチン産生が増大して生じる多血症や，高血圧，不整脈，肺高血圧，虚血性心疾患などの循環器系疾患の頻度が高い。とくに高血圧の合併は高率であり，SAS は二次性高血圧の主要な原因とされている[3]。また冠動脈疾患は SAS の予後因子の一つとして重要であり，近年 OSAHS に伴うインスリン抵抗性がこれらの冠危険因子との関連で注目されている。

2.4 OSAHS の治療方針

治療の原則は，まず気道閉塞に関与する増悪因子を取り除くことが第一であり，治療適応のある症例や早期の治療効果を望む場合に，より積極的な治療法を選択する。

通常，肥満患者には減量をはじめとする根本治療をまず行い，軽症者には睡眠体位の指導や増悪因子（飲酒，睡眠薬など）の是正に努める。同時に治療適応のある OSAHS 患者には経鼻式持続陽圧呼吸療法（NCPAP）を第一選択として導入し，それがうまくいかない場合に歯科的口腔内装具や手術療法を考慮するのが一般的である。

SAS は多領域が関連する疾患であることから，呼吸器内科，循環器内科，内分泌代謝科，耳鼻咽喉科，精神神経科，麻酔科，歯科口腔外科などの睡眠呼吸障害に携わる医療スタッフが協力して集学的診療を行い，各々の患者に最も適した治療法を決めていくことが重要であると考えられる。

3 経鼻式持続陽圧呼吸療法（nasal continuous positive airway pressure；NCPAP）

1981年に Sullivan ら[4]は，NCPAP を OSAS 治療に初めて導入し，その劇的な臨床効果を報告した。その後の追試によって，その有効性と安全性が確認され，現在では OSAHS 治療の第一選択となっている。それまで気管切開しか治療法がなかった重症例に対しても，同等な予後の改

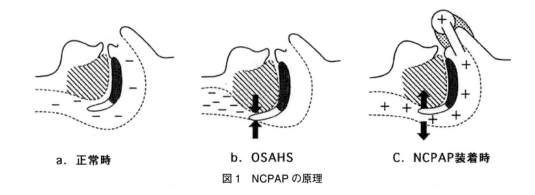

a. 正常時　　　b. OSAHS　　　c. NCPAP装着時
図1　NCPAPの原理

善効果が報告されており[5]，SAS治療に果たした役割は多大なものがある。

3.1 原理（図1）

通常，われわれは仰臥位で就寝するが，その際重力効果によって舌根部は沈下気味になる．睡眠状態に入ると骨格筋は弛緩するため，上気道構成筋も弛緩し上気道はさらに狭くなる。健常人では，吸気時に気道内が陰圧となっても上気道の閉塞には至らない（図1a）。しかしOSAHS患者では，上気道に解剖学的・機能的異常があるため，わずかな陰圧でも容易に閉塞をきたす（図1b）。NCPAPは経鼻的に上気道に一定圧の空気を送り込んで上気道をつねに陽圧に保つことにより，睡眠中の上気道閉塞を防ぐ（図1c）。この作用は"pneumatic splint"と呼ばれている。

3.2 方法

実際の臨床で用いられているNCPAPの装着状況を図2に示す。鼻マスクと一定の圧を生み出すだけの流量を供給可能なコンプレッサーの組み合わせからなっている。患者は鼻マスクを鼻にしっかりと装着してバンドで頭部に固定し，コンプレッサーから供給される加圧された空気を吸入しながら就寝する。CPAPが適切な圧で施行されれば，ほぼ完全に無呼吸を防止することが可能となる。圧の設定（titration）は，終夜睡眠ポリグラフ（polysomnography；PSG）を施行しながら設定圧を徐々に上げていき，いびきと無呼吸が完全に消失し，SpO_2が全睡眠経過を通して90％以下に低下しないような最低圧を至適圧とする。一般に重症例ほど高い圧が必要になるが，圧が高いとそれだけ大量の空気を吸入することになるため患者の不快感はより強くなる。したがって，上記の至適圧に達しなくても患者の耐えられる最低圧で容認する場合もある。従来はPSGをとりながら用手的にCPAP圧のtitrationを行っていたが，最近では無呼吸の発生に応じて自動的に圧の調整を行うauto-CPAPが主流となっている。一度適切なtitrationが施行されれば無呼吸をほぼ完全に防ぐことができるため，その後はその圧で治療を毎晩継続する。

第 26 章　経鼻式持続陽圧呼吸療法（NCPAP）

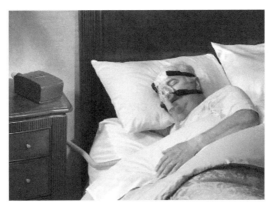

図 2　NCPAP 装着例

3.3　臨床的有用性と適応

　NCPAP 装着時の PSG での測定では，すべての睡眠段階の無呼吸が消失し深睡眠の割合が増加することが確認されている。そのため，治療が完全に行われると，自覚症状の改善は劇的で，患者は治療翌朝より熟眠感を自覚し，日中の傾眠もほぼ完全に消失することが多い。OSAHS の日中傾眠に起因する交通事故などの発生率も有意に減少することが示されている[6]。また，OSAHS に伴う種々の合併症に対しても有効である。特に高血圧や不整脈などの循環系の合併症に対する有効性が近年報告されており，1〜2 週間の NCPAP 治療が日中の血圧を低下させ，高血圧を改善することを認めている。

　近年報告された SAS 患者の長期予後[7]では，重症 SAS（AHI ≧ 30）例では他群と比較して明らかに致命的な心血管イベントを起こしやすく予後不良であることが示されているが，NCPAP 治療例では致命的心血管イベントが有意に抑制され，健常群とほぼ同等のレベルに改善している（図 3）。

　本法は，治療適応のあるすべての OSAHS 患者に適応となるが，前述したとおり持続的に陽圧がかかることで不快感を伴うことがあり，治療のコンプライアンスが重要となる。欧米の報告では 70〜80％[8]のコンプライアンスであり，本邦でも 50〜80％の成績が報告されている。とくに重症で日中傾眠などの自覚症状が強い例ではコンプライアンスが良好といわれている．逆に比較的軽症例では，毎晩の NCPAP 装着が煩雑でコンプライアンスを低下させる要因でもある。現在では重症例には NCPAP が絶対的適応と考えられており，中等症以下の症例でも NCPAP を第一選択として試み，継続不可能な場合に次の治療を考えるというのが一般的なコンセンサスである。

　1998 年 4 月からわが国でも保険適応が認められるようになったが，健康保険上の適応基準は，① AHI（または AI）40 回 / 時以上，かつ SAS に起因する自覚症状を有すること，② PSG 検査で

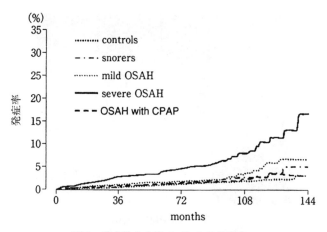

図3 致命的心血管イベントの発症率

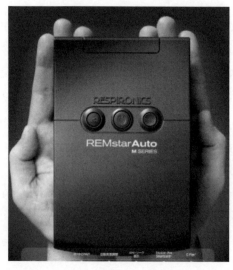

図4 NCPAP(フジ・レスピロニクス社製 「REMstar Auto」)

AHI 20回/時以上で，かつSASに起因する自覚症状が強く，NCPAPにより睡眠構築の正常化および症状の改善がみられる症例，とされている。

3.4 問題点

NCPAPの問題点の第一は，本療法があくまで対症療法であり，根治的治療法ではないため，使用を中止すれば治療前の状態に戻ってしまうことである。また，毎晩装着して就寝しなくてはならない煩わしさや，大量の空気を鼻から吸入することによって生じる不快感も継続の可否を決める大きな要因である。装置自体は従来に比べかなり小型になっており(図4)，出張や旅行時でも持ち運びが可能となってきている。本法の合併症としては，鼻腔や口腔内の乾燥感，窒息感，

第26章 経鼻式持続陽圧呼吸療法(NCPAP)

鼻炎,結膜炎などがあげられているが,重篤な合併症は報告されておらず,比較的安全な治療法と考えられている。

もうひとつの問題点は,先の保険適応上の縛りがあることで,臨床の場ではAHIが20回/時以下でも自覚症状やSpO$_2$の低下が強く,治療上NCPAPが適応になる症例もあることから,今後はわが国も国際的な基準に合わせて保険適応を変えていく必要があると考えられる。

4 おわりに

本療法によってOSAHSの治療成績は飛躍的に向上し,予後の改善も認められている。1998年4月より保険適用も認められるようになり,治療適応のSAS患者にとっては大きな福音となっている。今後はコンプライアンスの向上をめざした装置のさらなる改良と,保険適応の改正が課題であろう。

文　献

1) Guilleminault C., *et al.*, The sleep apnea syndromes, *Ann. Rev. Med.*, **27**, 465–484 (1976)
2) The report of American Academy of Sleep Medicine task force sleep-related breathing disorders in adults: Recommendations for syndrome definition and measurement techniques in clinical research, *Sleep*, **22**, 667–689 (1999)
3) Chobanian A. V. *et al.*, The Seventh Report of the Joint National Committee on Prevention, Detection, Evaluation, and Treatment of High Blood Pressure, *The JNC7 Report JAMA*, **289**, 2560–2572 (2003)
4) Sullivan C. E., Issa F. G., Barthon-Jones M. *et al.*, Reversal of obstructive sleep apnea by continuous positive airway pressure applied through the nares, *Lancet*, **1**, 862–865 (1981)
5) He J., Kryger N. H., Zorick F. J. *et al.*, Mortality and apnea index in obstructive sleep apnea, *Chest*, **94**, 9–14 (1988)
6) 峰村広ほか,閉塞性睡眠時無呼吸症候群(OSAS)患者における交通事故率およびそれに及ぼすnasal CPAPの効果,日胸疾会誌,**31**,1103-1108 (1993)
7) Marin J. M., Carrizo S. J., Vicente E. *et al.*, Long-term cardiovascular outcomes in men with obstructive sleep apnea-hypopnea with and without treatment with continuous positive airway pressure; an observation study, *Lancet*, **365** (9464), 1046–1053 (2005)
8) Waldhorn R. E. *et al.*, Long-term compliance with nasal continuous positive airway pressure therapy of obstructive sleep apnea, *Chest*, **97**, 33–38 (1990)

眠りの科学とその応用
―睡眠のセンシング技術と良質な睡眠に向けての研究開発―
《普及版》 (B1113)

2007年8月2日　初版　第1刷発行
2015年3月8日　普及版　第1刷発行

監　修　本多和樹　　　　　　　　Printed in Japan
発行者　辻　賢司
発行所　株式会社シーエムシー出版
　　　　東京都千代田区神田錦町1-17-1
　　　　電話 03(3293)7066
　　　　大阪市中央区内平野町1-3-12
　　　　電話 06(4794)8234
　　　　http://www.cmcbooks.co.jp/

〔印刷　倉敷印刷株式会社〕　　　　© K. Honda, 2015

落丁・乱丁本はお取替えいたします。

本書の内容の一部あるいは全部を無断で複写（コピー）することは，法律で認められた場合を除き，著作権者および出版社の権利の侵害になります。

ISBN978-4-7813-1006-0　C3047　¥5200E